U0337336

中医典籍丛刊

外台秘要方

（中）

唐·王　焘　撰

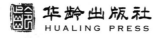

华龄出版社

HUALING PRESS

目 录

中 册

第十五卷

风狂方九首

《病源》:风狂者,由风邪入并于阳所为也。风邪入血,使人阴阳二气虚实不调。若一实一虚,则令血气相并。气并于阳则为狂发,或欲走,欲自高贤,称神圣是也。又肝藏魂,悲哀动中则伤魂,魂伤则狂妄不精明,不敢正当人,而挛筋,两胁骨不举,毛瘁色夭,死于秋。皆由血气虚受风邪,致令阴阳气相并所致,故名风狂。

《千金方》疗狂邪发恶,或披头大叫欲杀人,不避水火方。

苦参为末,以蜜丸如梧子大,每服十九,薄荷汤下。

又方疗癫狂不识人。

人屎烧灰,酒调服之。

又方疗风狂百病。

麻仁四升,水八升,猛火煮令牙生,去滓,煎取七升,旦空心服。或发或不发,或多言语,勿怪之,但令人摩手足须定,凡进三服。

《千金翼》疗癫狂不识人。

伏龙肝为末,水调方寸匕,日进三服。

《肘后方》疗风狂丧心。

取葶苈一升,捣三千杵,取白犬倒悬之,以杖杖血出盛取,以和葶苈末,丸如麻子大,一丸,三服取瘥。

又方

莨菪子二升,酒五升浸之,出曝干,再渍尽酒止,捣。服一钱匕,日三。勿多服益狂。

又方

防葵为末,酒服一刀圭至二三。身润,又小不仁为候。

又方

自缢死者,绳烧三指撮服之。

又主狂言恍惚方。

灸天枢百壮。并出第十四卷中。《铜人经》天枢侠脐二寸。

风惊恐失志喜忘及妄言方六首

深师人参汤,疗忽忽善忘,小便赤黄,喜梦见死人,或梦居水中,惊恐惕惕如怖,目视眈眈,不欲闻人声,饮食不得味,神情恍惚不安,定志养魂方。

人参 甘草炙,各二两 半夏一两,洗 龙骨六两 远志八两 麦门冬一升,洗,去心 干地黄四两 大枣五十枚,擘 小麦一升 阿胶三两,炙 胶饴八两 石膏四两,碎,绵裹

上十二味,切,以水三斗,煮小麦令熟,去麦内药,煮取七升,去滓,内胶饴令烊。一服一升,日三夜一。安卧当小汗弥佳。忌海藻、菘菜、羊肉、芜荑。

又龙骨汤,疗宿惊失志,忽忽喜忘,悲伤不乐,阳气不起方。

龙骨 茯苓 桂心 远志去心,各一两 麦门冬去心,二两 牡蛎熬 甘草炙,各三两 生姜四两

上八味,㕮咀,以水七升,煮取二升,分为二服。忌海藻、菘菜、酢、生葱。

又铁精散，疗惊恐妄言，或见邪魅，恍惚不自觉，发作有时，或如中风方。

铁精　茯苓　芎䓖　桂心　猬皮炙，各三两

上五味，捣下筛，以酒服钱五匕，日三。不知，稍增至一钱以上，知之为度。忌酢物、生葱等。并出第九卷中。

《古今录验》道士陈明进茯神丸，一名定志小丸。主心气不定，五脏不足，甚者忧愁悲伤不乐，忽忽喜忘，朝瘥暮剧，暮瘥朝发，发则狂眩。加茯神为茯神丸，不加茯神为定志丸。二分合少可两度合方。

菖蒲　远志去心　茯苓各二分　人参三两

上四味，捣下筛。服方寸匕，后食，日三。蜜和，丸如梧桐子，服六七丸，日五，亦得。一方加茯神一两半、牛黄五铢，为六味，茯苓、远志、菖蒲各一两。忌酢物、羊肉、饧。《千金》同。

又定志紫葳丸，疗五惊喜怒不安方。

紫葳六分　远志十五分，去心　白龙骨七分　牛黄一两　甘草十分，炙　虎头皮十二分，炙令焦　人参　桂心　白术各八分　防风七分　麦门冬去心，熬　雷丸各五分　柴胡六分

上十三味，各别捣下筛，蜜和，丸如梧桐子大。先食服十丸，日三，甚良。忌海藻、菘菜、桃李、生葱。并出第五卷中。

《千金》疗惊劳失志方。

茯神五两　甘草炙　桂心各一两　龙骨　麦门冬去心　防风　牡蛎熬　远志去心，各二两　枣二十枚，擘

上九味，切，以水八升，煮取二升。分为二服，日再服。忌海藻、菘菜、生葱、酢物。出第十四卷中。一云：主惊悸心神错乱，或是或非，言语无度，茯神汤。

风邪方八首

《病源》:风邪者,谓风气伤于人也。人以身内血气为正,外风气为邪。若其居处失宜,饮食不节,致腑脏内损,血气外虚,则为风邪所伤。故病有五邪:一曰中风,二曰伤暑,三曰饮食劳倦,四曰中寒,五曰中湿。其为病不同。风邪者,发则不自觉知,狂惑妄言,悲喜无度是也。出第二卷中。

《广济》疗风邪狂乱失心,安神定志方。

金银薄各一百,和合 石膏研 龙齿研 铁精研 地骨白皮 茯神 黄芩 生干地黄 升麻 茯苓 玄参 人参各八分 虎睛一具,微炙 牛黄 生姜屑各四分 麦门冬十分,去心 枳实炙 甘草炙 葳蕤 芍药各六分 远志去心 柏子仁 白鲜皮各五分

上二十四味,捣筛,以蜜和为丸。食讫少时,煮生枸杞根汁,服如梧桐子二十丸,日二服,渐加至三十丸,不利。忌热面、海藻、菘菜、芜荑、炙肉、酢、蒜、粘食、陈臭、油腻。出第一卷中。

深师镇心丸。疗老小心气不足虚弱,时苦小语,劳则剧,风邪百病并主之方。

银屑一分半,研 牛黄九铢 丹砂研 甘草炙 麦门冬去心 远志去心,各五分 防葵 人参 防风 细辛 茯神 椒汗 附子炮 紫石英研,各四分 桂心 干姜各六分 菖蒲 紫菀各三分

上十八味,捣下筛,以白蜜和,丸如梧子大。先食服三丸,日三。不知,稍稍增之。忌海藻、菘菜、生菜、猪肉、生葱、生血、酢物、饧等。丹砂一作丹参。

又五石镇心丸。疗男女风虚,心气不足,风邪入脏,梦寤惊恐,心悸诸病悉主之方。

紫石英研　白术各一两　茯苓　海蛤　菖蒲　白石英　杏仁去皮尖两仁,熬　硫黄研　远志去心　细辛　牛黄　铁精研　卷柏　阿胶炙,各四分　麦门冬去心　苁蓉　钟乳研　银屑研　大豆卷　当归　干姜各五分　大枣五十枚　人参　防风　薯蓣　甘草炙,各七分　泽泻六分　白蔹　前胡各二分　石膏研　干地黄　芍药　桔梗　柏子仁　桂心　乌头炮,各三分　秦艽六分　半夏八分,洗　大黄五分,三斗米下蒸　黄芪六分

上四十味,捣下筛,枣膏蜜和,为丸如梧子大。一服十丸,不知增之。忌海藻、菘菜、猪羊肉、饧、生葱、桃李、羊血、芜荑、酢物。并出第十卷中。

《肘后》麻子汤,疗风邪感结众殃,恍惚不安,气欲绝,水浆不入口方。

麻子五合,熬　橘皮　芍药　生姜　桂心　甘草炙,各三两　半夏五两,洗　人参一两　当归二两

上九味,切,以水九升,煮取三升,分为三服。忌海藻、菘菜、羊肉、饧、生葱等物。《古今录验》同。出第三卷中。

《千金翼》续命汤,疗大风,风邪入心,心痛达背,背痛达心,前后心痛,去来上下,或少腹胀满微痛,一寒一热,心中烦闷,进退无常,面或青或黄,皆是房内太过,虚损劳伤,交通会后汗出,汗出未除,或因把扇,或出当风,因而成劳,五俞大伤,风因外入,下有水,因变成邪。虽病如此,然于饮食无退,坐起无异,至卒不知,是五内受风故也。名曰行尸,宜预备此方。

麻黄六分,去节　大枣十枚,擘　桂心　防风　细辛　芎䓖

甘草炙 芍药 人参 秦艽 独活 黄芩 防己各一两 附子炮 白术各三分 干姜五分

上十六味,切,以水一斗三升,先煮麻黄令一沸下之,去沫,内诸药,煮取五升,去滓,内枣,煎取三升,分为三服。老小人病服五合,强人可取微汗。忌生葱、海藻、菘菜、生菜、猪肉、冷水、桃李、雀肉等物。

又镇心丸,疗胃气厥实,风邪入脏,喜怒愁忧,心意不定,恍惚喜忘,夜不得寐,诸邪气病悉主之方。

秦艽一两 柏实 当归 干漆熬 白敛 杏仁去皮尖,熬 芎䓖各三分 泽泻一两 干地黄六分 防风 人参各四两 甘草一两 白术 薯蓣 茯苓 干姜各二分 麦门冬去心,二两 前胡四分

上十八味,捣下筛,以蜜和,为丸如梧子大。先食饮服十丸,日三,不知稍增之。忌桃李、雀肉、海藻、菘菜、芜荑、酢物。并出第十六卷中。

崔氏疗风邪虚悸,恍惚悲伤,或梦寐不安,镇心汤方。

茯神 半夏洗 生姜各四两 羚羊角屑 当归 人参 防风 芎䓖 杏仁去皮尖 桔梗各二两 龙齿碎,绵裹 石膏碎,各三两,绵裹 防己 桂心各一两半 竹沥一升

上十五味,切,以水一斗,煮减半,内竹沥,煎取二升八合,去滓。分温三服,相去如人行十里久。忌酢物、羊肉、猪肉、饧、生葱等物。

又别离散,疗男子女人风邪,男梦见女,女梦见男,交欢日久成劳,愁悲忧恚,怒喜无常,日渐羸瘦,连年岁月,深久难疗,或半月或数月,日复发者方。

杨上寄生三两,炙　菖蒲　细辛　附子炮　干姜　蓟根一云苎根　天雄炮　桂心各一两　白术二两　茵芋二两,炙

上十味,合捣下筛。以酒服半方寸匕,日三。不饮酒,用童子小便调服。合药勿令妇人、鸡犬见之,勿令病人见合药,见者令邪气不去,禁之为验。忌生葱、生菜、猪羊肉、桃李、雀肉、饧等物。《小品》同。并出第七卷中。

五邪方五首

深师五邪丸,疗心惊恐,梦寤愁忧,烦躁不乐,心神错乱,邪气经入五脏,往来烦闷,悲哀啼泣,常如苦怖,吸吸短气,当发之时,恍惚喜卧,心中踊踊,忽然欲怒,癫倒手足,冷清气乏,鬼邪气所中,涉于脏腑,食即呕逆,除气定心神方。

芎䓖　龙角无角用齿　茯苓　紫石英研　防风　厚朴炙铁精研　甘草炙,各四分　远志六分,去心　丹参　大黄　栀子仁　桂心　细辛　菖蒲　椒汗,去目　人参　干姜　附子炮吴茱萸各五分　芥子三分　禹余粮七分,研

上二十二味,捣下筛,和以蜜,丸如梧子大。未食,服二十丸,夜服十丸,枣汤下,不知增之。忌海藻、菘菜、生葱、生菜、猪羊肉、饧等物。

又五邪汤,疗风邪恍惚,悲涕泣狂走,如有神之状,身体强直,或疼痛,口噤候痹,水浆不通,面目变色,甚者不识人方。

菖蒲　秦艽　桂心　当归　禹余粮　人参　附子炮　黄芩甘草炙　远志去心　防风各一两　龙骨　赤石脂　茯苓　芍药　芎䓖　防己各二两

上十七味,捣下筛作粗散,调和,取水二升,一方取东流水煮

小沸,内散二两,煮取一升五合。未食服五合,日再夜一。分作十二裹,重裹令密,勿令泄气。忌羊肉、饧、海藻、菘菜、酢物。并出第八卷中。

范汪五邪汤,疗五邪气入人体中,鬼语诸妄有所语,闷乱恍惚不足,意志不定,发作来往有时方。

人参　白术　茯苓　菖蒲　茯神各三两

上五味,切,以水一斗,煮取三升。先食服八合,日三。忌桃李、雀肉、羊肉、饧、酢物。并出第四十二卷中。

《古今录验》五邪汤,主邪气啼泣,或歌或哭方。

禹余粮研　防风　桂心　芍药　远志去心　独活　甘草炙　人参　石膏碎,绵裹　牡蛎熬　秦艽各一两　白术　防己　菖蒲　雄黄研　茯神　蛇蜕皮炙,各一两

上十七味,捣粗筛,以水一升半,内三方寸匕,煮二沸,去滓服之,口四服。忌生葱、海藻、菘菜、桃李、雀肉、饧、酢等。深师用黄丹不用雄黄,余同。

又茯神汤,主五邪气入人体中,见鬼妄语,有所见闻,心悸动摇,恍惚不定方。

茯神二两　人参　茯苓各三两　赤小豆四十枚　菖蒲三两

上五味,以水一斗,煮取二升半,分为三服。忌酢、羊肉、饧。深师、《千金翼》同。并出第四卷中。

风惊悸方九首

《病源》:风惊悸者,由体虚心气不足,心之经为风邪所乘也。或恐惧忧迫,令心气虚,亦受风邪。风邪抟于心,则惊不自安,惊不已则悸动不定。其状目睛不转而不能呼。诊其脉动而弱者,

惊悸也。动则为惊，弱则为悸。出第一卷中。

《广济》疗热风惊悸，安心，久服长年，镇心丸方。

茯神　人参　龙齿研　升麻　石膏研　黄芩　茯苓　麦门冬八分，去心　银薄二百番，研　虎睛一具，炙　枳实炙　白敛　玄参　芍药　葳蕤　甘草炙，各六分　生姜二分

上十七味，捣筛，蜜和丸。每食讫少时，以饮服如梧子大十五丸，日二服，渐渐加至三十丸。不利。忌海藻、菘菜、酢、蒜、面、粘食、陈臭等物。出第一卷中。

深师大定心丸，疗恍惚惊悸，心神不安，或风邪因虚加脏，语言喜忘，胸胁满，不得饮食方。

人参　桂心各三两　白术　防己　茯苓　干姜　防风　大黄　茯神　桔梗　白敛各一两　牛漆十铢　远志二两，去心　银屑六铢

上十四味，捣合下筛，以蜜丸如梧子大。先食服五丸，日三，不知稍稍增之。一方无牛膝，而有茱萸一两、银屑十铢，余悉同。忌生葱、酢物、猪肉、桃李、雀肉等。

又补心汤，疗心气不足。其病苦满，汗出心风，烦闷善恐，独苦多梦，不自觉者，咽喉痛，时时吐血，舌本强，水浆不通，手掌热，心惊悸，吐下血方。

麦门冬三两，去心　紫石英五分　紫菀二两　桂心一尺，一方二两　茯苓四两，一方一两　小豆二十四枚，一方六合　人参半两　大枣二十五枚，擘　甘草五寸，炙，一方一两

上九味，切，以水八升，煮取二升四合。羸人分作三服，强人再服。心王之时，有血证可服耳。一方说用药两数不尽同，注之在下煮，取多少服亦同。忌海藻、菘菜、生葱、酢物。并出第十卷中。

《千金》疗心虚寒,阴伤寒损心,惊掣悸,语声宽急混浊,口喝冒昧,好自笑,厉风伤心,荆沥汤方。

荆沥三升　麻黄去节　白术　芎䓖各四两　防风　桂心　升麻　茯苓　远志去心　人参　羌活　当归各三两　防己　甘草炙,各二两　母姜切一升,取汁

上十五味,切,以水一斗,先煮麻黄两沸,去沫,次下诸药,煮取三升,绞去滓,下荆沥、姜汁,煎取四升。分为四服,日三夜一。忌海藻、菘菜、酢、生葱、桃李、雀肉等物。

又大镇心丸,疗心虚惊悸,梦寤恐畏方。

紫石英　茯苓　防风　人参　甘草炙　泽泻各八分　秦艽　黄芪　白术　薯蓣　白蔹各六分　麦门冬　当归各五分　桂心　远志去心　柏子仁　石膏　桔梗　大黄　大豆卷各四分,熬　椒汗,去目　芍药　干姜　细辛各三分

上二十四味,酒服如梧子大十五丸,日再。一方用枣膏丸。忌海藻、菘菜、生葱、猪肉、生菜、桃李、雀肉等。

又小镇心散,疗心气不足,虚悸恐畏,悲思恍惚,心神不定,惕惕而惊方。

人参　远志去心　赤小豆　附子炮　桂心　细辛　干姜　防风　龙齿炙　菖蒲　干地黄各二两　茯苓　白术　黄芪各四两

上十四味,捣筛为散。以酒服两方寸匕,日三。忌羊肉、饧、桃李、雀肉、生葱、生菜、猪肉。并出第十四卷中。

崔氏疗热风惊掣,心忪恐悸,风邪狂叫妄走者,服此汤亦瘥。朱四频用之极效方。

茯神三两　杏仁三两,去皮尖两仁,切　升麻　白鲜皮　沙参各二两　龙齿六两,炙　寒水石一斤,碎,绵裹　石膏二十两,

碎,绵裹　生麦门冬_{去心},四两

上九味,切,以水一斗二升,煎取三升,去滓。分温为三服,相去十里。若甚者,减水三升,内竹沥三升,先用水煮九沸,然后内竹沥,煮取三升,服如上法。忌酢物。出第六卷中。

《古今录验》茯神汤,疗风经五脏虚惊悸,安神定志方。

龙骨_{二两}　干姜_{一两半}　细辛_{一两半}　白术_{一两}　茯神_{三两}　人参　远志_{去心}　甘草_炙　桂心　独活_{各二两}　酸枣仁_{一两}　防风_{二两}

上十二味,切,以水九升,煮取三升,分为三服。忌海藻、菘菜、桃李、雀肉、生葱、生菜、酢物。

又大竹沥汤,疗大虚风气,入腹拘急,心痛烦冤,恍惚迷惑不知人,或惊悸时怖,吸吸口干,涩涩恶寒,时失精明,历节疼痛,或缓或不摄,产妇体虚,受风恶寒,惨惨愦愦,闷心欲绝者;并疗风痉,口噤不开,目视如故,耳亦闻人语,心亦解人语,但口不得开,剧者背强反折,百脉掣动,悉主之方。

秦艽　防风　茯苓　人参_{各二两}　茵芋　乌头_炮　黄芩　干姜　当归　细辛　白术_{各一两}　天雄_{一枚,炮}　甘草_{三两,炙}　防己_{二两}

上十四味,切,以竹沥一斗,水五升,煮取四升。分服一升,赢人服五合佳。此汤令人痹,宁少服也。茵芋有毒,令人闷乱目花,虚人可半两良。风轻者,用竹沥三升,水七升。小重者,竹沥五升,水五升。风大剧停水,用竹沥一斗。忌酢、生菜、海藻、菘菜、桃李、雀肉等。并出第一卷中。

风惊恐方三首

《病源》:风惊恐者,由体虚受风,入乘腑脏。其状如人将捕之。心虚则惊,肝虚则恐。足厥阴为肝之经,与胆合。足少阳为胆之经,主决断众事。心肝既虚而受风邪,胆气又弱,而为风所乘,故惊恐如人将捕之。出第一卷中。

《广济》疗心虚,热风上冲头面,心系急,时时惊,四肢烦,腰膝冷,邪气发,神不定,犀角丸方。

犀角屑　防风　人参　升麻　防葵　槟榔仁各五分　青木香　光明砂研　牛膝各八分　龙齿炙　铁精各六两　露蜂房炙　银箔研,各三分

上十三味,捣筛,蜜和,为丸如梧子。酒下二十丸,至二十五丸,日再服。不利。忌生血物、热面、荞麦、炙肉、葵、蒜、粘食等。出第一卷中。

深师续命汤,疗大风,风邪入心,或心痛彻背,背痛彻心,去来上下惊恐,小腹胀满微痛,乍寒乍热,心中闷状如微温,进退无常,面青或白或黄,虚劳,邪气入百脉,百病皆疗之方。

人参　甘草炙　干姜　麻黄去节　独活　当归　芎䓖　石膏碎,绵裹,各二两　附子一枚,炮　桂心　白术　细辛各三分　防风五分　芍药二分　秦艽一两　杏仁四十枚,去两仁尖皮　黄芩一两

上十七味,以水一斗,煮麻黄十余沸,内诸药,煮取四升半,去滓,内枣十枚,煎取三升。分五服,老小者五合。此以下以意消息,调和六腑,安五脏,无不损除。无芎䓖,防己代之。无独活,天雄代之。无附子,乌头代之。汤成之后,服汤以椒十枚置汤中,温令暖服之。此与十二味西州续命汤疗同,俱疗癫邪大

风。西中有十二味者,中有大枣三十枚。忌海藻、生葱、猪肉、桃李、生菜、雀肉等。

又疗五脏六腑血气少,亡魂失魄,五脏昼夜不安,惚惚善悲,心中善恐怖,如有鬼物。此皆发于大惊,及当风从高堕落所致,疗之十黄散方。

雄黄五分,熬　人参五分　蜀椒五分,汗　大黄四分　朱砂三分,研　干姜四分　黄柏二分　山茱萸二分　细辛二分　黄芪三分　泽泻三分　黄连一分　蒲黄一分　桂心三分　麻黄去节,一分　黄孙一分,壮蒙也,一方云黄昏　黄环三分　黄芩三分

上十八味,捣筛为散。未食温酒服一方寸匕,日三,稍增至二匕。服此散体中筋力强者,不须增人参;气力赢虚,可增人参五分,合十分。忌猪肉、冷水、生菜、生葱、生血物等。并出第八卷中。崔氏同。《千金》无椒、朱砂、干姜。

风癫方七首

《病源》:风癫者,由血气虚,风邪入于阴经故也。人有血气少则心虚,而精神离散,魂魄妄行,因为风邪所伤,故邪入于阴则为癫疾。又人在胎时,其母卒大惊,精气并居,令子发癫。其发则仆地,吐涎沫,无所觉是也。原其癫病,皆由风邪故也。

《养生方》云:夫人见十步直墙,勿顺墙而卧,风利吹人,必发癫痫及体重。人卧春夏向东,秋冬向西,此是常法。其汤熨针石,别有正方,补养宣导,今附于后。

《养生方导引法》云:还向反望,不息七通,治咳逆胸中病,寒热癫疾,喉不利,咽干咽塞。

又云:以两手承辘轳倒悬,令脚反在其上元,愈头眩风癫。坐地,舒两脚,以绳绊之,以大绳绊讫,拖辘轳上来下去,以两手

挽绳，使脚上头下，不使离地，自极十一通，愈头眩风癫。久行，身卧空中而不堕落。出第二卷中。

《集验》风癫论曰：凡癫病发则仆地，吐涎沫无知。若强掠如狂及遗粪者难疗，无方。出第三卷中。《千金》同。

《千金》疗风癫方。

葶苈子熬，研　铅丹　栝楼　虎掌各三分　乌头三分，炮　白术一分　鸱头一枚，炙　铁精　菖茄各一两　椒汗　大戟炙　甘遂　天雄各二分，炮

上十三味，末之，以蜜和如梧子大。服二丸，日二。忌桃李、雀肉、猪肉、冷水。《经心录》同，名鸱头丸。

又芎䓖汤，主风癫，引胁牵痛，发作则吐，耳如蝉鸣方。

芎䓖　藁本　菖茄各五两

上三味，切，内酒一斗，煮取三升，顿服。酒一升，羸者二服，取大汗。深师同。

又方

生天门冬十斤　生地黄三十斤

上二味，取汁，作煎服之。忌鲤鱼、芜荑。

又天门冬酒，通治五脏六腑，大风洞虚，五劳七伤，症结滞气，冷热诸风，癫痫恶疾，耳聋头风，四肢拘挛，猥退历节风，万病皆主之。久服延年轻身，齿落更生，发白再黑方。

天门冬与百部相似。天门冬味甘，两头方。百部细长而味苦，令人利。门冬汁一斗，渍曲二升令发，以米二斗，准家法酘之。春夏极冷下饭，秋冬温如人肌。酒熟取清服一盏，常令酒气相接，勿至醉吐，慎生冷、酢滑、鸡、猪、鱼、蒜，特忌鲤鱼，亦忌油脂。此是一斗汁法，余一石、二石亦准此，以为大率。服药十日，觉身体大痒，二十日更大痒，三十日乃渐止。此是风气出去故

也。四十日即觉心豁然大快,似有所得。五十日更觉大快,当风坐卧,觉风不著人,身中诸风悉尽。用米法:先净淘米,曝炕令干,临欲用时,更别取天门冬汁渍米,洒炊之,余汁拌饭。取天门冬汁法:净洗天门冬,干漉去水,切之捣,押取汁三四遍,令滓干如草乃止。此酒初熟味酸,仍作臭泔腥气,但依式服之,久停即香美,余酒不及也。封四七日佳。凡八月、九月即少少合,至十月合,拟到来年五月三十日以来,相续服之。春三月亦得合,入四月不得合。服酒时,若得散服,更得力倍速。散方如下:

天门冬去心皮,曝干捣筛,以上件酒服方寸匕,日三,加至三匕。久服长生。凡酒亦得服之。

又疗风癫方。

茯神　白龙骨研　龙齿研　龙角研　龙胆　蔓菁子　铁精研　干姜各十分　人参　远志去心　黄连　大黄各八分　芎䓖　白芷　黄芩　当归各六分　桂心五分,去皮

上十七味,末之,蜜和丸。汤服十五丸,如梧子大,日二,稍稍加之,以知为度。忌酢物、猪肉、冷水、生葱。并出第十四卷中。

《古今录验》疗风癫,六生散方。

菖蒲　蒴藋一作藋芦　防风　茵芋　商陆根　蜀附子炮,各二两

上六味,捣下筛。酒服钱五匕,日再服,不知稍增,以知为度。忌猪肉、冷水、羊肉、饧、牛犬肉、蒜等。

又侯氏黑散,疗风癫方。

菊花四十分　防风　白术各十分　茯苓　细辛　牡蛎熬　钟乳研　礜石泥裹,烧半日,研　人参　干姜　桂心　芎䓖　当归　矾石如马齿者,烧令汁尽,研,各三分　黄芩五分

上十五味,捣合下筛。以酒服方寸匕,日三。忌桃李、雀肉、

胡荽、青鱼鲊、酢物、生葱、生菜。并出第十卷中。张仲景此方更有桔梗八分，无钟乳、礜石，以温酒下之，禁一切鱼肉、大蒜，常宜冷食六十日上，即药积在腹中不下也。热食即下矣，冷食自能助药力。

五癫方三首

《病源》：五癫者，一曰阳癫，发时如死人，遗尿，有顷乃解；二曰阴癫，坐小时脐疮未愈，数洗浴，因此得之；三曰风癫，发则眼目相引，牵纵反强，羊鸣，食顷方解，由热作汗出当风，因以房室过度，醉饮饱满行事，令心意逼迫短气，脉悸得之；四曰湿癫，眉头痛，身重，坐热沐头，湿髻脑沸未止得之；五曰马癫，发作时，反目口噤，手足相引，身热，坐小时膏气脑热不和得之皆然。诊其脉，心脉微涩为癫疾，并脾脉紧而疾者，癫脉也。肾脉急甚为骨癫疾，脉洪大而长者癫疾，脉浮大附阴者癫疾，脉来牢疾者癫疾。三部脉紧急者癫可疗，发则仆地，吐涎沫无所知，若强掠起如狂及遗粪者难疗。脉虚则可疗，实则死。脉紧弦实牢者生，脉沉细小者死。脉搏大滑，久久自已。其脉沉小急疾不可疗，小牢急亦不可疗。出第二卷中。

《古今录验》莨菪子散，疗五癫，反侧羊鸣，目翻吐沫，不知痛处方。

猪卵一具，阴干百日　莨菪子三升　牛黄八分，研　鲤鱼胆五分　桂心十分，研

上五味，切，以清酒一升渍莨菪子，曝令十，尽酒止，乃捣合下筛。酒服五分匕，日再。当如醉，不知稍增，以知为度。忌生葱等。

又铁精散，疗五癫方。

铁精一合，研　芎䓖　防风各一两　蛇床子五合

上四味，合捣筛。酒服一钱匕，日三。有效。文仲、范汪同。

又疗五癫，牛癫则牛鸣，马癫则马鸣，狗癫则狗吠，羊癫则羊鸣，鸡癫则鸡鸣。五癫病者，腑脏相引，盈气起寒厥，不识人，气争瘛疭吐沫，久而得苏，雄黄丸方。

铅丹二两，熬成屑　真珠　雄黄研　水银熬　雌黄一方无，各一两　丹砂半两，研

上六味，捣和以蜜，又捣三万杵，乃丸。先食服胡豆大三丸，日再。惊痫亦愈良。忌生血物。《千金》、范汪同。云：各五两，小儿三丸如小豆。并出第六卷中。

痫方三首

《广济》疗痫疾，积年不瘥，得热即发，水银丸方。

水银纸裹，炼　麦门冬去心　乌蛇脯炙　铁精研　干地黄各八分　龙角研　人参　防风　子芩　升麻各六分　熊胆四分，研

上十一味，捣筛，蜜和，丸如梧子。食后以生驴乳汁下二十丸，渐渐加至三十丸，日再。不利。忌芜荑、生菜、热面、荞麦、炙肉、蒜、粘食。出第一卷中。

《千金》大镇心丸，主诸痫，医所不救方。

虎睛一具，酒渍一宿，炙　防风　秦艽　防葵　龙齿研　黄芩　雄黄　防己　山茱萸　茯苓　铁精研　鬼臼　人参　大黄　银屑研　干姜　牛黄研，各四分　寒水石六分，研　羌活　升麻　远志　白鲜皮　细辛　白薇　贯众　麝香　鬼箭各三分　茯神　石膏研　天雄炮，各二分　蛇蜕皮一尺，炙　蜂房二分，炙

上三十二味，捣筛蜜和。酒服十五丸，日二服，加至三十丸。忌酢物、生菜、猪肉、冷水。出第十四卷中。崔氏云：疗风痫及风邪有鸱头三枚炙，无茯苓，余并同。

《救急》疗痫,少老增减之方。

竹茹一握　衣中白鱼七头

上二味,以酒一升,煎取二合,顿服之。出第八卷中。

风痫及惊痫方五首

《广济》疗风痫,卒倒呕沫无省觉方。

麻黄去节　大黄　牡蛎熬　黄芩各四两　寒水石　白石脂　石膏研　赤石脂　紫石英　滑石研,各八两　人参　桂心各二两　蛇蜕皮一两,炙　龙齿六两,研　甘草三两,炙

上十五味,捣筛为散,八两一薄,以绢袋盛散药,用水一升五合,煮取一薄,取七合,绞去滓,顿服之,日一服。一方水二升,煮散方寸匕,取一升,去滓,服之。少小百日服一合。热多者日二服,三五日一服亦得。本方无麻黄、龙齿、蛇蜕皮。忌海藻、菘菜、生葱、热面、荞麦、猪肉、蒜、腻、粘食。

又方

吊藤皮　麻黄去节,各二分　龙齿六分,研,绵裹　银一斤　寒水石　栀子擘　知母　石膏碎,绵裹　杏仁去两仁皮尖,研,各十二分　升麻十分　子芩十分　蛇蜕皮七寸,炙　蚱蝉四枚,去足翅,炙　柴胡十分　芍药　沙参各八分　生葛汁五分　蜜七合　牡牛黄如大豆粒十枚,煎成研下之

上十九味,切,以水六升,淡竹沥二升,合煮取二升四合,绞去滓,内杏仁脂、葛汁、蜜,于微火煎,搅不停手,令余二升三合成。三四岁一服二合,五六岁一服二合半,日再服,稍增。儿若大便涩者,加大黄十分。慎热面、炙肉、鱼、蒜、粘食、油腻、冷水。并出第一卷中。

深师疗大人风及少小惊痫瘈疭,日数十发,医所不能疗,除

热方。

龙骨　大黄　干姜各四两　牡蛎三两,熬　滑石　赤石脂
白石脂　桂心　甘草炙,各三两

上九味,捣下筛,韦囊盛,大人三指撮,以井华水二升煮三
沸,药成。适寒温,大人服一升,未满百日服一合。未能饮者,绵
裹箸头内汤中,著小儿口中,以当乳汁。热多者,日四服。无毒,
以意消息之。忌海藻、菘菜、生葱。一方无大黄、赤石脂、桂心、甘
草。出第九卷中。

崔氏疗暴得惊痫立验方。朱四云极效。

吊藤皮　茯神　黄芩　升麻　白鲜皮　沙参各二两　龙齿
三两　石膏八两　蚱蝉七枚,去翅,炙,研,汤成内　寒水石六两,
碎研,裹　甘竹沥二升,汤熟内之

上十一味,切,以水九升,煮取三升,温分三服,相去六七里
久。若小孩子患,药各减,量取多少,细细饮之,立瘥。忌酢物。

又疗大人风引,少小惊痫瘛疭,日数十发,医所不能疗,除热
镇心,紫石汤方。

紫石英　滑石　白石脂　石膏　寒水石　赤石脂各八两
大黄　龙骨　干姜各四两　甘草炙　桂心　牡蛎熬,各三两

上十二味,捣筛,盛以韦囊,置于高凉处。大人欲服,乃取水
二升,先煮两沸,便内药方寸匕,又煮取一升二合,滤去滓,顿服
之。少小未满百日服一合。热多者,日二三服,每以意消息之。
紫石汤一本无紫石英。紫石英贵者可除之。永嘉二年,大人小
儿频行风痫之病,得发例不能言,或发热半身掣缩,或五六日、或
七八日死。张思惟合此散,所疗皆愈。忌海藻、菘菜、生葱。此
本仲景《伤寒论》方。《古今录验》、范汪同。并出第六卷中。

风毒方五首

《广济》疗风毒发，即眼睛疼脚纵，中指疼连肘边，牵心里闷，两肋胀少气力，喘气急欲绝，不能食，黄芪丸方。

黄芪 黄连各七分 防风 甘草炙，五分 五加皮 白鲜皮 枳实炙，各四分 升麻 车前子 苦参炙 麦门冬去心 葶苈子熬 巨胜各六分

上十三味，捣筛，蜜和，丸如梧子。空腹以酒浸大豆下二十丸，渐加至三十丸，日二服。不知，增之。忌海藻、菘菜、猪肉、冷水、热面、炙肉、荞麦。并出第一卷中。

深师芍药汤，疗中毒风肿，心腹痛达背，迫气前后如痊痛方。

芍药 细辛 桂心 甘草炙 当归 吴茱萸 独活各二两 干地黄二两 生姜五两 桃仁四十枚，去皮两仁尖，碎

上十味，切，以水九升，煮取三升，分为四服。宜利者，加大黄二两。忌海藻、菘菜、生葱、芜荑、生菜。并出第九卷中。

《备急》虎骨酒，疗男子女人骨体疼痛，风毒流灌脏腑及至骨肉方。

虎骨一具，炭火炙令黄色，刮削去脂血，捶碎取尽，捣筛得数升，绢袋盛，清酒六升浸五宿，随多少稍稍饮之，日二三杯，酒尽更添。文仲同。

又续命汤，疗毒风，其病喉咽塞气噎，或口不能言，或身体缓纵，不能自胜，不知痛处，拘急腰背强引头，恍恍惚惚，不得卧转侧，绵绝欲死，此毒风所作方。

麻黄三两，去节 石膏碎，绵裹 干姜各二两 防风一两 当归 芎䓖 甘草炙 黄芩 桂心各二分 杏仁二十枚，去两仁尖皮，碎

上十味,切,以水九升,煮取三升,分服,小取汗。若口噤不能饮,绞口与汤,不过二三剂。忌海藻、菘菜、生葱。并出第九卷中。

《千金》逐风毒,石膏汤方。

石膏如鸡子大三枚,碎,绵裹　麻黄三两,去节　杏仁三十枚,去皮尖两仁,碎　鸡子二枚　甘草一尺,指许大,炙

上五味,切,以水三升,破鸡子内水中,烊令相得,内药,煮取一升服之。覆取汗。汗不出,烧石熨,令汗出良。忌海藻、菘菜等物。并出第八卷中。

风多汗及虚汗方五首

深师疗风多汗恶风,四味防风散方。

防风五分　泽泻　牡蛎熬　桂心各三分

上药捣,下筛为散。先食酒服方寸匕,日再。忌生葱。

又疗风汗出少气方。赵子高法。

防风十分　白术九分　牡蛎三分,熬

上三味,捣筛为散。以酒服方寸匕,日三,增至二三匕。恶风倍防风,少气倍术,汗出面肿倍牡蛎。忌桃李、雀肉、胡荽、大蒜、青鱼鲊等物。并出第九卷中。

《延年》疗风虚止汗,石膏散方。

石膏研　甘草炙,各四分

上二味,合捣,下筛为散。先食以浆水服方寸匕,日三夜再服。忌海藻、菘菜等。

又疗风虚汗出不止方。

秦艽　附子炮　石斛　菖蒲　白术　桂心各三分　麻黄根　防风各五分

上八味,捣为散。以酒服方寸匕,日三。忌羊肉、饧、猪肉、

冷水、桃李、雀肉、生葱。并出第五卷中。

《删繁》疗大虚汗出欲死，若白汗出不止方。

麻黄去节　附子炮，各一两　牡蛎二两，熬

上三味，捣下筛，以一合药，白粉一升，合和令调，以粉汗上。一方粉二升。忌猪肉、冷水。出第九卷中。

风热方六首

《病源》：风热者，风热之气，先从皮毛入于肺也。肺为五脏上盖，候身之皮毛。若肤腠虚，则风热之气，先伤皮毛，乃入肺也。其状令人恶风寒战，目欲脱，涕唾出。候之三日内及五日内，目不精明者是也。七八日，微有青黄脓涕，如弹丸大，从口鼻内出为善也。若不出则伤肺变咳，唾脓血也。出第二卷中。

《延年》黄连丸，主风热气，发即头面烦闷，不能食，兼欠呿眠睡不安方。

黄连十二分　人参　茯神各六分　葳蕤四分　豉一合，熬
生姜屑三分

上六味，捣筛，蜜和，为丸如梧子，一服十丸。食上饮汁下，日二服，加至十五丸、二十丸。忌猪肉、冷水、酢物。

又葳蕤饮，主风热，项强急痛，四肢骨肉烦热方。

葳蕤三两　羚羊角屑　人参各二两　葱白切，一升　豉一升，绵裹

上五味，切，以水五升，煮取二升，去滓，内豉。煎取一升五合，去豉。分温三服，如人行八九里，取微汗即瘥。忌蒜、面、脂、鱼。文仲处。

又葳蕤丸，主虚风热，发即头热闷，不能食方。

葳蕤六分　人参　白术各五分　甘草四分，炙

上四味,捣筛,蜜和,为丸如梧子。一服十丸,食上饮汁下,日三服,加至十五、二十丸。忌桃李、海藻、菘菜、雀肉等物。文仲处。并出第十卷中。

《千金翼》防风丸,主肺间风热,旦朝好喷嚏方。

防风 茯神各三分 天门冬四分,去心 芎䓖 白芷 人参各二分

上六味,捣筛,蜜和,丸如梧子。酒服十丸,日二服,加至十五丸。忌鲤鱼、酢物。蒋孝璋处。

又葳蕤丸,主热风冲头面,妨闷方。

葳蕤 黄连各八分 防风 人参各六分 茯神五分 豆豉三合,熬

上六味,捣筛,蜜和,为丸如梧子。一服十五丸,饮汁下,日二服,加至二十丸。若冷,用酒下之。忌猪肉、冷水、酢物、蒜、热面。出第十八卷中。

《近效》疗热风冲顶,热闷方。

诃黎勒一枚,取大者 芒硝三合 醋一升

上三味,捣诃黎勒为细末,并芒硝于醋中,搅令消,摩涂热处,日一二度。张文仲处。《必效》、范汪同。

头风及头痛方一十首

《病源》:头面风者是体虚,阳经脉为风所乘也。诸阳经脉,上走于头面,运动劳役,阳气发泄,腠理开而受风,谓之首风。病状头面多汗恶风,病甚则头痛。又新沐中风,则为首风。又新沐未干,不可以卧,使头重身热,反得风则烦闷。诊其脉,寸口阴阳表里互相乘。如风在首久不瘥,则风入脑,则变为头眩。《养生方》云:饱食仰卧,久成气病头风。又云:饱食沐发作头风。又

云：夏不用露面卧，露堕面上，令面皮厚，喜成癣。一云作面风。其汤熨针石，别有正方，补养宣导，今附于后。《养生方导引法》云：一手拓颐向上极势，一手向后长舒，急弩四方显手掌，一时俱极势四七。左右换手皆然。拓颐手两向，共头欹侧，转身二七。去臂膊头风，眠睡。又云：解发东向坐，握固不息一通，举手左右导引。手掩两耳治头风，令发不白，以手复将五通脉也。又云：热食枕手卧，久成头风目涩。又云：端坐伸腰，左右倾头，闭目，以鼻内气，除头风，自极七息止。又云：头痛，以鼻内徐吐出气三十过休。又云：欲治头痛，闭气，令鼻极，偃卧乃息，汗出乃止。又云：又两手头后，极势振摇一七，手掌翻覆安之二七，头欲得向后仰之，一时一势，欲得欹斜四角急挽之三七，去头披膊肘风。出第二卷中。

《千金》疗头风方。

附子一枚中形者，炮裂　盐附子大

上二味，作散，沐头毕，以方寸匕摩顶上，日三。忌猪肉、冷水等。

又方

服荆沥，不限多少，取瘥。

又方

又捣蒴藋根二升，酒二升，渍服汁。

又方

蔓荆子二升，酒一斗，绢袋盛浸七宿，温服三合，日三。

又方

腊月乌鸡屎一升，炒令黄，末之，绢袋盛，酒三升浸，温服之，多少任性，常令醺醉。

又方

七月七日麻勃三升，麦子一硕末，相和蒸之，沸汤一硕五斗，三遍淋之，煮取一石，神曲二十斤，渍之令发，以黍米两石五斗酿之，熟封三七日，服清一升。百日，中身涩皮、八风、五脏、骨髓伏风百病悉去。

又方

生油二升，盐一升末，油煎一宿，令消尽，涂头。石盐尤良。

又方

大豆三升，炒令无声，先以一斗二升，瓶盛九升清酒，乘豆热，即倾著酒中，密泥头七日，温服之。并出第十三卷中。

《延年》疗风热头痛掣动方。

防风 黄芩 升麻 芍药各二两 龙骨 石膏碎，各四两 干葛三两 竹沥二升

上八味，切，以水六升，和沥，煮取二升六合，去滓。分温三服，日晚再。忌蒜、面、猪肉、油腻。

又疗风劳气，吐逆不能食，四肢骨节酸疼，头痛顶重方。

茯苓三两 枳实炙 橘皮 人参 芍药各二两 生姜四两

上六味，切，以水五升，煮取三升，去滓。分温三服，日晚再。忌面、蒜、酢物。并出第十卷中。

风头眩方九首

《病源》：风头眩者，由血气虚，风邪入于脑而引目系故也。五脏六腑之精气皆上注于目，血气与脉并上为系，上属于脑后，出于项中。逢身之虚，则为风邪所伤，入脑则脑转而目系急，目系急故成眩也。诊其脉，洪大而长者风眩，又得阳维浮者，暂起目眩也。风眩久不瘥，则变为癫。其汤熨针石，别有正方，补养

宣导,今附于后。《养生方导引法》云:以两手拘右膝著膺,除风眩。又云:凡人常觉脊背倔强,不问时节,缩咽髓内,仰面努髓,并向上头,左右两向挼之,左右三七一住,待血行气动住,然始更用。初缓后急,不得先急后缓。若无病人,常欲得旦起、午时、日没三辰,别二七。除寒热病,脊腰颈项痛,风痹,口内生疮,牙齿风颈头眩,众病尽除。又云:大寒不觉暖热,久顽冷,患耳聋目眩病。久行即成法,法身五六不能变也。又云:低头不息六通,治耳聋,目癫眩,咽喉不利。又云:大前侧牢,不息六通,愈耳聋目眩。随左右聋伏,并两膝耳著地,牢强意多,用力至大,极愈耳聋目眩病。久行不已,耳闻十方亦能,倒头则不眩也。出第二卷中。

《千金》疗风头眩,口喎目痛耳聋,大三五七散方。

天雄 细辛各三两 山茱萸 干姜各五两 薯蓣 防风各七两

上六味,捣筛为散。清酒服五分匕,日再。不知,稍稍加之。忌猪肉、生菜。

又疗头风目眩耳聋,小三五七散方。

天雄三两,炮 山茱萸五两 薯蓣七两

上三味,捣筛为散。以清酒服五分匕,日再。不知稍增,以知为度。忌猪肉,冷水。并出第十三卷中。

《崔氏》疗忽头眩运,经久不瘥,四体渐羸,食无味,好食黄土方。

白术三斤 曲三斤

上二味,捣筛,酒和,并手捻丸如梧子,曝干。饮服二十枚,日三。忌桃李、雀肉等。

又疗风眩,翻倒无定方。

独活六两 枳实炙,三两 石膏碎,绵裹 蒴藋各四两上四味,切,清酒八升,煮取四升,顿服之。以药滓熨覆取汗,觉冷又内铛中温令热,热又熨之,即瘥。文仲、《肘后》、《千金》同。

又疗头痛,眼眩心闷,阴雨弥甚方。

当归 山茱萸各一两 防风 柴胡 薯蓣各二两 鸡子二枚,熟去皮,打黄碎

上六味,捣下筛,用前鸡黄和散。令调酒服方寸匕,日三。并出第六卷中。

《延年》薯蓣酒,主头风眩不能食,补益气力方。

薯蓣 白术 五味子碎 丹参各八两 防风十两 山茱萸二斤,碎 人参二两 生姜屑六两

上八味,切,以绢袋盛,酒二斗五升,浸五日。温服七合,日二,稍加。忌桃李、雀肉等。出第十卷中。

《古今录验》九江太守独活散,疗风眩厥逆,身体疼痛,百节不随,目眩心乱,反侧若癫,发作无常方。

独活四分 白术十二分 防风八分 细辛 人参 干姜各四分 蜀天雄炮 桂心各一分 栝楼六分

上九味,捣合,细筛。旦以清酒服半方寸匕,日再。忌桃李、雀肉、猪肉、冷水、生菜、生葱等物。

又防风汤,疗风眩呕逆,水浆不下,食辄呕,起即眩倒,发作有时,手足厥方。

防风 白术 防己 干姜 甘草炙,各一两 附子炮 桂心各半两 蜀椒一百枚,汗

上八味,切,以水四升,煮取一升半,分为三服。忌猪肉、冷水、生葱、海藻、菘菜、桃李、雀肉等。出第四卷中。

《近效》白术附子汤,疗风虚头重眩,苦极不知食味,暖肌补

中益精气。又治风湿相搏,骨节疼痛,不得屈伸,近之则痛剧,汗出短气,小便不利,恶风不欲去衣,身体微肿者方。

白术三两　附子二枚,炮　甘草二两,炙　桂心四两

上四味,切,以水六升,煮取三升。分为三服,日三。初服得微汗即解。能食复烦者,将服五合以上愈。忌海藻、菘菜、猪肉、生葱、桃李、雀肉等。此本仲景《伤寒论》方。

头风旋方七首

《广济》疗热风头旋,心闷,冲风起即欲倒方。

麦门冬去心　山茱萸　茯神　苦参各八分　地骨皮　薯蓣　人参　蔓荆子　沙参　防风　芍药　枳实　大黄各六分　甘菊花　龙胆各四分

上十五味,捣筛,蜜丸。每食讫少时,以蜜水服如梧子大二十丸,日二,渐加至三十丸。不利。忌酢物、热面、炙肉、蒜、猪肉、鱼、粘食。

又疗头面热风,头旋眼涩,项筋急强,心闷,腰脚疼痛,上热下冷,健忘方。

肉豆蔻十颗,去皮　人参　犀角屑　枳实炙,各六分　黄连　白术　大黄各八分　甘草炙　苦参　旋覆花各四分　槟榔仁十颗

上十一味,捣筛,蜜和,丸如梧子。以酒饮服二十丸,渐加至三十丸,日三服,无问食前后服之。不利。忌生菜、热面、荞麦、酒、蒜、猪肉、海藻、菘菜、桃李、雀肉等。

又疗心虚感风,头旋心忪,痰饮筑心闷,惛惛惚惚,不能言语,宜微吐痰,此候极重,秦艽饮子吐方。

秦艽　常山　人参　羚羊角屑,各二两　甘草三两,生用

上五味,切,以水六升,煮取二升,绞去滓。分温二服,日再,如人行四五里久进一服,取快吐。不利。忌生菜、生葱、热面、荞麦、猪肉、鱼、海藻、菘菜。并出第一卷中。

贴顶膏,疗头风闷乱,鼻塞及头旋眼暗,皆主之方。

蓖麻去皮　杏仁去两仁皮尖　石盐　芎䓖　松脂　防风

上六味,等分,先捣石盐,以下四种为末,别捣蓖麻、杏仁,相次入讫,即蜡纸裹之。有病者先灸百会三壮讫,刮去黑毛使净,作一帛贴子,裁大于灸处,涂膏以贴上,两日三日一易之。其疮于后即烂破,脓血出,及帛贴之,似烂柿蒂出者良。一方用脓兼前七物相和。出第三卷中。

《延年》疗头风旋不食,食即吐方。

前胡三两　白术　防风　枳实炙　茯神各三两　生姜四两

上六味,切,以水六升,煮取二升,去滓,分温三服。忌桃李、雀肉、酢。

又疗风邪气未除,发即心腹满急,头旋眼晕欲倒方。

芎䓖　独活　防风　白术　杏仁去尖皮　枳实炙,各二两茯神三两　生姜四两　羚羊角屑　黄芩各一两

上十味,切,以水九升,煮取三升。分为三服,日三。忌桃李、雀肉、大酢、蒜、面等。

又疗风痰气,发即头旋,呕吐不食,防风饮方。

防风　人参　橘皮各二两　白术　茯神各三两　生姜四两

上六味,切,以水六升,煮取三升,去滓。分温四服,中间任食,一日令尽。忌大酢、桃李、雀肉、蒜、面等物。并出第十卷中。

瘾疹风疹方一十三首俗呼为风矢者是也

《黄帝素问》曰:风邪客于肌中肌虚,真气致散,又被寒抟皮肤,外发腠理,淫气行之则痒也。所以瘾疹瘙疾皆由于此。有赤疹忽起,如蚊蚋啄烦痒,重沓垄起,搔之逐手起也。《删繁》同。

深师疗十种疹散方。

鬼箭　甘草炙　白蔹　白术　矾石熬,各一两　防风二两

上六味,捣筛,以菜米粉五合,极拭身,以粉内药中捣合。一服五分匕,日三,中间进食。不知,增之。忌海藻、菘菜、桃李、雀肉等。出第十卷中。

《千金》瘾疹百疗不瘥方。

景天一斤,一名护火草

上一味捣,绞取汁,涂上热炙,摸之再三,即瘥。

又方

黄连　芒硝各五两

上二味,以水六升,煮取四升,去滓。洗之,日四五度良。忌猪肉、冷水。范汪同。

又疗风痹瘾疹方。

以酒六升,煮大豆三升,四五沸,服一杯,日三。

又方

蛇床子二升　防风三两　生蒺藜二斤

上三味,切,以水一斗,煮取五升。渍绵拭之,日四五。范汪同。

又方

白术三两　戎盐半两　黄连　黄芩　芎䓖　细辛　莽草茵芋各一两　矾石半两

上九味,切,以水一斗,煮取三升,洗之,日三。

又方

马蔺子　蒴藋　茺蔚子　矾石　蒺藜　茵芋　羊桃　萹蓄各二两

上八味，切，以酢浆水二斗，煮取一斗二升，内矾石洗之，日三。范汪无马蔺。并出第二十三卷中。

崔氏疗风疹遍身方。

麻黄去节　生姜各三两　防风二两　芎劳　芍药　当归　蒺藜子　甘草炙　独活　乌喙　人参各一两

上十一味，切，以水九升，煮取二升八合，绞去滓。分温三服讫，进粥食三日。慎生冷、酢滑、猪肉、冷水、海藻、菘菜。出第四卷中。

《延年》涂风疹，蒴藋汤方。

蒴藋根切　蒺藜子　羊桃切　楮枝切　茺蔚子　石盐各半升　辛夷仁　矾石各三两

上八味，切，以水一斗，煮取三升，去滓，内盐搅令消，用涂风疹，上下涂之。一方有菟藋。

又方

取枳实，以醋渍令湿，火炙令热，适寒温用熨上即消。文仲处。并出第十卷中。

《古今录验》疗三十岁瘾疹，耳目皆合，春秋辄发方。

于南屋东头第一梁壁外，以细灰厚布地，大小足容两脚，蹑灰上讫，使病人径去勿反顾，灸脚十指，间灸灰上，随病人年为壮数。车瑗道方，已试神良。范汪同。出第十卷中。

元侍郎《希声集》，疗卒风疹秘验方。

石灰随多少，和酢浆水涂疹上，随手即灭。出第一卷中。

《近效》疗风疹方。

生葱一大束,三尺以上围者,并根须,盐三大升,以香浆水三石,煮取两石,并大斗。于浴斛中适冷热浸,虽积年患者,不过三两度浸必瘥。

风搔身体瘾疹方五首

《病源》:邪气客于皮肤,复逢风寒相折,则起风搔瘾疹。若赤疹者,由凉湿抟于肌中之热,热结成赤疹也。得天热则剧,取冷则灭也。白疹者,由风气抟于肌中之热,热与风相抟为白疹也。得天阴雨冷则剧,出风中亦剧,得晴暖则灭,厚衣身暖亦瘥也。脉浮而大,浮为风虚,大为气强。风气相抟,即成隐疹,身体为痒。《养生方》云:汗出不可露卧及浴,使人身振寒热风疹也。出第二卷中。

深师疗风搔瘾疹如漆疮,连心中闷方。

天雄炮 蝭母知母也 牛膝各四分 防风六分 桂心 干姜 细辛 人参各三分 栝楼五分 白术八分

上十味,捣筛。先食服半钱匕,日再,不知稍增之。忌猪肉、生葱、生菜、桃李、雀肉等。

又疗风搔身体瘾疹,粉散方。

乌头炮 桔梗 细辛 白术各一两

上四味,捣筛,以铅朱为色粉四升,和令调,以粉身。范汪同。并出第十卷中。

《千金》疗风搔瘾疹方。

牛膝末,酒服方寸匕,日三。并主骨肉疽癞病及病痦瘰。出第二十三卷中。

《延年》蒴藋膏,主身痒风搔瘾疹方。

蒴藋根切 蒺藜子各一升 附子 独活 犀角屑 蔷薇根

白芷　防风　苦参　及己　升麻　白蔹　防己各三两　川椒

莽草　青木香　蛇床子　蛇衔草各二两　芫蔚子切，一升

枳实五枚，炙　茵芋二两半，切

上二十一味，切，以苦酒渍令淹匝一宿，明旦铜器中炭火上，用猪膏五升煎，令三上三下，以候白芷色黄膏成，绞去滓，内不津器中，用摩风疹。张文仲同。

又芫蔚浴汤，主身痒风搔，或生瘾疹方。

芫蔚　蒺藜　羊桃　蒴藋根苗亦得　漏芦蒿各一斤　盐三斤

上六味，切，以水三石，煮取二石五斗，去滓，内盐令消。适寒温，先饱食即入浴，能良久浸最好，每至夜即浴，浴讫即卧。慎风如法。并出第十三卷中。

风热头面疹痒方四首

《千金》疗风搔肿痒在头面，大黄揩洗方。

大黄　芒硝各四分　莽草二分　黄连六分　黄芩八分　蒺藜五合

上六味，切，以水七升，煮取三升半，去滓，内芒硝讫，帛揩上，日一过，勿令近眼。出第二十三卷中。

《延年》牡丹膏，主项强痛，头风搔疹痒风肿方。

牡丹皮　当归　芎藭　防风　升麻　防己　芒硝各六分

芍药　细辛　干蓝　犀角屑　漏芦　蒴藋　零陵香各四分　杏仁去两仁皮尖，碎　栀子仁　黄芩　大黄　青木香各三分　竹沥二升

上二十味，切，以竹沥渍一宿，醍醐三升半煎，于火上三下三上，候芍药黄膏成，绞去滓，以摩病上。

又犀角竹沥膏，主风热发，即头项脉掣动急强，及热毒疹

痒方。

犀角十二分,屑　升麻八分　蒴藋根　秦芄　独活　白芨

菊花　白术　防己　白芷　当归　防风　芎䓖　青木香　寒

水石碎　苦参　漏芦根各四分　蒺藜子二合　莽草二分　枳实

二枚,四破　栀子仁七枚　竹沥三升　吴蓝一两

上二十三味,切,以竹沥渍一宿,明旦于炭火上,和猪脂五升

煎,令九上九下,以候白芷色黄膏成,绞去滓,内于不津器中,用

摩风处,日三。张文仲同。并出第七卷中。

《肘后》枳实丸,疗热风头面痒,风疹如癞方。

枳实六分,炙　天门冬去心　独活　蒺藜仁　防风　桔梗

各五分　黄连　薏苡仁各四分　菌桂一分半

上九味,捣筛,蜜和,丸如梧子。饮服十五丸,日再,如能以

酒和饮之益佳,不限食之前后,以意加减。忌鲤鱼、生葱、猪肉、

冷水。出第四卷中。一方有人参五分。

风搔瘾疹生疮方六首

《病源》:人皮肤虚,为风邪所折则起瘾疹,寒多则色赤,风多

则色白,甚者痒痛,搔之成疮。出第二卷中。

深师疗风瘾疹或发疮,甚则胸急满,短气欲吐方。

茵芋七分,泰山者,炙　芎䓖　乌头炮　防风　白蔹　干姜

各三分　桂心二分

上七味,捣下筛为散。服半钱匕,日再。忌猪肉、生葱。

又疗瘾疹烦满及血不止方。

取新湿马屎绞取汁,服二升,微者一升,立愈。若干者,水湿

取汁。并出第十卷中。

《延年》疗风疹痒闷,搔之汁出生疮,洗汤方。

苦参一小斤　漏芦根一小斤　枳实五小两　蒺藜一小斤
楮茎叶一小斤,嫩者

上五味,切,以清浆水二升,煮取一大升,以绵沾拭痒处,日
八九度讫,以粉粉拭处瘥。

又枳实丸,主风热气发,冲头面热,皮肤生风疹,瘙痒盛生
疮,不能多食方。

枳实炙　蒺藜子　苦参各六分　人参四分　独活　天门冬
去心　菌桂各三分　白术四分

上八味,捣筛,蜜和,丸如梧子。一服十丸,用薄酒下,日二,
加至十五丸。忌蒜、热面、鲤鱼、桃李、雀肉、生葱。并出第十卷中。

又升麻犀角膏,疗诸热风毒气痒,冲出皮肤,搔即瘾疹赤起,
兼有黄水出,后结为脓窠疮,悉主之方。

升麻　犀角屑　白蔹　漏芦　枳实炙　连翘　生蛇衔草
干姜　芒硝研,汤成下,各二两　黄芩三两　栀子二十枚,擘　蒴
藋根四两　玄参三两

上十三味,切,以竹沥二升渍一宿,以成炼猪脂五升,煎令竹
沥水气尽,绞去滓,内芒硝,搅令凝膏成,用摩患处,日五六度益
佳。文仲同。

《近效》疗风热结疹,搔之汁出,痒不可忍方。

麻黄根五两　蛇床子四两　蒺藜子　矾石各二两,熬　白粉
二小升

上五味,捣筛,生绢袋盛,痒即粉之。此方甚良。

风身体如虫行方四首

《病源》:夫人虚风邪中于荣卫,溢于皮肤之间,与虚热并,故
游弈遍体,状如虫行。出第二卷中。

《千金》石南汤,疗六十四种风,淫淫液液,走人皮肤中如虫行,腰脊强直,五缓六急,手足拘挛,瘾疹搔之作疮,风尸身痒,卒面目肿起,手不上头口。

石南炙　干姜　黄芩　细辛　人参各一两　桂心　麻黄去节　当归　芎䓖各六分　甘草八分,炙　干地黄三分　食茱萸五分

上十二味,切,以水六升、酒三升,煮取三升,去滓,分为三服。取大汗,勿触风。但是瘾疹服之皆瘥。忌芜荑、生葱、生菜、海藻、菘菜等。

又疗举体痛痒,如虫啮皮上,痒时搔则皮脱作疮方。

蒺藜子三升,碎　蛇床子二升　茺蔚子一升　防风五两　大戟一斤　大黄二两　矾石三两,熬

上七味,切,以酒四升、水七升,煮取四升,去滓,内矾石,三上火烧,用帛拭身上,瘥止。

又方

灸曲池,随年壮,发即灸之,神良。并出第二十三卷中。

《延年》蒺藜子丸,疗热风冲头面,痒如虫行身上,时有风疹出,除风热消疹,兼补益,坚筋骨,倍气力,充实方。

蒺藜子六分　黄芪　独活　白芷　防风　薯蓣各三分　枳实炙　人参　黄连各四分　葳蕤　地骨白皮各二分　桂心一分

上十二味,捣筛,蜜和,为丸如梧子。一服十丸,酒下,日二服,加至十五丸,中间欲服术煎及黄连丸,并无妨。忌猪肉、生葱。张文仲处。出第二卷中。

疬疡风方一十五首

《广济》疗疬疡风方。

石硫黄三两,研　雄黄一两,研　硇砂　附子生用,各二两

上四味,捣筛为散,以苦酒和如泥,涂疡处,干即更涂,以瘥为度。出第五卷中。

《集验》疗疬疡方。

苦酒于瓦瓯底磨硫黄,令如泥。又取附子截一头,又磨硫黄上使熟。将卧,先以布拭疡上数过,乃以药敷之,即愈。深师处。文仲、范汪、《延年》同。

又方

硫黄研　矾石研　水银别研入　灶墨

上四味,等分,捣下筛,内碗子中,以葱叶中涕和研之,临卧以敷病上。《肘后》同。并出第九卷中。

《删繁》疗疬疡方。

取五月五日车辙中水,并牛蹄中水浴,甚良。出第九卷中。

《千金》疗疬疡方。

取三年酢磨乌贼鱼骨,先布磨肉赤,即敷之良。

又方

取途中先死蜣螂捣烂之,当揩令热,封之一宿,瘥止。

又方

酢磨硫黄涂之,最上。

又方

雌黄研　蛇蜕一具,烧灰,研　槲皮烧灰,研　硫黄研

上四味,等分,下筛,以清漆和之,涂白处,欲涂时,先以巴豆半截拭白处,皮微破,然后敷之,不过两三度即瘥。并出第二十四卷中。

崔氏疗疬疡方。

取茵陈蒿两握,以水一斗五升,煮取七升,以皂荚汤先洗疬疡令伤,然后以汤洗之,汤冷更温洗,可作三四度洗,隔日作佳。

不然恐痛难忍。出第四卷中。

《救急》疗疬疡方。

取青胡桃皮捣之,并少许酱清和硇砂令相入,如煎饼面,先以泔清洗之,然后敷药。

又方

以酱汁研石硫黄作泥,以生布揩破,以敷疡上。

又方

以石硫黄熏之,令汗出佳。并出第五卷中。

《古今录验》疗身体疬疡斑驳,女葳膏方。

女葳一分　附子一枚,炮　鸡舌香　青木香各二分　麝香方寸匕　白芷一分

上六味,㕮咀,以腊月猪膏七合煎,内五物,微火煎令小沸,急下去滓,内麝香搅调,复三上三下,膏成,以浮石摩令小伤,以敷之。

又方

三淋蒴藋,淋灰取汁,熏之,洗疬疡讫,醋研木防己涂之,即愈。神验。达奚送。

又蜀水花膏,疗疬疡方。

蜀水花　白附子　麝香　白蔹　商陆　鹰屎白各二两

上六味,切,以猪膏二升合煎之,沸三上三下,膏成以敷上。并出第十卷中。

白癜风方九首

《广济》疗白癜风方。

苦参三斤　露蜂房　松脂　附子炮　防风各三两　栀子仁五两　乌蛇脯六两,炙　木兰皮二两

上八味,捣筛为散。一服一匕,以酒下,宜常吃萝卜菜,勿食鸡肉、猪肉、冷水、热面、生菜。文仲同。

又方

黑油麻一大升　生地黄五大两　桃仁去两仁皮尖,三十枚,熬

上三味,先退去油麻皮蒸之,日曝干,又蒸之如此九度讫,又曝取干,捣令极碎,然后捣地黄、桃仁罗之,即总相和,加少蜜令相著。一服一匙,日再服,和酒吃、空吃亦得,兼食诸肺尤妙。忌芜荑、热面、猪、蒜、油腻等。

又方

矾石研　硫黄研

上二味,等分,酢和敷之。并出第五卷中。

《千金》疗白癜风方。

酒服生胡麻油一合,日三,稍加至五合。慎生冷、猪、鱼、蒜。百日服五升瘥。

又方

揩上令破,摘萝摩白汁涂之,日日为之,取瘥为度。

《崔氏》疗白癜风神效方。刘秘监录选。

雌黄七分,细研　木兰皮　白术各八分　苦参　芎䓖　麻黄去节　山茱萸　甘草炙　狗脊　枳实炙,各四分　秦艽　沙参　细辛　牛膝　白蔹　人参　当归　薯蓣　白芷各五分　防风　附子炮　葈耳子各六分

上二十二味,捣筛为散。酒服方寸匕,日再,渐渐加至二匕。忌生葱菜、海藻、菘菜、猪肉、桃李、雀肉等。出第四卷中。

《古今录验》疗疱白癜风,商陆散方。

生商陆根切,一升　白蔹　天雄炮　黄芩各三两　干姜四两　附子炮　蹢躅花一升

上七味,捣筛。酒服五分匕,日三。忌猪肉、冷水。《千金》同。亦主瘰疬。

又疗白癜风,附子膏方。

附子炮　天雄炮　乌头炮,各三两　防风二两

上四味,切,以猪膏三升合煎之,先服散,白癜上以膏敷之。一方无防风。

又方

萝摩草煮,以拭之,取瘥。并出第八卷中。

白驳方七首

《集验》疗颈项及头面上白驳,侵淫渐长,有似癣,但无疮,可疗之方。

干鳗鲡鱼脂以涂之,先洗拭驳上,外把刮之,使碜痛拭燥,然后以鱼脂涂之,一涂便愈。难者不过三涂之。深师、《千金》同。

又方

取蛇蜕皮熟摩之数百过,弃皮置草中。深师、《千金》同。

又疗身体白驳方。

取木空中水洗之,捣桂屑,唾和敷驳上,日三。《千金》、文仲同。并出第七卷中。

《古今录验》疗面白驳方。出徐王。

弊帛　蝉颈　帚　甑带　脯蜡　履底　蛇皮

上七味,等分,以月蚀之夕,盛蚀时合烧之,捣筛。以酒服方寸匕,日二,二服止。以淳苦酒和,涂白上,一拯除之。

又方

荷叶裹鲊,合叶相和,更裹令大臭烂,先拭令热,敷之即瘥。二公主方。

又疗举体苦白驳,经年不瘥,此风虚,生菖蒲酒方。

陆地菖蒲细切,一石,别煮　天门冬一斤,去心　天雄三两,去皮,生用　麻子仁一升　茵芋　干漆　干地黄　远志去心,各三两　露蜂房五两　苦参一斤　黄芪半斤　独活　石斛各五两　柏子仁二升　蛇皮长三尺　大蓼子一升

上十六味,㕮咀之,以绢囊盛著,先以水二斛五斗煮菖蒲根,取八斗,以酿一斛五斗米许,用七月七日造,冬月酒成,漉糟停药,著器中下消减。令人延年益寿,耳目聪明,气力兼倍。一剂不觉,更作尤妙,当以瘥为期。更重煮菖蒲,去滓取汁,以渍洗悉益佳。禁食羊肉、饧、鲤鱼、猪肉、芜荑、鸡犬、生冷。十日酒定熟,须去滓佳。并出第八卷中。

第十六卷

五脏劳论一首

《删繁》论曰：夫五脏劳者，其源从脏腑起也。鼓生死之浮沉，动百病之虚实，厥阴阳，逆腠理，皆因劳瘠而生，故曰五脏劳也。出第七卷中。

肝劳论一首

《删繁》论曰：凡肝劳病者，补心气以益之，心王则感于肝矣。人逆春气则足少阳不生，而肝气内变，顺之则生，逆之则死，顺之则治，逆之则乱，反顺为逆，是谓关格，病则生矣。所以肝恐不止则伤精，精伤则面离色，目青盲而无所见，毛悴色夭死于秋。出第七卷中。

肝劳实热方二首

《删繁》疗肝劳实热，闷怒，精神不守，恐畏不能独卧，目视无明，气逆上不下，胸中满塞，半夏下气消闷，明目吐热，汤方。

半夏洗，破　生姜各八两　麻黄去节　芍药　杜蘅　枳实炙
细辛　杏仁去皮尖，碎　乌梅擘，各三两　松萝二两　淡竹叶切，一升

上十一味，切，以水一斗，先煮麻黄去沫，下诸药，煮取三升，分为三服。忌羊肉、饧、生菜。出第七卷中。

深师疗肝气实,目赤若黄,胁下急,小便难,泻肝汤方。

人参 甘草各三两,炙 生姜五两 黄芩二两 半夏一升,洗 大枣十四枚,擘

上六味,切,以水五升,煮半夏三四沸,内药,最后内姜,煎取二升,去滓。分为二服,羸人三服。忌海藻、菘菜、羊肉、饧。出第十三卷中。

肝劳虚热方四首

《删繁》疗肝劳虚热,两目为赤,闭塞不开,烦闷宛转,热气胸里炎炎,前胡泻肝除热汤方。

前胡 干姜 大青 细辛 秦皮 决明子 栀子仁 子芩各一两 淡竹叶切,一升 车前子切,一升 石膏八两,碎,绵裹

上十一味,切,以水一斗,煮取三升,去滓,平旦分为三服。须利加芒硝三两。忌生菜。

又疗肝劳热闷,关格不通,精神不守,气逆上胸,热炎炎不止,柴胡下热汤方。

柴胡 黄芩 泽泻 升麻 芒硝各三两 玄参六两 淡竹叶切 生地黄切,各一升 干姜二两

上九味,切,以水九升,煮取三升,去滓,下芒硝,平旦分三服。忌芜荑。

又疗肝劳热,恐畏不安,精神不守,闷怒,不能独卧,感激惆怅,志气错越,不得安守,茯苓安肝定精神丸方。

茯苓 远志去心 防风 人参 柏子仁熬,各五分 龙骨七分 牡蛎熬 大枣肉各八分 甘草四分,炙

上九味,捣筛,白蜜和,为丸如梧子。初服二十丸,加至三十

丸为度,暖清白饮进之,日再服。忌海藻、菘菜、大酢。

又扁鹊疗劳邪气热眼赤方。

灸当容百壮,两边各尔。当容在眼小眦近后,在耳之前客主人,三阳三阴之会处,以手按之,有上下行脉则是,与耳相对。并出第七卷中。

肝劳虚寒方五首

《删繁》疗肝劳寒,眩忘咳唾,忧恚内伤,面离色,目青盲,硫黄丸方。

硫黄　干姜　吴茱萸　人参　当归　防风各七分　礜石泥裹烧半日　乌头各八分,炮　桂心　天雄炮　甘草炙,各六分　蜀椒汗　皂荚炙,去皮子　枳实炙,各五分　细辛　甘菊花各四分

上十六味,捣筛,白蜜和,为丸如梧子。初服二十丸,加至三十丸,日再,温清酒进之。忌猪肉、冷水、生葱、生菜、海藻、菘菜。

又肝劳虚寒,关格劳涩,闭塞不通,毛悴色夭,猪膏酒方。

猪膏七升　生姜汁二升

上二味,微火煎取三升,下酒五升,和分为三服。《千金》同。

又疗肝气虚寒,眼青盲,䀮䀮不见物,真珠煎方。

真珠四分,研　白蜜二合　鲤鱼胆一枚

上三味和合,微火上煎两沸,绵裹内眼中,眼汁当自出,药歇更为之。本方又有鲤鱼脑一枚。

又疗肝虚寒,劳损口苦,骨节疼痛,筋挛缩,烦闷,虎骨酒,补劳损骨节疼痛方。

虎骨一升,炙,取令焦黄,碎如雀头　干姜　芎䓖　地骨皮各四两　白术　猪椒根　五加皮　枳实熬,各五两　丹参八两　干

地黄七两

上十味,咬咀,以绢囊贮,清酒四升渍四宿。初服六七合,加至一升,日再服。忌芜荑、桃李、雀肉等。并出第七卷中。

《千金》疗肝劳虚寒,胁下痛,胀满气急,眼昏浊,视不明,槟榔汤方。

生姜　附子炮,各七两　槟榔七枚,合皮碎　茯苓三两　桔梗四两　橘皮　桂心各三两　白术四两　吴茱萸五两

上九味,切,以水九升,煮取三升,去滓,分为三服。若气喘加芎藭三两、半夏四两洗、甘草二两炙。忌酢物、生葱、猪肉、冷水、海藻、菘菜、桃李、雀肉等。出第十一卷中。

胆实热方二首

《删繁》疗胆腑实热,精神不守,泻热栀子煎方。

栀子二十一枚　甘竹茹一两,熬　香豉六合,熬,绵裹　大青橘皮去脉,各二两　赤蜜三合

上六味,细切,以水六升,煮取一升七合,去滓,下蜜,更微火上煎两三沸,分再服。出第四卷中。

《千金》疗胆腑实热,精神不守,泻热半夏千里水汤方。

半夏洗　宿姜各三两　酸枣五合　黄芩一两　远志去心茯苓各二两　生地黄五两　秫米一斗

上八味,细切,取流水五斗,煮秫米,令蟹目沸,扬之三千下,澄清取五升,煮药取二升半,分为三服。忌羊肉、饧、酢物、芜荑。出第十二卷中。

髓虚实方二首

《删繁》论曰：髓虚者脑痛不安，髓实者勇悍。凡髓虚实之应，主于肝胆。若其腑脏有病，从髓生热则应脏，寒则应腑。《千金》同。出第三卷中。

《千金》疗髓虚，脑痛不安，胆腑中寒，羌活补髓丸方。

羌活　芎䓖　当归各三两　桂心二两　人参四两　酥一升　枣肉一斤，研为脂　牛髓一升　羊髓一升　大麻仁二升，熬，研为脂

上十味，先捣五种干药为散，下枣膏、麻仁，又捣相濡为一家，下二髓并酥，内铜钵中，重汤煎之取好，为丸如梧子。酒服三十丸，日再，加至四十丸。忌生葱。

又疗髓实，勇悍惊热，主肝热，柴胡发泄汤方。

柴胡　升麻　黄芩　细辛　枳实炙　栀子仁　芒硝各三两　泽泻四两　淡竹叶切，一升　生地黄切，一升

上十味，切，以水九升，煮取三升，去滓，下芒硝，分为三服，忌生菜、芜荑。并出第十二卷中。

咽门论并伤破声嘶方二首

《千金》论曰：夫咽门者，应五脏六腑，往还神气，阴阳通塞之道也。喉咙胞囊舌者，并津液调五味之气本也。不可不研乎！咽门者，肝胆之候也。其重十两，广二寸五分，至胃管长一尺六寸，主通五脏六腑津液神气，应十二时。若脏热咽门则闭而气塞；若腑寒咽门则破而声嘶，母姜酒主之。热则通之，寒则补之。若寒热调和病不生矣。《删繁》同。出第十二卷中。

又疗咽闭,主胆腑,咽门伤破声嘶,母姜酒方。

母姜汁二升　牛髓　酥　油各一升,别煎取热　桂心　秦椒各四分　芎蒡　独活各五分　防风六分

上九味,将五物合捣下筛为散,内姜汁中煎,取相淹濡,下髓、酥、油等搅令调,微火上三上三下。平旦温清酒一升,下二合膏,细细吞之,日三服。忌生葱。《删繁》同。此方今录附此论后。出第六卷中。

六极论一首

《删繁》论曰:夫六极者,天气通于肺,地气通于嗌,风气应于肝,雷气动于心,榖《素问》作谷气感于脾,雨气润于肾。六经为川,肠胃为海,九窍为水,注之于气。所以窍应于五脏,五脏邪伤则六腑生极,故曰五脏六极也。出第八卷中。

筋极论一首

《删繁》论曰:凡筋极者,主肝也。肝应筋,筋与肝合,肝有病从筋生。又曰:以春遇病为筋痹,筋痹不已,复感于邪,内舍于肝。阳气入于内,阴气出于外。凡阴气外出,出则虚,虚则筋虚,筋虚则善悲,色青苍白,见于眼下。而伤寒则筋不能动,十指爪皆痛,数好转筋。其源以春甲乙日得之于伤风,风在筋,为肝虚风也。若阳气内发,发则实,实则筋实,筋实则善怒嗌干。伤热则咳,咳则胁下痛,不能转侧,又脚下满痛,故曰肝实风也。然则因其轻而扬之,因其重而减之,因其衰而彰之。审其阴阳,以别柔刚。阳病疗阴,阴病疗阳。善疗病者,病在皮毛肌肤筋脉而疗之,次疗六腑。若至五脏,则半死半生矣。扁鹊曰:筋绝不治,九

日死。何以知之？手足爪甲青黑，呼骂口不息。筋应足厥阴，足厥阴气绝于筋，则筋缩引卵与舌。足厥阴者，肝脉也。肝者，筋之合也。筋者聚于阴器，而脉络于舌本，故脉不营则筋急，筋急则引卵与舌，故唇青舌卷卵缩，则筋先死，庚笃辛死，金胜木。医之拱手也。《千金》同。出第八卷中。

筋实极方四首

《删繁》疗筋实极则好怒，口干燥，好嗔，身躁不定，调筋止怒定气，黄芪汤方。

黄芪　芎䓖　白柘皮无刺者，各三两　白术　通草　芍药各四两　甘草炙　桂心各二两　大枣四十枚，擘，去核　石膏八两，碎，绵裹　竹叶切，一升

上十一味，切，以水九升，煮取三升，去滓，分为三服。忌海藻、菘菜、生葱、桃李、雀肉等。

又疗筋实极则咳，咳则两胁下缩痛，痛甚则不可动转，橘皮通气汤方。

橘皮四两　白术　石膏碎，绵裹，各五两　桂心　细辛　当归　茯苓各三两　香豉一升，熬，别裹

上八味，切，以水九升，煮取三升，去滓，分为三服。忌桃李、雀肉、生葱、生菜、酢物。《千金》同。并出第八卷中。

《千金》疗筋实极则两脚下满而痛，不得远行，脚心如割筋断折，痛不可忍，丹参煮散方。

丹参十二分　芎䓖　杜仲　续断　地骨皮各八分　通草　当归　干地黄　麦门冬去心　禹余粮炼　麻黄去节，各七分　甘草炙　桂心各五分　牛膝九分　生姜薄切，炒取焦燥　牡蛎各十

分,熬　升麻六分

上十七味,捣下筛为散,以绢袋子盛散二方寸匕,以井华水二升煮,数动绢囊子,煮取一升,为一服,日再煮。忌海藻、菘菜、生葱、芜荑。《删繁》同。

又疗筋实极则手足爪甲或青或黄,或黑乌黯,四肢筋急烦满,地黄煎方。

生地黄汁三升　生葛汁一升,澄清　生玄参汁一升　大黄二两　栀子仁　升麻　麻黄去节　犀角屑,各三两　石膏五两,碎　芍药四两

上十一味,切,以水七升,煮取二升,去滓,下地黄汁一两沸,次下葛汁等,煎取三升。分为三服,日再。忌芜荑。《删繁》《肘后》同。并出第十一卷中。

筋虚极方二首

《删繁》疗筋虚极则筋痹,好悲思,颜色苍白,四肢嘘噏,脚手拘挛,伸动缩急,腹中转痛,五加皮酒方。

五加皮一斤　枳刺二升,咬咀,炙　猪椒根皮　丹参各八两　桂心　当归　甘草炙,各三两　天雄炮　秦椒汗　白鲜皮　通草各四两　芎䓖　干姜各五两　薏苡仁半升　大麻仁三升,研为末

上十五味,咬咀,以绢袋贮,酒四斗渍,春夏四宿,秋冬六七宿。初服六七合,稍稍加之,以知为度。忌生葱、猪肉、冷水、海藻、菘菜。

又疗筋虚极伤风,为风所伤,入筋缩挛,腰背不伸,强直苦痛,或为脚气,牛膝汤方。

　　牛膝　防风　甘李根皮　丹参　前胡各四两　石斛五两
杜仲　秦艽　续断　鳖甲炙，各三两　陈橘皮二两　大麻仁二
升，熬，研

　　上十二味，切，以水一斗四升，煮取五升，去滓，下麻仁更煎
取二升，分三服。忌苋菜。并出第八卷中。

筋虚胞转方二首

　　《删繁》疗筋虚实暴损绝极，或因霍乱转筋腹满痛，或因服
药吐痢过度，脚手虚转，肠胞转痛，人参汤方。

　　人参　厚朴炙，各二两　葱白一虎口　白术四两　蓼一把
长，三升

　　上五味，切，以水五升，煮取二升，去滓，分再服。忌桃李、雀
肉等。

　　又疗胞转筋急方。

　　白术　通草各四两　栀子仁　子芩　茯苓各三两　榆白皮
三两　香豉一升，熬，绵裹

　　上七味，切，以水七升，煮取三升，去滓，分三服。忌酢物、桃
李、雀肉等。并出第八卷中。一方无香豉。

转筋方七首

　　《范汪》疗转筋方。

　　以盐一升，水一升半，作汤洗渍良。

　　又疗转筋在两臂，若胸胁者方。

　　灸手掌白肉际七壮。并出第八卷中。

　　《删繁》疗转筋，十指筋挛急不得屈伸，灸法。

灸手踝骨上七壮,良。

又扁鹊疗转筋,胫骨痛不可忍方。

灸屈膝下廉筋上三壮。

又治转筋方。

灸涌泉,涌泉在脚心下,当大拇指大筋,灸七壮。亦可灸大都,在足大拇指本节内侧白肉际,灸七壮。

又腹肠转筋方。

灸脐上一寸十四壮。并出第八卷中。

《近效》疗脚转筋及浑身转筋方。

暖水稍热,于浴斛中坐浸须臾,便瘥,如汤沃雪。

心劳论一首

《删繁》论曰:凡心劳病者,补脾气以益之,脾王则感于心矣。人逆夏气则手太阳不长,心气内消,顺之则生,逆之则死,顺之则治,逆之则乱。反顺为逆,是谓关格,病则生矣。心主窍,窍主耳。耳枯燥而鸣,不能听远,毛悴色夭,死于冬。出第七卷中。

心劳实热方五首

《删繁》疗心劳实热,好笑无度自喜,四肢烦热,麻黄止烦下气汤方。

麻黄去节　栀子仁　茯苓　子芩　白术各三两　石膏八两,碎,绵裹　桂心二两　芒硝三两　生地黄切,一升　大枣三十枚　鸡子二枚　甘草一两,炙　赤小豆二合

上十三味,切,以水一斗,煎和,下鸡子白搅调,去沫,下诸药,煮取二升五合,去滓,下竹沥、芒硝,煎一沸,分为三服。忌生葱、酢

物、桃李、雀肉、海藻、菘菜等。前无竹沥，复下竹沥，恐有失。

又疗心劳热，口为生疮，大便难，闭塞不通，心满痛，少腹热，大黄泄热汤方。

大黄　泽泻　黄芩　栀子仁　芒硝各二两　桂心二两　大枣三十枚　石膏八两，碎，绵裹　甘草一两，炙

上九味，切，以水九升，先取一升水，别渍大黄一宿，以余八升煮诸药，取二升五合，去滓，下大黄更煮两沸，去大黄滓，下芒硝，分为三服。忌海藻、生葱、菘菜。

又疗心劳热伤心，有长虫名益虫，长一尺，周心为病，雷丸丸方。

雷丸熬　橘皮　石蚕炙　桃皮炙，各五分　狼牙六分　贯众二枚　芜荑熬　青葙子　蜀漆各四分　僵蚕三七枚，熬　茱萸根皮七分　乱发如鸡子大，烧末

上十二味，蒸切，捣筛，白蜜和，为丸如梧子。清白饮，一服七丸，不觉，更加至二七丸为度，日再。

又疗心劳热，心主窍，窍主耳，耳枯焦而鸣，不能听远，磁石汤方。

磁石五两，碎，绵裹　茯苓　大青　人参　白术　菖蒲　芍药各三两　竹叶切，一升　赤石脂二两，绵裹

上九味，切，以水九升，煮取二升五合，去滓，分为三服。忌羊肉、饧、酢物、桃李、雀肉等。本方无芍药。

又疗心劳热不止，肉毛焦，色无润，口赤干燥，心闷，麦门冬饮方。

生麦门冬一升，去心　陈粟米一升　鸡子二七枚，取白　淡竹叶切，三升

上四味,先以水一斗八升,煮粟米、竹叶,取九升,去滓,澄清,接取七升,冷下鸡子白,搅五百转,去上白沫,下麦门冬,煮取三升,去滓,分三服。并出第七卷中。

心实热方三首

《千金》泻心汤,疗心实热,或欲吐,吐而不出,烦闷喘急,头痛方。

小麦三升　香豉一升,绵裹　石膏一斤,碎,绵裹　地骨皮五两　栀子仁二十一枚　茯苓二两　淡竹叶切,一升

上七味,切,以水一斗五升,煮小麦、竹叶取八升,澄清,下诸药,煮取三升,去滓,分温三服。忌酢物。本名石膏汤。

又疗心实热,惊梦喜笑,恐畏悸惧不安,竹沥汤方。

淡竹沥一升　石膏八两,碎,绵裹　人参　知母去毛　赤石脂　栀子仁　芍药　白术各三两　茯神　紫菀各二两　生地黄汁二升

上十一味,切,以水九升,煮十味,取二升七合,去滓,下竹沥,更煎取三升。若须利,下芒硝二两,去芍药,分为三服。忌桃李、雀肉、酢物、芜荑。

又茯神煮散,主心实热,口干烦渴,眠卧不安方。

茯神　麦门冬去心,各六分　通草六分　升麻五分　淡竹茹一丸如鸡子大,熬　知母四分,去毛　赤石脂七分　紫菀　桂心各三分　大枣二十枚,擘

上十味,捣粗筛为散,取方寸匕帛裹之,以井华水二升半,煮取九合,时动药裹子。平旦为一服,日再服。忌生葱、酢物。并出第十三卷中。

脉极论一首

《删繁》论曰：凡脉极者，主心也。心应脉，脉与心合，心有病从脉起。又曰：以夏遇病为脉痹，脉痹不已，复感于邪，内舍于心，则食饮不为肌肤，颜脱面色白不泽，其脉空虚，口唇见赤色。凡脉气衰，血焦发堕，以夏丙丁日得之于伤风，风损脉为心风。心风状，汗多。若脉气实则热，热则伤心，使人好怒，口为色赤，甚则言语不快，血脱色干燥不泽，食饮不为肌肤。若脉气虚则寒，寒则咳，咳则心痛，喉中介介如哽，甚则咽肿喉痹，故曰心风虚实候也。若阳经脉病，疗阴络；阴络脉病，疗阳经。定其血气，各守其乡。脉实宜泻，气虚宜补。善疗病者，病在皮毛肌肤筋脉则全疗之，至六腑五脏，则半死半生。扁鹊曰：脉绝不疗，三日死。何以知之？脉气空虚则衰，颜焦发落。脉应手少阴，手少阴气绝则脉不通。手少阴者，心脉也。心者，脉之合也。脉不通则血不流，血不流则发色不泽，故面黑如漆柴，则血脉先死，壬笃癸死。水胜火，故非治药所效也。出第八卷中。《千金》同。

脉热极方三首

《删繁》疗脉实热极，血气伤心，使心好生赫怒，口为色变赤，言语不快，消热止血气，调脉理中，茯苓汤方。

茯苓　黄芩　栀子仁　芒硝各五两　赤石脂　升麻　紫菀各二两　生麦门冬五两，去心　竹叶切，一升　香豉一升，熬　石膏八两，碎，绵裹　生地黄切，一升

上十二味，切，以水九升，煮取二升，去滓，下芒硝，分为三服。忌酢物、芜荑。

又疗脉极热,伤风损脉为心风,心风状多汗无滋润,消虚热极,止汗,麻黄汤方。

麻黄去节 杏仁各四两,去尖皮两仁,碎 栀子仁 黄芩 防风 紫菀各三两 升麻 桂心 茯神 人参各三两 大枣二十枚,擘 石膏六两,碎,绵裹 桑根白皮一升

上十三味,切,以水一斗,先煮麻黄三沸,去沫,下诸药,煮取三升,去滓,分为三服。忌生葱、酢物。

又疗脉热极,遇风为痹,痹感心,颜脱面色白不泽,脉空虚,口唇色赤干燥,升麻润色消痹止热极汤方。

升麻 射干 芎䓖 人参各三两 赤小豆五合 生姜四合 麦门冬去心,四两 葳蕤四两 生地黄切,一升 甘草二两,炙 竹叶切,一升

上十一味,切,以水一斗,煮取二升,去滓,分为三服。忌海藻、菘菜、芜荑。并出第八卷中。

脉寒极方四首

《删繁》疗脉极虚寒则咳,咳则心痛,喉中介介如哽,甚则咽肿喉痹,半夏消痛止极,益气汤方。

半夏一升,洗,四破 宿姜八两 芎䓖 细辛 附子炮 玄参 当归各三两 桂心 甘草炙 茯苓各二两 杏仁六十枚,去两仁皮尖,碎

上十一味,切,以水一斗,煮取三升,去滓,分温三服。忌羊肉、饧、生葱菜、猪肉、冷水、菘菜、海藻、酢物等。

又疗脉极虚寒。鬓发堕落,安发润生,桑白皮沐头方。

桑白皮二升,细切

上一味,以水淹渍,煮五六沸,去滓,洗沐鬓发,数数为之,自不复落。

又方

麻子三升,研　白桐叶切,一把

上二味,以淘米泔汁二斗,煮取五六沸,去滓,以洗沐头,则鬓发不落而长。

又疗发堕落方。

生柏叶一升　附子四枚,炮　猪膏三斤

上三味,末,以膏三斤和为三十丸,用布裹一丸,内煎沐头汁中,令发长不复落也。并出第八卷中。

脾劳论一首

《删繁》论曰:凡脾劳病者,补肺气以益之,肺王则感脾。是以圣人春夏养阳,秋冬养阴,以顺其根矣。肝心为阳,脾肺肾为阴,一云太阴、阳明为根。逆其根则伐其本。阴阳四时者,万物之始终也。《千金》同。出第七卷中。

脾劳实热方四首

《删繁》疗脾劳热,身体眼目口唇悉痿黄,舌术强直,不能得咽唾,生地黄煎方。

生地黄汁三升　赤蜜　石膏各一升,碎,绵裹　升麻　射干　子芩各三两　生玄参八两　栀子仁　葳蕤各四两　甘草二两,炙

上十味,切,以水七升,先煮石膏等取二升,去滓,下生地黄汁,更煎取四升,绵挼,分为四服。若须利泄,加芒硝三两,分为三服,余一服停下芒硝,留晚,若热不止,更进服之,得利泄,止后

一服也。忌海藻、菘菜、芜荑。

又疗脾劳热,有白虫长一寸,在脾为病,令人好呕,胸中塞,呕而不出,前胡吐热汤方。

前胡　白术　赤茯苓　枳实炙　细辛　旋覆花　龙胆　杏仁去尖皮双仁　常山　松萝各三两　竹叶切,一升

上十一味,切,以水一斗,煮取三升,去滓,分为三服。若腹中热满,加芒硝、山栀子仁、黄芩各三两,苦参二两,加水二升。忌酢物、桃李、雀肉、生葱、生菜。

又疗脾劳热,有白虫在脾中为病,令人好呕,茱萸根下虫酒方。

东行茱萸根大者,一尺　大麻子八升　橘皮二两,切

上三味,锉茱萸根,捣麻子,并和,以酒一斗渍一宿,微火上薄暖之,三上三下,绞去滓。平旦空腹为一服,取尽,虫便下出,或死或半烂,或下黄汁。凡作药法,禁声,勿语道作药,虫便下验。并出第七卷中。

《千金》疗脾劳实热,四肢不用,五脏乖,皮胀满,肩息气急不安,承气泄实热,半夏汤方。

半夏洗　宿姜各八两　橘皮　芍药各八两　茯苓　白术杏仁各三两,去皮尖两仁,研　大枣二十枚,擘　竹叶切,一升

上九味,切,以水一斗,煮取三升,去滓,分为三服。忌羊肉、饧、大酢、桃李、雀肉等。《删繁》同。出第十五卷中。

脾劳虚寒方三首

《删繁》疗脾劳虚损消瘦,四肢不举,毛悴色夭,牛髓补虚寒丸方。

牛髓　鹿髓　羊髓　白蜜　酥　枣肉研为脂,各一升　人参四分　生地黄十斤,切,酒二升,渍三宿,出曝,还内酒中,取尽曝干　桂心　茯苓各四分　干姜　白术　芎䓖各五分　甘草六分

上十四味,捣筛,内五髓中,微火煎搅,可为丸如梧子。初服三十丸,加至四十丸为剂,日再服,温清酒进之。忌海藻、菘菜、生葱、芜荑、桃李、雀肉、酢。髓字恐误,并酥蜜为五物尔。

又疗脾虚劳寒,饮食不消,劳倦气胀噫满,忧恚不解,人参消食八味等散方。

人参　茯苓　陈麦曲熬　麦蘖熬　白术　吴茱萸　厚朴炙槟榔仁炙,各八分,合子用

上药捣筛为散,食后服方寸匕,日再服,清酒进之。忌酢物、桃李、雀肉等。《千金》同。并出第七卷中。

《千金》疗脾虚寒劳损,气胀噫满,食不下,通噫消食膏酒方。

猪膏二升　宿姜汁五升　吴茱萸一升　白术一斤

上四味,捣筛茱萸、术等二物为细散,内姜汁膏中,煎取六升。温清酒一升,进方寸匕,日再。忌桃李、雀肉等。《删繁》同。出第十五卷中。

脾实热方六首

《千金》疗脾实热,舌本强直,或梦歌乐而体重不能行,泻热汤方。

前胡　茯苓各三两　龙胆　细辛各三两　芒硝三两　玄参大青各二两　苦竹叶切,一升　杏仁四两,去尖皮两仁者

上九味,切,以水九升,煮取三升,分三服。忌酢物、生菜。

又射干汤,主疗与前方同。

射干八两　　大青三两　　石膏十两，碎，绵裹　　赤蜜一升

上四味，切，以水五升，煮取一升五合，去滓，下蜜，煎取二升，分三服。

又疗脾热胁痛，热满不歇，目赤不止，口唇干裂方。

石膏一斤，碎，绵裹　　生地黄汁一升　　赤蜜一升　　淡竹叶切，五升

上四味，以水一斗二升，煮竹叶取七升，去滓，澄清，煮石膏，取一升五合，去滓，下地黄汁两沸，下蜜，煎取三升，细细服之。忌芜荑。

又疗脾热，偏一边痛，胸满胁偏胀方。

茯苓　　橘皮　　泽泻各三两　　石膏八两，碎，绵裹　　桑白皮根一升　　芍药　　白术各四两　　桂心　　人参各二两　　生姜切，一升半夏六两，洗

上十一味，切，以水一斗二升，煮取三升，分为三服。若须利，加芒硝二两。忌羊肉、饧、桃李、雀肉、生葱、酢物。并出第十五卷中。

《千金翼》泻脾汤，主脾脏病，气实胸中满，不能食方。

茯苓　　厚朴炙，各四两　　甘草炙　　人参　　黄芩各二两　　桂心五两　　生姜八两　　半夏一升，洗

上八味，切，以水七升，煮取三升，分为三服。此方又主冷气在脾脏，走出四肢，手足流肿，亦逐水气。忌海藻、菘菜、羊肉、饧、生葱、酢等物。

又主脾气实，其人口中淡，甘卧愦愦，痛无常处，呕吐反胃方。

大黄六两

上一味，以水六升，煮取一升，分再服。又主食即吐，并大便

不通者,加甘草二两,煮取二升半,分为三服。忌海藻、菘菜。并出第十七卷中。

泻脾丸主脾气不调及腹满方三首

深师调中利饮食,除胃中积聚寒热,老人将服,长肌肉,令人光泽,泻脾丸方。

黄芩　杏仁去尖皮两仁,熬　泽泻　通草　芎䓖　桂心　白术　干姜各五分　茯苓　黄芪　干地黄各六分　附子二分,炮　麦门冬四分,去心

上十三味,捣筛,蜜和。服如梧子二丸,日三服。忌猪肉、冷水、桃李、雀肉、生葱、酢、芜荑等物。出第十三卷中。

《千金翼》泻脾丸,主脾气不调,有寒热,或下闭塞,调五脏不利,呕逆饮食者方。

大黄六分　杏仁去尖皮两仁,熬　附子炮　当归　干姜　桂心各四分　人参　细辛　芍药　茯苓　半夏洗　黄芩　蜀椒各三分,汗　玄参三分

上十四味,捣筛,蜜和,丸如梧子。饮服六丸,日三,增至十丸。忌猪羊肉、冷水、饧、生葱、生菜、酢等物。深师无半夏、附子。

又泻脾丸,主毒风在脾中,流肿腹满,短气,食辄向向不消,时时微下方。

当归三分　吴茱萸二分　干姜二分　大黄二分　狼毒炙,一分　桂心三分　芎䓖二分　蜀椒汗,二分　白薇一分　甘遂熬,二分　附子炮,二分　葶苈熬令紫色,三分

上十二味,捣筛,蜜和,丸如梧子。饮服三丸,日三。忌猪肉、冷水、生葱。并出第十七卷中。

温脾汤主脾气不足及不调下痢方六首

深师厚朴汤,疗冷实,服温脾汤不瘥,乃服此汤方。

厚朴四两,炙　桂心二两　枳实三两,炙　生姜五两

上四味,切,以水五升,煮取二升。分为三服,相去五里久,不过五剂。忌生葱。

又温脾汤,疗脾胃中冷结实,头痛壮热,但苦下痢,或冷滞赤白如鱼脑方。

人参一两半　干姜　附子炮,各二两　大黄三两

上四味,切,以水六升,煮取一升半,分为三服。忌猪肉、冷水。

又大温脾汤,疗脾胃中冷,不得食,又谷不消,响响胀满,时苦下痢方。

黄芩　人参　芍药　附子炮,各三两　甘草炙　干姜　大黄　厚朴炙,各二两

上八味,切,以水八升,煮取二升八合。分为三服,亦可四服。得下佳,不下,须臾复服,甚良。忌猪肉、海藻、菘菜。并出第二十一卷中。

《千金翼》温脾汤,主脾气不足,虚弱下痢,上入下出方。

干姜　大黄各三两　人参　附子炮　甘草炙,各二两

上五味,切,以水八升,煮取二升半,去滓,分为三服。忌海藻、菘菜、猪肉、冷水。深师、文仲同。

又温脾汤,主脾气不足,水谷下痢,腹痛食不消方。

半夏四两,洗　干姜　赤石脂　白石脂　厚朴炙　桂心各三两　当归　芎䓖　附子炮　甘草炙　人参各二两

上十一味,切,以水九升,煮取三升,分为三服。忌海藻、菘

菜、猪肉、冷水、羊肉、饧、生葱。

又建脾汤，主脾气不调，使人身重如石，饮食即呕，四肢酸削不收方。

芍药　甘草炙　黄芪各一两　生姜二两　生地黄一两　白蜜一升

上六味，切，以水九升，煮取三升，去滓，内蜜搅令调，煎令微沸。服八合，日三夜一。忌海藻、菘菜、芜荑。深师同。出第十七卷中。

温脾丸主脾胃中冷及不足方四首

深师疗宿寒脾胃中冷，心腹胀满，食不消化，温脾丸方。

大黄二两　麦曲熬　干姜各三两　厚朴炙　附子炮　当归甘草炙　桂心　人参　枳实炙，各一两

上十味，捣下筛，蜜和。服如梧子十五丸，日三，增至二十丸亦得，食已服之。无当归者，用芎䓖一两代之。忌猪肉、冷水、海藻、菘菜、生葱等。

又疗脏气不足，温养五脏，消水谷，下气，令人能食，温脾丸方。

法曲五两，熬　干姜炮　枳实炙，各五两　附子三两，炮　人参　甘草炙，各二两　蜀椒一两，汗

上七味，捣筛，蜜和。服如梧子十五丸，酒饮皆得，不知增之。忌猪肉、冷水、海藻、菘菜。并出第十三卷中。

《千金翼》大温脾丸，主脾胃中冷，水谷不化，胀满，或时寒极方。

法曲五合，熬　甘草炙　桔梗　人参　干姜各三两　桂心五两　附子炮　细辛各二两　枳实三枚，炙　吴茱萸　大麦蘖熬，各五两

上十一味,捣筛,蜜和,丸如梧子。酒服七丸,日三,加至十五丸。忌海藻、菘菜、猪肉、生菜。

又温脾丸,主脾胃气弱,大腹冷则下痢,少腹热则小便难,气响腹满,喘气虚乏,干呕不得食,温中消谷,疗脾益气方。

法曲熬　吴茱萸　小麦麹各五合,熬　枳实三枚,炙　甘草炙　桂心　厚朴炙　当归　茯苓各三两　细辛　干姜　麦门冬去心　人参　桔梗　附子各一两,炮

上十五味,捣筛,蜜和,丸如梧子。空腹饮服七丸,日三。亦可加大黄二两。忌海藻、菘菜、猪肉、冷水、生葱、生菜、酢物。文仲、《肘后》同。并出第十七卷中。

肉极论一首

《删繁》论曰:凡肉极者,主脾也。脾应肉,肉与脾合,若脾病则肉变色。又曰:至阴遇病为肌痹。肌痹不已,复感于邪,内舍于脾,体淫淫如鼠走其身上,津液脱,腠理开,汗大泄,鼻上色黄,是其相也。凡风气藏于皮肤,肉色则败,以季夏戊己日得之于伤风,为脾风。脾风之状多汗。阴动伤寒,寒则虚,虚则体重怠惰,四肢不欲举,不嗜饮食,食则咳,咳则右胁下痛,阴阴引肩背,不可以动转,名曰厉风。里虚外实。若阳动伤热,热则实,实则身上如鼠走,唇口坏,皮肤色变,身体津液脱,腠理开,汗大泄,名曰恶风。而须决其纲纪,知其终始,阴阳动静,肉之虚实。实则泻之,虚则补之。善疗病者,风始入肉皮毛肌肤筋脉之间,即须决之。若入六腑五脏,则半生半死。扁鹊曰:肉绝不疗,五日死。何以知之?皮肤不通,外不得泄。肉应足太阴,足太阴气绝,则脉不营其口唇。口唇者,肌肉之本也。脉不营则肌肉濡,肌肉濡

则人中满,人中满则唇反,唇反则肉先死。甲笃乙死,木胜土。若使良医妙药,终不可疗。《千金》同。出第八卷中。

肉极热方四首

《删繁》疗肉极热,肌痹淫淫如鼠走身上,津液脱,腠理开,汗大泄为脾风,风气藏于皮肤,肉色则败,鼻见黄色,麻黄止汗通肉解风痹汤方。

麻黄去节 枳实炙 防风 白术 细辛各三两 石膏八两,碎,绵裹 生姜 附子炮,各四两 甘草炙 桂心各二两

上十味,切,以水九升,先煮麻黄,去沫,下诸药,煮取三升,分三服。忌猪肉、海藻、菘菜、生葱、生菜、桃李、雀肉等。《千金》同。

又疗肉极热,则体上如鼠走,或风痹,唇口坏,皮肤色变,石南散方。

石南炙,五分 薯蓣 天雄炮 桃花 菊花 甘草炙,各四分 黄芪三分 山茱萸七分 真珠二分 石膏八分,碎 升麻葳蕤各六分

上十二味,捣筛为散。服方寸匕,食后服,日再,温清酒进之。忌猪肉、海藻、菘菜。《千金》同。并出第八卷中。

《千金》疗肉极热,则身体津液脱,腠理开,汗大泄,厉风气,下焦脚弱,越婢汤方。

麻黄六两,去节 石膏八两,碎,绵裹 生姜二两 甘草炙,二两 附子炮,一枚 大枣十五枚,擘

上六味,切,以水七升,煮取二升五合,去滓,分为三服。一名起脾汤。忌猪肉、海藻、菘菜。本方无附子。《删繁》同。出第七卷中。

又疗肉极虚热,肌肤淫淫如鼠走,津液脱,腠理开,汗大泄,或痹不仁,四肢急痛,西州续命汤方。

麻黄去节 生姜各三两 当归 石膏碎,绵裹,各二两 芎
劳 桂心 甘草炙 黄芩 防风 芍药各一两 杏仁四十枚,
熬,去尖皮两仁

上十一味,切,以水九升,先煮麻黄,去上沫,下诸药,煮取二升,去滓。分为四服,日再。忌海藻、菘菜、生葱。《删繁》同。出第八卷中。

肉极寒方五首

《千金》疗肉极虚为脾风,阴动伤寒,体重怠惰,四肢不欲举,关节疼痛,不嗜饮食,虚极所致,大黄芪酒方。

黄芪 巴戟天去心 桂心 石斛 蜀椒汗 泽泻 茯苓
柏子仁 干姜各三两 防风 人参 独活各一两 芍药 山茱
萸 天雄炮 附子炮 乌头炮 茵芋 栝楼 半夏洗 细辛
白术 黄芩各一两

上二十三味,㕮咀,绢澄贮,以清酒三斗渍之,秋冬七日,春夏三日。初服三合,渐渐加,微痹为度,日再。忌猪羊肉、桃李、雀肉、生菜、生葱、酢物。《删繁》同。出第十五卷中。

《删繁》疗肉极虚寒则脾咳,其状右胁下痛,阴阴引肩背痛,不可以动,动则咳,腹胀满,留饮痰癖,大小便不利,少腹切痛,膈上寒,大半夏汤方。

半夏一升,洗 白术 茯苓 人参 甘草炙 附子炮 橘
皮各二两 生姜八两 桂心三两

上九味,切,以水一斗,煮取三升,去滓,分为四服。忌羊肉、

饧、桃李、雀肉、生葱、海藻、菘菜、猪肉、冷水。

又疗肉极虚寒则皮肤不通,外不得泄,名曰厉风,内虚外实,腰脚疼弱,大风引汤方。

独活四两　当归　茯苓各二两　干姜　甘草炙　人参　黄芪　防风各二两　桂心　附子炮,各一两　大豆二升,熬,去皮

上十一味,切,以水一斗,酒三升,煮取四升,去滓,分为四服,昼三夜一。忌海藻、菘菜、猪肉、生葱、酢等物。

又疗肉极寒,肌肉变,舌痿,名曰恶风,腰脚疼弱,小风引汤方。

独活　防风　茯苓　甘草炙　人参各三两　当归　干姜各二两　附子一枚,炮　大豆二升,熬,去皮

上九味,切,以水一斗,酒三升,煮取二升,去滓,分为四服,日三夜一。忌猪肉、冷水、海藻、菘菜、酢等物。

又疗肉极虚寒,四肢怠惰,或咳,胁下坚满痛,饮食不嗜,欲举不能,手足厥冷,忧恚思虚,五膈丸方。

人参十分　附子炮　干姜各三分　远志二分,去心　桂心　椒汗　麦门冬去心　甘草炙,各五分　细辛四分

上九味,捣筛,蜜和,丸如弹子大。取一丸著喉中,稍稍咽之,觉胸中热,药势尽又服,日三夜一。亦可丸如梧子十丸,酒服。忌猪肉、冷水、海藻、菘菜、生葱、生菜。并出第八卷中。

肺劳论一首

《删繁》论曰:凡肺劳病者,补肾气以益之,肾王则感于肺矣。人逆秋气,则手太阴不收,肺气焦满,顺之则生,逆之则死,顺之则治,逆之则乱,反顺为逆,是谓关格,病则生矣。《千金》同。出第七卷中。

肺劳实热方五首

《删繁》疗肺劳实热，气喘息鼻张，面目苦肿，麻黄引气汤方。

麻黄去节　杏仁去皮尖两仁　生姜　半夏洗，各五两　石膏八两，碎，绵裹　白前　细辛　桂心各一两　竹叶切，一升　橘皮一升　干紫苏

上十一味，切，以水一斗，煮取三升，去滓，分为三服。忌羊肉、饧、生葱、生菜。

又疗肺劳热，损肺生虫，形如蚕，在肺为病，令人咳逆气喘，或为忧膈、气膈、恚膈、寒膈、热膈，皆从劳气所生，名曰膏肓，针灸不著，麦门冬五膈下气丸方。

麦门冬十分，去心　椒四分，汗　远志皮　附子炮　细辛各六分　甘草十分，炙　干姜　桂心　人参　百部　白术　黄芪各五分　杏仁四十枚，熬，去尖皮两仁者

上十三味，捣筛，以白蜜和，为丸如弹子大。将一丸内牙齿间含，稍稍咽其汁。忌猪肉、海藻、菘菜、生葱、桃李、雀肉等。

又疗肺劳热，生肺虫，在肺为病，桑白皮根煎方。

桑根东引白皮切，一升　狼牙三两　东行茱萸根皮五两

上三味，切，以酒三升，煮取一升，平旦服之良。

又疗肺热，不问冬夏老少，头生白屑，搔之痒起者。然肺为五脏之盖，其劳损伤，肺气冲头顶，致使头皮白屑，搔之而起，人多患此，皆从肺来，世呼为头风也，沐头汤方。

大麻仁三升　秦椒二两　皂荚屑，五两

上三味，熟研，内米泔汁中一宿渍，去滓，米泔搅之三五百遍，取劳，乃用沐发，燥讫，别用皂荚汤洗之，通理然后敷膏。

又疗头风,头中痒,搔之白屑起,五香膏方。

藿香 甘松香 甲香炙 鸡舌香 附子炮 续断 乌喙炮,各五分 泽兰 防风 细辛 白术各四分 白芷 松叶 莽草各七分 柏叶八分,炙 大皂荚二寸,炙 甘草三分,炙 猪膏四升

上十八味,㕮咀,绵裹,以苦酒二升渍一宿,用膏煎之,取附子黄为度,去滓,准前沐头了,将膏敷用,手揩头皮,令膏翕翕著皮。非惟白屑瘥,亦能长发光黑滋润。并出第七卷中。

肺劳虚寒方二首

《删繁》疗肺虚劳寒,腹胀彭彭,气急,小便数少,厚朴汤方。

厚朴四两,炙 枳实炙 桂心 橘皮 大黄各三两 甘草二两,炙 五加皮 生姜各五两 大枣二十枚,擘

上九味,切,以水一斗二升,煮取三升,去滓,分温三服。忌海藻、菘菜、生菜。

又疗肺虚劳寒损则腰背苦痛,难以俯仰,短气,唾如脓,生姜温中下气汤方。

生姜一斤 大枣三十枚 杜仲皮五两 草薢 桂心各四两 白术五两 甘草炙 附子炮,三两

上八味,切,以水九升,煮取三升,去滓,分温三服。忌猪肉、海藻、菘菜、生葱、桃李、雀肉等。并出第七卷中。

肺虚劳损方三首

《删繁》疗肺虚劳损,腹中寒鸣切痛,胸胁逆满气喘,附子汤方。

附子炮 甘草炙,各二两 宿姜 半夏洗,破,各四两 大枣

二十枚,擘,去皮核 白术三两 仓米半升

上七味,切,以水一斗,煮取三升,去滓,分为三服。忌猪羊肉、饧、海藻、菘菜、桃李、雀肉等。

又建中汤,疗肺虚损不足,补气方。

黄芪 芍药各三两 甘草炙,二两 桂心三两 生姜六两 半夏五两,洗 大枣十二枚,擘 饴糖十两

上八味,切,以水八升,煮取三升,分为三服。忌羊肉、饧、海藻、菘菜、生葱。

又疗肺虚劳损,致肠中生痔,名曰肠痔,肛门边有核痛,寒热得之,好挺出,良久乃缩而生疮,猪悬蹄青龙五生膏方。

猪后悬蹄三枚,炙黄 生梧桐白皮四两 生桑根白皮 龙胆 雄黄研,各五分 蛇蜕皮五寸,炙 生青竹皮六分 露蜂房炙 蜀椒各三分,汗 猬皮烧 附子炮,各四分 生柏皮七分,炙 杏仁三十枚,去皮尖

上十三味,细切,绵裹,以苦酒二升半淹渍一宿,于火上炙燥,捣筛,以猪膏三升和,微火上煎如薄糖,敷疮,并酒服如枣大。并出第七卷中。

气极论一首

《千金》论曰:凡气极者,主肺也。肺应气,气与肺合。又曰:以秋遇病为皮痹,皮痹不已,复感于邪,内舍于肺,则寒温之气客于六腑也。凡肺有病先发气,气上冲胸,常欲自恚。以秋庚辛日伤风邪之气为肺风,肺风之状多汗。若阴伤则寒,寒则虚,虚则气逆咳,咳则短气,暮则甚。阴气至,湿气生,故甚。阴畏阳气,昼日则瘥者。阳伤则热,热则实,实则气喘,息上胸臆,甚则唾血

也。然阳病疗阴，阴是其里；阴病疗阳，阳是其表，是以阴阳表里衰王之源。故知以阳调阴，以阴调阳。阳气实则决，阴气虚则引。善疗病者，病初入皮毛肌肤筋脉则治之，若至六腑五脏，则半死半生矣。扁鹊曰：气绝不疗，喘而冷汗出，二日死。气应手太阴，手太阴气绝则皮毛焦。太阴者，行气温皮毛者也。气不营则皮毛焦，皮毛焦则津液去，津液去则皮节伤，皮节伤则爪枯毛折，毛折则气先死。丙笃丁死，火胜金，非疗所及也。《删繁》同。出第十七卷中。

气极热方三首

《删繁》疗气极伤热，气喘息冲胸，常欲自恚，心腹满痛，内外有热，烦呕不安，大前胡汤方。

前胡八两　半夏洗　麻黄去节　芍药各四两　枳实四枚，炙　生姜五两　黄芩三两　干枣十二枚，擘

上八味，切，以水九升，煮取三升，去滓，温分三服，如人行四五里进一服。忌羊肉、饧。

又疗气极伤热气喘，甚则唾血，气短乏不欲食，口燥咽干，竹叶汤方。

竹叶切，一升　麦门冬去心　小麦　生地黄切，各一升　生姜六两　干枣十枚，擘，去核　麻黄三两，去节　甘草一两，炙　石膏六两，碎，绵裹

上九味，切，以水一斗，煮取三升，去滓，分为三服。忌海藻、菘菜、芜荑。

又疗气极伤热，肺虚多汗，咳唾上气喘急，麻黄汤方。

麻黄四两，去节　甘草二两，炙　杏仁四十枚，去皮尖两仁

桂心二两　生姜二两　半夏五十枚，洗，四破　石膏六两，碎　紫
菀一两

上八味，切，以水九升，煮麻黄两沸，去上沫，下药，煮取三升，
去滓，分为三服。忌海藻、生葱、菘菜、羊肉、饧。并出第八卷中。

气极寒方二首

《删繁》疗气极寒，伤风肺虚咳，气短不得息，胸中迫急，五味
子汤方。

五味子　甘草炙　紫菀　桂心　附子炮　麻黄去节　干姜
芎䓖各二两　细辛一两　干枣二十枚，擘

上十味，切，以水九升，煮取三升，去滓，分为三服。忌海藻、
菘菜、猪肉、生葱、生菜。出第八卷中。

《千金》疗气极虚寒，皮毛焦，津液不通，虚劳百病，气力损
乏，黄芪汤方。

黄芪四两　人参　白术　桂心各二两　生姜八两　干枣十
枚，擘，去核　附子五分，炮

上七味，切，以水八升，煮取二升，去滓，分为四服。忌桃李、
雀肉、生葱。本方无附子。《删繁》同。出第十七卷中。

肾劳论一首

《删繁》论曰：凡肾劳病者，补肝气以益之，肝旺则感于肾矣。
人逆冬气，则足少阴不藏，肾气沉浊。顺之则生，逆之则死，顺之
则治，逆之则乱，反顺为逆，是谓关格，病则生矣。《千金》同。出
第七卷中。

肾劳实热方二首

《删繁》疗肾劳实热，少腹胀满，小便黄赤，末有余沥，数而少，茎中痛，阴囊生疮，栀子汤方。

栀子三两　子芩四两　石膏五两，碎，绵裹　淡竹叶切　生地黄切　榆白皮各一升　芍药　通草　石韦去毛，各三两　滑石八两，碎，绵裹

上十味，切，以水一斗，煮取三升，绞去滓，分为三服。忌芜荑。《千金》同。出第七卷中。

《千金》疗肾实热，少腹胀满，四肢正黑，耳聋，梦腰脊离解及伏水等，气急，泻肾汤方。

黄芩三两　磁石八两，碎如雀头，绵裹　大黄三两，切，以水一升，密器中渍一宿　甘草炙，二两　茯苓三两　芒硝三两　生地黄取汁　菖蒲各五两　玄参四两　细辛二两

上十味，切，以水九升，煮七物，取二升五合，去滓，内大黄，更煮取二升三合，去大黄滓，下地黄汁，微火上煎一两沸，下芒硝，分为三服。忌海藻、菘菜、羊肉、饧、生菜、酢物、芜荑。出第十九卷中。

肾劳虚寒方二首

《删繁》疗肾劳虚寒，关格塞，腰背强直，饮食减少，日日气力羸，人参补肾汤方。

人参　甘草炙　桂心　橘皮　茯苓各三两　杜仲　白术各四两　生姜五两　羊肾一具，去膏，四破　猪肾一具，去膏，四破　薤白切，一升

上十一味,切,以水三斗,煮取六升,去滓。分为六服,昼四夜二服,覆头眠。忌海藻、菘菜、生葱、酢物、桃李、雀肉等。

又疗肾虚寒损,耳鸣好唾,欠呿委顿,羊肾补肾汤方。

羊肾一具,细切　磁石碎,绵裹　白术各八两　黄芪　茯苓　干姜各四两　桂心三两

上七味,切,以水三斗,煮取七升,绞去滓。分服一升,昼四服,夜三服。燥器贮之,六月减水。忌生葱、桃李、雀肉、酢等物。并出第八卷中。

肾劳热方二首

《千金》疗肾劳热,阴囊生疮,麻黄根粉方。

麻黄根三两　石硫黄三两,研　米粉五钱

上三味,捣下筛,合研,安絮如常用粉法,拓疮上,粉湿更拓之。《删繁》《肘后》同。出第十九卷中。

《删繁》疗劳热,四肢肿急,少腹满痛,颜色黑黄,关格不通,鳖甲汤方。

鳖甲炙　麻黄去节　升麻　前胡　羚羊角屑,各三两　桑根白皮五两　薤白切,一升　香豉一升,熬,绵别裹　黄芩三两

上九味,切,以水一斗,煮取三升,去滓,分为三服。忌苋菜。出第八卷中。

肾热方三首

《删繁》疗肾热,四肢肿急,有蛲虫,如果中虫生,在肾为病,贯众散方。

贯众大者三枚,切,熬　干漆三两,熬　吴茱萸五十粒　芜菁

熬　胡粉熬　槐皮烧，各四分　杏仁四十枚，去尖皮，熬，研

上七味，捣筛，和胡粉研。平旦以井花水调服方寸匕。并出第八卷中。

《千金》疗肾热好忘，耳听无闻，四肢满急，腰背动转强直方。

柴胡　茯苓本方云茯神　泽泻　黄芩　磁石碎，绵裹　升麻　杏仁去尖皮两仁者　大青　芒硝各三两　生地黄切，一升　羚羊角四两，屑　淡竹叶切，一升

上十二味，切，以水一斗，煮取三升，去滓，下芒硝。分为三服，日再。忌酢物。

又疗肾热，小便黄赤不出，出如栀子汁，辄如黄柏汁，每欲小便，即茎头痛方。

榆白皮切，三升　滑石八两，碎　子芩　瞿麦　通草各三两　石韦四两，拭去毛　冬葵子一升　车前草切，二升

上八味，切，以水二斗，煮车前草，取一斗，去滓，澄清取七升，下诸药，煮取三升五合，去滓，温分四服。并出第十九卷中。

骨极论一首

《删繁》论曰：凡骨极者，主肾也。肾应骨，骨与肾合。又曰：以冬遇病为骨痹，骨痹不已，复感于邪，内舍于肾，耳鸣见黑色，是其候也。凡肾病则骨极，牙齿苦痛，手足痛疼，不能久立，屈伸不利，身痹脑髓酸。以冬壬癸日中邪伤风为肾风，风历骨，故曰骨极。若气阴，阴则虚，虚则寒，寒则面肿垢黑，腰脊痛，不能久立，屈伸不利。其气衰则发堕齿槁，腰背相引而痛，痛甚则咳唾。若气阳，阳则实，实则热，热则面色炲，隐曲膀胱不通，牙齿脑髓苦痛，手足酸痛，耳鸣色黑，是骨极之至也。须精别阴阳，审其清

浊,知其分部,视其喘息。善疗病者,病始于皮毛肌肤筋脉,即须疗之,若入六腑五脏,则半生半死矣。扁鹊曰:骨绝不治,痛而切痛,伸缩不得,十日死。骨应足少阴,足少阴气绝则骨枯。足少阴者,冬脉也。伏行而濡滑,骨髓者也。故骨不濡,则肉不能著骨也。骨肉不相亲,则肉濡而却。肉濡而却,故齿长而垢,发无泽。发无泽则骨先死。戊笃己死,土胜水,医所不能疗。《千金》同。并出第八卷中。

骨极实方四首

《删繁》疗骨极,主肾实热,病则色炲,隐曲膀胱不通,大便壅塞,四肢满急,干枣汤方。

干枣十枚,擘,去核　大黄　大戟切,炒令黄　甘草炙　甘遂熬　黄芩各一两　芫花半两,炒　芒硝二两　荛花半两,炒

上九味,切,以水五升,煮取一升六合,后下芒硝,分为四服。忌海藻、菘菜。出第八卷中。

《千金》疗骨极,主肾热病则膀胱不通,大小便闭塞,面颜枯黑,耳鸣虚热,三黄汤方。

大黄切,别渍水一斗　黄芩　芒硝各三两　栀子十四枚　甘草一两,炙

上五味,切,以水四升,先煮三物,取一升五合,去滓,下大黄更煎两沸,下芒硝,分为三服。忌海藻、菘菜。《删繁》同。出第十九卷中。

又疗骨实,酸疼,苦烦热,煎方。

葛根汁一升　生地黄汁一升　生麦门冬汁一升　赤蜜一升

上四味汁相搅调,微火上煎之三沸,分三服。忌芜荑。

又疗骨髓中疼方。

芍药一斤　生地黄五斤　虎骨四两,炙

上三味,切,以酒一斗渍三宿,曝干复入酒,如此取酒尽为度,捣筛。酒服方寸匕,日三。忌芜荑。出第十九卷中。

骨极虚方七首

《删繁》骨极虚寒,主肾病则面肿垢黑,腰脊痛不能久立,屈伸不利,梦寤惊悸,上气,少腹里急,痛引腰,腰脊四肢常苦寒冷,大小便或白,肾沥汤方。

羊肾一具,猪肾亦得　芍药　麦门冬去心　干地黄　当归各三两　干姜四两　五味子二合　人参　茯苓　甘草炙　芎䓖　远志去心,各二两　黄芩一两　桂心六两　大枣二十枚,擘

上十五味,切,以水一斗五升,煮肾取一斗,除肾内药,煮取四升,去滓,分为四服,昼三夜一。若遗小便,加桑螵蛸二十枚,炙。忌海藻、菘菜、生葱、酢物、芜荑。

又灸法。

扁鹊曰:第十八椎名小肠俞,主小便不利,少腹胀满虚乏,两边各一寸五分,随年壮灸之,主骨极。并出第八卷中。

《千金》疗骨虚,酸疼不安,好倦,主膀胱寒,虎骨酒方。

虎骨一具,并通炙取黄焦汁,尽碎之如雀头大,酿米三石,曲四斗,水三石,如常酿酒法。所以加水曲者,其骨消曲而饮水也。酒熟封头,五十日开饮。

又疗虚劳冷,骨节痛,无力方。

豉二斗　地黄八斤,切

上二味,再通蒸,曝干,捣筛。食后以酒一升,服二方寸匕,

再服。亦疗虚热等疾。忌芜荑。

又虚劳体疼方。

天门冬为散,酒服方寸匕,日三,二百日瘥。忌鲤鱼。

又方

地黄一石取汁,酒二斗相搅重煎,温服,日三。补髓。忌芜荑。

又疗骨髓冷疼痛,灸法。

灸上廉七十壮,三里下三寸是。并出第十九卷中。

精极论并方三首

《删繁》论曰:凡精极者,通主五脏六腑之病候也。若五脏六腑衰则形体皆极,目视无明,齿焦而发落,身重则肾水生,耳聋,行步不正,邪风逆于六腑,淫虚厥于五脏,故曰精极也。凡阳邪害五脏,阴邪损六腑。阳实则从阴引阳,阴虚则从阳引阴。若阳病者主高,高则实,实则热,眼视无明,齿焦发脱,腹中满,满则历节痛,痛则宜泻于内。若阴病者主下,下则虚,虚则寒,体重则肾水生,耳聋,行步不正。邪气入内,行于五脏则咳,咳则多涕唾,面肿气逆。所以形不足者,温之以气;精不足者,补之以味。善疗精者,先疗肌肤筋脉,次疗六腑五脏。若邪至五脏,则半死半生矣。扁鹊曰:五阴气俱绝,不可疗。绝则目系转,转则目精夺,为志先死,远至一日半日矣,非医所及也。宜须精研,以表疗里,以左疗右,以右疗左,以我知彼,疾皆瘥也。《千金》同。并出第八卷中。

《千金》疗精极实热,眼视无明,齿焦发落,形衰体痛,通身虚热,竹叶黄芩汤方。

竹叶切,三升　黄芩　茯苓各三两　生姜六两　麦门冬去心

甘草炙　大黄各二两　芍药四两　生地黄切,一升

上九味,切,以水九升,煮取三升,去滓,分为三服。忌酢物、海藻、菘菜、芜荑。《删繁》同。

又疗精极,五脏六腑俱损伤,虚热,遍身烦疼,骨中痛痛烦闷方。

生地黄汁,二升　生麦门冬汁　赤蜜　竹沥各一升　石膏八两,碎　人参三两　芎劳三两　甘草一两,炙　黄芩三两　当归四两　桂心四两　麻黄二两,去节

上十二味,切,以水七升,先煮八物,取二升,去滓,下地黄汁等,煮取四升。分四服,日三夜一。忌海藻、菘菜、生葱、芜荑。《删繁》桂三两。《删繁》同。并出第十九卷中。

虚劳失精方五首

《病源》:肾气虚损,不能藏精,故精漏失。其病少腹弦急,阴头寒,目䀮痛,发落。诊其脉数而散者,失精脉也。凡脉芤动微紧,男子失精。出第四卷中。

深师人参丸,疗虚劳失精方。

人参二两　桂心　牡蛎熬　薯蓣　黄柏　细辛　附子炮苦参各三分　泽泻五分　麦门冬去心　干姜　干地黄各四分菟丝子二分

上十三味,捣合下筛,和以白蜜为丸,酒服如梧子大三丸。痹加附子一分炮。妇人血崩,加干地黄好者二分。一本云:黄柏四分。忌猪肉、冷水、生葱、生菜、芜荑。出第三卷中。

范汪疗男子虚失精,三物天雄散方。

天雄三两,炮　白术八分　桂心六分

上药捣下筛。服半钱匕,日三,稍稍增之。忌猪肉、冷水、桃

李、雀肉、生葱。张仲景方有龙骨。文仲同。出第六十八卷中。

《千金》疗男子虚劳失精,阴缩,灸法。

灸中封五十壮。

又男子虚劳失精,阴上缩,茎中痛方。

灸大赫三十壮,穴在夹屈骨端三寸。并出第十九卷中。以上灸穴尺寸远近,俱在第三十九卷中。

《古今录验》疗虚损失精,黄芪汤方。

黄芪 当归 甘草炙,各二两 桂心六两 苁蓉 石斛各三两 干枣百三十枚 白蜜二升

上八味,切,以水一斗,煮取四升,内蜜,煎取三升。分为四服,日三夜一,以食相间。忌海藻、菘菜、生葱。范汪同。出第三卷中。

虚劳尿精方八首

《病源》:虚劳尿精者,肾气衰弱故也。肾藏精,其气通于阴。劳伤肾虚,不能藏其精,故因小便而精液出也。出第四卷中。

深师疗男子尿精方。

栝楼根 泽泻 土瓜根各二两

上三味,捣合下筛,以牛膝和,为丸如梧子,先食服三丸良。范汪云用四分。余并同。

又尿精,小便白浊,梦泄,韭子散方。

韭子 菟丝子 车前子各一升 附子三枚,炮 当归 芎䓖 矾石烧,各三两 桂心一两

上八味,捣合下筛。温酒服方寸匕,日三。亦可蜜和为丸,酒服如梧子大五丸。忌猪肉、冷水、生葱。《千金》同。出第三卷中。

《千金》疗虚劳尿精方。

韭子二升　糯米一升

上二味,以水一斗七升,煮如粥,取汁六升,分为三服。精溢同此。

又方

柘白皮五合　桑白皮五合,切

上二味,切,以酒五升,煮取三升,分为三服。一方柘白皮作石榴皮。

又方

干胶二两,炙

上一味,捣末,酒二升和,温分三服,瘥。一方用鹿角胶。

又方

新韭子二升,十月霜后采

上一味,好酒八合,渍一宿,明旦日色好,童子向南捣一万杵。平旦温酒五合,服方寸匕,日再服。

又小便失精及梦泄精方。

韭子一升,熬　麦门冬一升,去心　菟丝子二合　车前子二合　芎䓖二两　白龙骨三两

上六味,捣筛。以酒服方寸匕,日三。不知稍稍增之,甚者夜一服。《肘后》用泽泻一两半。并出第十九卷中。

《古今录验》棘刺丸,疗男子百病,小便过多,失精方。

棘刺二两　麦门冬去心　萆薢　厚朴炙　菟丝子　柏子仁　苁蓉　桂心　石斛　小草　细辛　杜仲　牛膝　防葵　干地黄各一两　石龙芮二两　巴戟天二两　乌头半两,炮,削去皮

上十八味,捣下筛,以蜜杂鸡子黄各半和之,捣五六千杵。

以饮服如梧子十丸,日三,稍稍增至三十丸,以知为度。忌猪肉、冷水、生葱、生菜。《千金》有葳蕤。深师同。并出第十卷中。

虚劳梦泄精方一十首

《病源》:肾虚为邪所乘,邪客于阴则梦交接。肾藏精,今肾虚弱不能制于精,故因梦感动而泄也。出第四卷中。

深师韭子丸,疗虚劳梦泄精方。

韭子五合,熬　大枣五枚　黄芪　人参　甘草炙　干姜
当归　龙骨　半夏洗　芍药各三两

上十味,捣合下筛,和以白蜜、枣膏,丸如梧子。服十丸,日三四。忌海藻、菘菜、羊肉、饧。《千金》同。

又棘刺丸,疗虚劳诸气不足,数梦,或精自泄方。

棘刺　天门冬去心,各二两　干姜　菟丝子　乌头炮　小
草　防葵　薯蓣　石龙芮　枸杞子　巴戟天　萆薢　细辛　葳
蕤　石斛　厚朴炙　牛膝　桂心各二两

上十八味,捣合下筛,和以蜜、鸡子白各半相和,丸如梧子。先食服五丸,日三。若患风痿痹,气体不便,热烦满少气,消渴枯悴,加葳蕤、天门冬、菟丝子。身黄汗,小便赤黄不利,加石龙芮、枸杞子。关节腰背痛,加萆薢、牛膝。寒中气胀时泄,数唾呕吐,加厚朴、干姜、桂心。阴囊下湿,精少,小便余沥,加石斛,以意增之,菟丝子酒渍之经一宿。后有一方十四物,长阴,加肉苁蓉、磁石。其说小异,故两存焉。忌猪肉、冷水、生葱、菘菜、鲤鱼等。

又鹿角汤,疗劳梦泄精方。

鹿角一具,屑　韭白半斤　生姜一斤　芎䓖　茯苓各二两
当归　鹿茸炙,各二两　白米五合

上八味，切，先以水五斗煮鹿角，取一斗二升，去滓，内诸药，煮取四升。分服一升，日三夜一。鹿角惟取肥而解者，打令碎也。忌酢物。

又桂心汤，疗虚，喜梦与女邪交接，精为自出方。一名喜汤。

桂心　牡蛎熬　芍药　龙骨　甘草各二两，炙　大枣三七枚，一方十枚　生姜五两

上七味，㕮咀，以水八升，煎取三升，去滓，温分三服。忌海藻、菘菜、生葱。范汪同。并出第三卷中。

《千金》疗梦泄失精，尿后余沥，尿精方。

人参　麦门冬去心　赤石脂　远志去心　续断　鹿茸炙，各六分　茯神一云茯苓　龙齿炙　磁石研　苁蓉各八分　干地黄十二分　丹参　韭子熬　柏子仁各五分

上十四味，捣筛，蜜和，丸如梧子。以酒服二十丸，日再，稍稍加至三十丸。忌酢物、芜荑。

又疗梦失精方。

韭子一升，熬

上一味，捣筛。以酒服方寸匕，日再。神效。并出第十九卷中。

《古今录验》石斛散，疗男子梦泄精方。

石斛七分　桑螵蛸　紫菀各二分　干漆熬　五味子　干地黄　钟乳研　远志皮　附子各二分，炮

上九味，捣合下筛。以酒服方寸匕，渐渐增至二匕，日三服。忌猪肉、冷水、芜荑。出第十卷中。

《小品》龙骨汤，疗梦失精，诸脉浮动，心悸少急，隐处寒，目眶疼，头发脱者，常七日许一剂，至良方。

龙骨　甘草炙，各二分　牡蛎三分，熬　桂心　芍药各四分

大枣四枚,擘　生姜五分

上七味,切,以水四升,煮取一升半,分再服。虚羸浮热汗出者,除桂,加白薇三分、附子三分炮,故曰二加龙骨汤。忌海藻、菘菜、生葱、猪肉、冷水。

又薰草汤,疗梦失精方。

薰草　人参　干地黄　白术　芍药各三两　茯神　桂心　甘草炙,各二两　大枣十二枚,擘

上九味,切,以水八升,煮取三升。分为二服,每服如人行四五里。一方又有茯苓三两。忌桃李、雀肉、大酢、海藻、菘菜、生葱。一本无薰草、人参。又有薰草、人参、龙骨,别是一方。范汪同。并出第三卷中。

《集验》灸丈夫梦泄法。

灸足内踝上一寸,一名三阴交,二七壮。两脚皆灸,内踝上大脉并四指是。范汪、文仲同。出第五卷中。

第十七卷

《素女经》四季补益方七首

《素女经》黄帝问素女曰：男子受气，阴阳俱等，男子行阳常先病。耳目本其所好，阴痿不起，气力衰弱，不能强健，敢问疗之道。素女曰：帝之所问，众人同有阴阳为身，各皆由妇人夭年损寿，男性节操，故不能专，心贪女色，犯之竭力，七伤之情，不可不思，常能审慎，长生之道也。其为疾病，宜以药疗之。今所说犯者七。第一之忌，日月晦朔，上下弦望，六丁之日，以合阴阳，伤子之精，令人临敌不战，时时独起，小便赤黄，精空自出，夭寿丧身。第二之忌，雷电风雨，阴阳晦暝，振动天地，日月无精光，以合阴阳，生子令狂癫，或有聋盲痦癌失神，或多忘误，心意不安，忽常喜惊恐悲忧不乐。第三之忌，新饱食饮，谷力未行，太仓内实，五脏防响，以合阴阳，六腑损伤，小便当赤，或白或黄，腰脊疼痛，头项寄强，或身体浮肿，心腹胀满，毁形夭寿，天道之常。第四之忌，新小便精气微弱，荣气不固，卫气未散，以合阴阳，令人虚乏，阴阳气闭，绝食无味，腹胀满结，怫郁不安，忘误，或喜怒无常，状如癫发。第五之忌，作事步行身体劳，荣气不定，卫气未散，以合阴阳，脏气相干，令人气乏，喘息为难，唇口干燥，身体流汗，谷不消化，心腹胀满，百处酸疼，起卧不安。第六之忌，新息沐浴头身发湿，举重作事流汗如雨，以合阴阳，风冷必伤，少腹急痛，腰脊疼强，四肢酸疼，五脏防响，上攻头面，或生漏沥。第七之忌,共女语话,玉茎盛强,以合阴阳,不将礼防,气膝理开,茎中痛伤,外动肌体,内损腑脏,结发塞耳,目视眵眵,心中怵惕,恍惚喜忘,如杵舂膈,咳逆上气,内绝伤中,女绝痿弱,身可不防。犯此七篇,形证已彰,天生神药,疗之有方。

黄帝问高阳负曰:吾知素女明知经脉脏腑虚盈,男子五劳七伤,妇人阴阳隔闭,漏下赤白,或绝产无子。男子受气,阴阳同等。其病缘由,因何而起,故欲问之,请为具说。对曰:深哉问也!男子五劳六极七伤病,皆有元本由状。帝曰:善哉!七伤之病,幸愿悉说。对曰:一曰阴汗,二曰阴衰,三曰精清,四曰精少,五曰阴下湿痒,六曰小便数少,七曰阴痿,行事不遂。病形如是,此谓七伤。黄帝曰:七伤如是,疗之奈何?对曰:有四时神药,名曰茯苓,春秋冬夏,疗随病形,冷加热药,温以冷浆,风加风药,色脉诊评,随病加药,悉如《本经》。

春三月,宜以更生丸更生者,茯苓也。疗男子五劳七伤,阴衰消小,囊下生疮,腰背疼痛,不得俯仰,两膝膑冷,时时热痒,或时浮肿,难以行步,目风泪出,远视眵眵,咳逆上气,身体痿黄,绕脐弦急,痛及膀胱,小便尿血,茎痛损伤,时有遗沥,汗衣赤黄,或梦惊恐,口干舌强,渴欲饮水,得食不常,或气力不足,时时气逆,坐犯七忌,以成劳伤,此药主之甚验方。

茯苓四分,若不消食,三分加一　　菖蒲四分,若耳聋,三分加一
山茱萸四分,若身痒,三分加一　　栝楼根四分,若热渴,三分加一
菟丝子四分,若痿泄,三分加一　　牛膝四分,若机关不利,加一倍
赤石脂四分,若内伤,三分加一　　干地黄七分,若烦热,三分加一
细辛四分,若目眵眵,三分加一　　防风四分,若风邪,三分加一
薯蓣四分,若阴湿痒,三分加一　　续断四分,若有痔,加一倍　　蛇床

子四分,若少气,三分加一　柏实四分,若少力,加一倍　巴戟天四分,若痿弱,三分加一　天雄四分,炮,若有风,三分加一　远志皮四分,惊恐不安,三分加一　石斛四分,若体疼,加一倍　杜仲四分,若绝阳腰痛,三分加一　苁蓉四分,若冷痿,加一倍

上二十味,捣筛,蜜和,丸如梧桐子。先食服三丸,日三。不知渐增,以知为度。亦可散服,以清粥饮服方寸匕。七日知,十日愈,三十日余气平,长服老而更少。忌猪羊肉、饧、冷水、生菜、芜荑等物。

又黄帝问曰:夏三月,以何方药? 幸得具闻。对曰:宜以补肾茯苓丸,疗男子内虚,不能食饮,忽忽喜忘,悲忧不乐,恚怒无常,或身体浮肿,小便赤黄,精泄淋沥,痛绞膀胱,胫疼冷痹,伸不得行,渴欲饮水,心腹胀满,皆犯七忌。上已具记,当疗之法,随病度量,方用如下:

茯苓二两,食不消,加一倍　附子二两,炮,有风,三分加一山茱萸三两,身痒,三分加一　杜仲二两,腰痛,三分加一　牡丹二两,腹中游气,三分加一　泽泻三两,有水气,三分加一　薯蓣三两,头风,加一倍　桂心六两,颜色不足,三分加一　细辛三两,目视䀮䀮,三分加一　石斛二两,阴湿痒,三分加一　苁蓉三两,身痿,三分加一　黄芪四两,体疼,三分加一

上十二味,捣筛,蜜和,丸如梧桐子。先食服七丸,日二服。忌生葱、生菜、猪肉、冷水、大酢、胡荽等物。

又黄帝问曰:春夏之疗,已闻良验。秋三月以何方药? 对曰:宜以补肾茯苓丸,疗男子肾虚冷,五脏内伤,风冷所苦,令人身体湿痒,足行失顾,不自觉省,或食饮失味,目视䀮䀮,身偏拘急,腰脊痛强,不能食饮,日渐赢瘦,胸心懊闷,咳逆上气,转侧须

人,起则扶异,针灸服药,疗之小折,或乘马触风,或因房室不自将护,饮食不量,用力过度,或口干舌燥,或流涎出口,或梦寤精便自出,或尿血、尿有淋沥,阴下痒湿,心惊动悸,少腹偏急,四肢酸疼,气息嘘吸,身体浮肿,气逆胸胁,医不能识,妄加余疗,方用如下:

茯苓三两　防风二两　桂心二两　白术二两　细辛二两山茱萸二两　薯蓣二两　泽泻二两　附子二两,炮　干地黄二两紫菀二两　牛膝三两　芍药二两　丹参二两　黄芪二两　沙参二两　苁蓉二两　干姜二两　玄参二两　人参二两　苦参二两　独活二两

上二十二味,捣筛,蜜和,丸如梧桐子。食前服五丸,临时以酒饮下之。忌酢物、生葱、桃李、雀肉、生菜、猪肉、芜荑等。

又黄帝问曰:春夏秋皆有良方,冬三月复以何方治之? 对曰:宜以垂命茯苓丸,疗男子五劳七伤,两目眊眊,得风泪出,头项寄强,不得回展,心腹胀满,上支胸胁,下引腰脊,表里疼痛,不得喘息,饮食咳逆,面目痿黄,小便淋沥,清精自出,阴痿不起,临事不对,足胫酸疼,或五心烦热,身体浮肿,盗汗流离,四肢拘挛,或缓或急,梦寤惊恐,呼吸短气,口干舌燥,状如消渴,忽忽喜忘,或悲忧鸣咽。此药主之,补诸绝,令人肥壮,强健气力,倍常饮食,百病除愈方。

茯苓二两　白术二两　泽泻二两　牡蒙二两　桂心二两牡蛎二两,熬　牡荆子二两　薯蓣二两　杜仲二两　天雄二两,炮　人参二两　石长生二两　附子二两　干姜二两　菟丝子二两　巴戟天二两　苁蓉二两　山茱萸二两　甘草二两,炙　天门冬二两,去心

上二十味，捣筛，以蜜和，丸如梧桐子。先食服五丸，酒饮皆得。忌海藻、菘菜、鲤鱼、生葱、猪肉、酢等物。

又黄帝问曰：四时之药，具已闻之，此药四时通服得不？对曰：有四时之散，名茯苓散，不避寒暑，但能久服，长生延年，老而更壮，方用如下：

茯苓　钟乳研　云母粉　石斛　菖蒲　柏子仁　菟丝子　续断　杜仲　天门冬去心　牛膝　五味子　泽泻　远志去心　甘菊花　蛇床子　薯蓣　山茱萸　天雄炮　石韦去毛　干地黄　苁蓉并等分

上二十二味，捣筛为散。以酒服方寸匕，日再。二十日知，三十日病悉愈，百日以上体气康强。长服，八九十老公还如童子。忌酢物、羊肉、饧、鲤鱼、猪肉、芜荑等。

高阳负曰：凡经方，神仙所造，服之疗病，具已论讫。如是所拟，说从开辟以来，无病不治，无生不救也。并出《古今录验》二十五卷中。

五劳六极七伤方一十首

《病源》：夫虚劳者，五劳六极七伤是也。五劳者，一曰志劳，二曰思劳，三曰心劳，四曰忧劳，五曰瘦劳。又有五劳，肺劳者，短气而面肿，鼻不闻香臭；肝劳者，面目干黑口苦，精神不守，恐畏不能独卧，目视不明；心劳者，忽忽喜忘，大便苦难，或时鸭溏，口内生疮；脾劳者，舌本苦直，不得咽唾；肾劳者，背难以俯仰，小便不利，色赤黄而有余沥，茎内痛，阴湿囊生疮，少腹急满也。

六极者，一曰气极，令人内虚，五脏不足，邪气多，正气少，不欲言；二曰血极，令人无颜色，眉发堕落，忽忽喜忘；三曰筋极，令人数转筋,十指爪甲皆痛,苦倦不能久立;四曰骨极,令人酸削,齿苦痛,手足烦疼,不可以立,不欲行动;五曰肌极,令人羸瘦,无润泽,饮食不生肌肤;六曰精极,令人少气,嗡嗡然内虚,五脏气不足,发毛落,悲伤喜忘。

七伤者,一曰阴寒;二曰阴痿;三曰里急;四曰精连连;五曰精少,阴下湿;六曰精液清;七曰小便苦数,临事不举。又,一曰大饱伤脾,脾伤善噫,欲卧,面黄;二曰大怒气逆伤肝,肝伤少血目暗;三曰强力举重,久坐湿地伤肾,肾伤少精,腰背痛,厥逆下冷;四曰形寒,寒饮伤肺,肺伤少气,咳嗽鼻鸣;五曰忧愁思虑伤心,心伤苦惊,喜忘善怒;六曰风雨寒暑伤形,形伤发落,肌肤枯夭;七曰大恐惧不节伤志,志伤恍惚不乐。

男子平人,脉大为劳,极虚亦为劳。男子劳之为病,其脉浮大,手足烦,春夏剧,秋冬瘥,阴寒精自出,酸削。诊寸口脉浮而迟,浮即为虚,迟即为劳,迟即卫气不足,浮即荣气竭。脉直上者,逆虚也。脉涩无阳是肾气少。寸关涩无血气,逆冷,是大虚。脉浮微缓皆为虚,缓而大者劳也。脉微濡相薄为五劳,微弱相薄虚损为七伤。其汤熨针石,别有正方,补养宣导,今附于后。

《养生方导引法》云:惟欲嘿气养神,闲气使极,吐气使微。又不得多言语、大唤呼,令神劳损。亦云不可泣泪及多唾洟。此皆为损液漏津,使喉涩大渴。

又云:鸡鸣时扣齿三十六下讫,舐口唇漱,舌聊上齿表,咽之三过。杀虫,补虚劳,令人强壮。

又云:两手拓两颊,手不动,搂肚肘使急,腰内亦然住定,放两肘头向外,肘髀腰气散,尽势,大闷始起,来去七通,去肘臂之劳。

又云：两足跟相对，坐上，两足指相向外扒，两膝头柱席，两向外扒使急，始长舒两手，两向取势，一一皆急三七。去五劳腰脊膝疼，伤冷脾痹。

又云：跪一足，坐上，两手髀内卷，足努踹向下，身外扒，一时取势，向心来去二七，左右亦然。去五劳，足臂疼闷，膝冷阴冷。

又云：坐抱两膝下，去三里二寸，急抱向身极势，足两向，身起欲似胡床，住势还坐，上下来去二七。去腰足臂内虚劳，膀胱冷。

又云：外转两脚，平蹹，向阴端急蹙，将两手捧膝头，两向极势，捩之二七毕，身侧两向取势二七，前后努腰。去心劳，痔病，膝头冷。调和未损尽时，须言语不嗔喜，偏跚，两手抱膝头，努膝向外，身手膝各两极势，挽之三七，左右亦然。头须左右仰扒，去背急臂劳。

又云：两足相蹹，令足掌合也。蹙足极势，两手长舒，掌相向脑项之后，兼至髀，相挽向头，髀手向席，来去七，仰手七，合手七。始两手角上极势，腰正，足不动，去五劳七伤，脐下冷暖不和。数用之，常和调适。

又云：一足蹹地，一足屈膝，两手抱犊鼻下，急挽向身极势，左右换易四七，去五劳，三里气不下。

又云：蛇行气，曲卧，以正身复起踞，闭目随气所在不息。少食裁通肠，服气为食，以舐为浆，春出冬藏，不财不养，以治五劳七伤。

又云：虾蟆行气，正动摇两臂，不息十二通。以治五劳七伤，水肿之病。

又云：外转两足十遍引，去心腹诸劳，内转两足十遍引，去心五息止,去身一切诸劳疾疹。出第三卷中。

《广济》疗五劳、七伤、六极、八风、十二痹,消渴,心下积聚,使人身体润,服之多情性,补益养精方。

生干地黄十二分　天门冬十分,去心　干姜六分　菟丝子十分,酒渍二宿,焙干,别捣　石斛八分　当归六分　白术六分　甘草八分,炙　肉苁蓉七分　芍药六分　人参八分　玄参六分　麦门冬十分,去心　大黄八分　牛膝六分　紫菀六分　茯苓八分　防风六分　杏仁八分,去皮尖,熬　麻子仁八分　地骨皮六分　椒三分,去目,汗

上二十二味,捣筛,蜜和,丸如梧子。空腹酒下二十丸,日再服,渐加至三十丸。忌鲤鱼、海藻、菘菜、桃李、雀肉、大酢、芜荑等。

崔氏肾沥汤,疗五劳、六极、八风、十二痹,补诸不足方。

猪肾一具,去脂膜　附子四分,炮　芎䓖四分　牡丹四分　桂心四分　茯苓八分　干地黄六分　人参四分　桑螵蛸八分,炙　磁石八分,研如粉　牡荆子八分　当归四分　黄芪八分　菖蒲八分

上十四味,切,以水一斗七升,煮肾取一斗一升,去肾内药,煎取四升,分四服。忌羊肉、饧、冷水、酢、生葱、芜荑、胡荽。《古今录验》同。

又治丈夫五劳七伤,百病无不补之,干漆散方。

干漆八两,熬令断烟　苁蓉八两　石斛八分　枸杞子一升　干地黄十两　远志皮五两　续断五两　菟丝子五两　天雄三两,炮　桂心三两

上十味,捣筛为散。每旦服一匕,暮一匕,酒、饮皆得。忌猪

肉、生葱、芜荑、冷水。

又七味干漆散方。韦都水服不逾月，光悦倍常。疗虚羸无比。

干漆三两，熬烟断　干地黄八两　芍药二两　苁蓉二两　五味子二两　食茱萸四两　枸杞子四两

上药捣筛为散，酒服方寸匕，渐加至二匕，日二服，以知为度，忌芜荑。

又五落散，主五劳、六极、七伤、八不足，里急，胸胁胀满，背痛头眩，四肢重，腰脊强，环脐腹痛，小便或难或数，剧者大便去血，歔歔少气，手足烦热，卧不能举起，起行不能久立，有病若此，名曰内极。或生愁忧恐怖，生热，或饱食饮酒，房室自极，阳气虚竭，耳鸣消渴，甚则手足浮肿，逆害饮食，名曰内消五劳七伤。视病所苦，加其药方。

大黄六分　麦门冬七分，去心　栝楼五分　白薇七分　甘草五分，炙　当归十分　干地黄七分　山茱萸七分　桑螵蛸七分，炙　石斛九分，六安者　茯苓五分　桂心三分　铁屑三分，研　厚朴三分，炙　吴茱萸二分

上十五味，合捣筛，以白蜜一斤，枣膏一斤，当蒸之，以温汤浸之，和溲疏有切前药，令如干饮状，药悉成。又别取牛膝五两、肉苁蓉六两、附子三两炮，三物合捣下筛，内诸药，和令相得。以酒服之方寸匕，日三，不知稍增之。长肌肉，补不足，久服益气力。若少气力，加石斛。消渴，加栝楼。止痛结烦，里急，加芍药。腹中痛，下胀血，加厚朴四两炙。四肢酸疼，加当归。歔歔少气，加天门冬、白薇。一名五若散。忌海藻、菘菜、生葱、芜荑、酢物、鲤鱼等。

又落肾散，一名肾著散，疗腰背痛，少腹挛急，尿难，自汗出，

耳聋,阴痿脚冷,皆其病候方。

羊肾一双,作脯,炙燥　磁石六分,研　天门冬五分,去心
人参二分　防风三分　天雄三分,炮　龙骨五分　茯苓一分　续
断七分　肉苁蓉五分　玄参三分　干地黄四分　桑白皮三分
白胶五分,炙　干漆五分,熬

上十五味,下筛。空腹,以大麦饮下二方寸匕,日五六服。
忌鲤鱼、猪肉、冷水、芜荑、酢等物。

又枸杞酒,疗五内邪气,消渴风湿,下胸胁间气,头痛,坚筋
骨,强阴,利大小肠,填骨髓,长肌肉,破除结气,五劳七伤,去胃
中宿食,利耳目,鼻衄吐血,内湿风疰,补中逐水,破积瘀脓,恶血
石淋,长发,伤寒瘴气,烦躁满闷,虚劳喘吸,逐热破血,及脚气肿
痹方。

用米一石为一剂,黍糯并得,计常酿酒,米一石用曲一斗,此加
五升弥佳,其曲唯须上好者末　枸杞三十斤,去赤皮,半寸锉之,
以水一石浸之三日,煮取五斗汁　生地黄二十斤,洗去土,细切,共
米同炊之　秋麻子三斗,微熬,细粉,蒸气出,以枸杞汤淋取汁　豆
豉二斗,以枸杞汤煮取汁

上四味,地黄一味,共米同蒸之,三物药汁总合得五斗,分半
渍米馈半及曲和酿饭,如人肌温,总和一酘,盖瓮口,经二七日,
压取封泥,复经七日。初一度酿,用麻子二斗多,即恐令人头痛。
服酒慎芜荑、生冷、陈宿、猪、犬、鸡、鱼、面、蒜、油腻、白酒、房室
等。服经一二七日,将息病退。并出第八卷中。

《千金》五劳六极七伤虚损何谓? 五劳,五脏病;六极,六腑
病;七伤,表里受病。凡远思强虑伤人,忧恚悲哀伤人,喜乐过差
伤人,忿怒不解伤人,汲汲所愿伤人,戚戚所患伤人,寒温失节伤

人，故曰五劳六极七伤也。论伤甚众，且言其七，悉主之方。

苁蓉七分　　五味子八分　　地肤子五合　　续断五分　　蛇床子五分　　车前子五合　　菟丝子七合　　干地黄八分　　牡蛎六分，左顾者，熬　　天雄七分，炮　　桑寄生七分　　韭子五合　　天门冬八分，去心　　地骨皮八分　　白石英八分　　阳起石七分　　白龙骨七分

上十七味，合捣筛，以酒服方寸匕，日三。忌猪肉、冷水、鲤鱼、芜荑等。出第十九卷中。

《古今录验》淮南八公石斛万病散，疗五劳七伤，大风缓急，湿痹不仁，甚则偏枯，筋缩拘挛，胸胁支满，引身强直，或颈项腰背疼痛，四肢酸烦，阴痿，临事不起，痒湿，卧便盗汗，心腹满急，小便茎中疼痛，或时便血，咽干口燥，饮食不消，往来寒热，羸瘦短气，肌肉损减，或无子，若生男女才欲及人便死。此皆极劳伤血气，心神不足所致，药悉主之，令人康健多子方。

牛膝二分　　远志二分，去心　　续断二分　　蛇床子三分　　菟丝子三两，酒渍　　苁蓉二分　　茯苓二分　　杜仲二分　　桂心二分　　干姜一分　　蜀椒一分，汗　　细辛二分　　附子二分，炮　　天雄二分，炮　　防风二分　　干地黄二分　　白术二分　　草薢二分　　石斛二分　　云母粉二分　　菊花二分　　菖蒲二分

上二十二味，随病倍其分，捣筛为散。先食以酒服方寸匕，日三，以知为度。神良。忌猪羊肉、冷水、桃李、雀肉、生葱、生菜、大酢、饧等。《千金》有人参、山芋、巴戟天、五味子、山茱萸，为二十七味。

又淮南王枕中丸，疗五劳六极七伤，胃气不和，发于五脏虚劳，小便或难或数，令人多思，脾气不和，宿食热所为，流入百脉，食饮不进，沉滞著中隔，并来著一边，或食不消，夜服二丸方。

芎䓖二两　附子二两,炮　桂心二两　甘草二两,炙　黄芩二两　芍药二两　干姜二两　蜀椒二两,汗　杏仁四两,去皮尖,熬　白术五两　当归二两　大黄一两

上十二味,捣筛,蜜和,丸如梧子。以酒服五丸,日三。忌海藻、菘菜、生葱、猪肉、冷水、桃李、雀肉等。并出第二十五卷中。

杂疗五劳七伤方三首

《古今录验》薯蓣丸,疗丈夫五劳七伤,头痛目眩,手足逆冷,或烦热有时,或冷痹骨疼,腰髋不随,食虽多不生肌肉,或少食而胀满,体涩无光泽,阳气衰绝,阴气不行。此药能补十二经脉,起发阴阳,通内制外,安魂定魄,开三焦,破积聚,厚肠胃,消五脏邪气,除心内伏热,强筋练骨,轻身明目,除风去冷,无所不疗,补益处广,常须服饵为佳。七十老人服之尚有非常力,况少者乎?谨具方如下。

干薯蓣二两　苁蓉四两　牛膝二两　菟丝子二两,酒渍　杜仲二两　赤石脂二两　泽泻二两　干地黄二两　山茱萸二两　茯苓二两　巴戟天二两,去心　五味子一两半　石膏二两,研　远志一两,去心　柏子仁一两　白马茎筋干之,二两,炙

上十六味,捣筛,蜜和,丸如梧子。以酒空腹服二十丸至三十丸,日再。忌大酢、芜荑、蒜、陈臭物。

又疗五劳七伤诸虚,补益及下元,后用甚验,五石黄芪丸方。

黄芪二两　紫石英二两,研　赤石脂二两　石硫黄二两,研　石斛二两　白石脂二两　白矾石二两,炼,研　桂心四两　乌头二两,炮,去皮　炼钟乳二两,研　芎䓖二两　防风二两　茯苓三两　干姜四两　枣一百枚　当归二两　细辛三两　人参二两

肉苁蓉二两　附子二两,炮　干地黄二两　芍药三两　甘草三两,炙　白术二两

上二十四味,草石各别捣筛,枣蜜和,丸如梧子。空腹酒下十丸,日三,渐加至三十丸。忌海藻、菘菜、猪肉、冷水、桃李、雀肉、生葱、酢物、芜荑、生菜。《千金》有羊肾、羌活,无白术、钟乳、紫石英、石硫黄、赤石脂、白石脂、矾石,止十九味。

又大薯蓣丸,疗男子五劳七伤,晨夜气喘急,内冷身重,骨节烦疼,腰背强痛引腹内,羸瘦不得饮食,妇人绝孕,疝瘕诸病,服此药令人肥白,补虚益气方。

薯蓣五分　大黄六分　前胡三分　茯苓二分　人参二分　杏仁三分,熬,去皮尖　当归十分　桔梗二分　防风二分　黄芩八分　麦门冬八分　甘草五分,炙加二分　五味子四分　干地黄十分　枣一百颗　芍药四分　石膏四分,研　泽泻八分　阿胶四分,炙　白术二分　干姜四分　桂心四分　干漆三分　黄芪五分

上二十四味,捣筛,蜜和,丸如梧桐子。空腹以酒下三十丸,日再。忌猪肉、冷水、桃李、雀肉、海藻、菘菜、生葱、芜荑。《千金》无防风、麦门冬、茯苓、黄芪,有天门冬、大豆卷、白蔹、附子。张仲景方有大豆黄卷、曲、柴胡、白蔹、芎劳,无附子、黄芩、石膏、黄芪、前胡,为二十一味。

腰痛方六首

《病源》:肾主腰脚。肾经虚损,风冷乘之,故腰痛也。又邪客于足少阴之络,令人腰痛引少腹,不可以仰息。诊其尺脉沉,主腰背痛。寸口脉弱,腰背痛。尺寸俱浮直下,此为督脉,腰强痛。凡腰痛有五。一曰少阴,少阴肾也。十月万物阳气皆衰,是

以腰痛。二曰风痹,风寒著腰,是以腰痛。三曰肾虚,役用伤肾,是以腰痛。四曰臀腰,坠堕伤损腰,是以腰痛。五曰寝卧湿地,是以腰痛。其汤熨针石,别有正方,补养宣导,今附于后。

《养生方》云:饮食了勿即卧,久作气病,令人腰疼痛。

又曰:大便勿强努,令人腰疼,目涩。又笑过多,即肾转动,令人腰痛。

又云:人汗出次,勿企床悬脚,久成血痹,两足重,腰痛。

《导引法》云:凡学将息人,先须正坐,并膝头足。初坐先足指相对,足跟外扒,坐上少欲安稳,须两足跟向内相对,坐上,足指外扒,觉闷痛,渐渐举身似款便,坐足上待共内坐相似,不痛,始双坚足跟向上,坐上足指并反向外,每坐常学。去膀胱内冷,面冷风,膝冷足疼,上气腰疼,尽自消适。出第五卷中。《集验》《千金》同。

范汪腰疼方。

用鳖甲一枚,炙令黄,刮削令净洁

上一味,捣筛。空腹,以汤饮、酒服方寸匕,日三。忌苋菜。《小品》亦主臀腰痛。

《备急》疗腰痛方。

用蒴藋叶火燎,厚铺床上,及热,卧眠上,冷复易之。冬月采取根,春碎,熬及热,准上用。兼疗风湿冷痹,及产妇人患伤冷,腰痛不得动,亦用弥良。

又疗腰膝髀连腿脚疼酸者方。

杜仲八两　独活四两　干地黄四两　当归四两　芎䓖四两
丹参四两

上六味,切,以绢袋盛,以清酒二斗渍五宿。初服二合,日再服，以知为度。忌芜荑。

《古今录验》寄生汤，疗腰痛方。

桑寄生四两　附子三两，炮　独活四两　狗脊五两，黑者
桂心四两　杜仲五两　芎䓖一两　甘草二两，炙　芍药三两　石
斛三两　牛膝三两　白术三两　人参二两

上十三味，切，以水一斗，煮取三升，分三服。忌海藻、菘菜、
生葱、猪肉、冷水、桃李、雀肉等。

又玄参汤，疗腰痛方。

玄参三两　人参三两　杜仲四两　芍药四两　桂心一两
生姜二两　干地黄三两　白术三两　通草三两　当归三两　寄
生四两　芎䓖四两　防风二两　牡丹二两　独活二两

上十五味，㕮咀，以水一斗二升，煮取三升，日三夜一服。忌
生葱、桃李、雀肉、胡荽、芜荑等。

又杜仲独活汤，疗腰痛方。

独活四两　生姜六分　麻黄二两　桂心三两　芍药三两
甘草三两，炙　葛根三两　栝楼子二两　防风二两　杜仲四两
附子一两，炮　杏仁二两，去尖皮，碎　干地黄二两

上十三味，切，以水八升，清酒二升，煮取三升，分三服。忌
生菜、菘菜、海藻、猪肉、冷水。并出第十七卷中。

风湿腰痛方四首

《病源》：劳伤肾气，经络既虚，或因卧湿当风，而风湿乘虚抟
于肾，肾经与血气相击而腰痛，故云风湿腰痛。出第五卷中。

《集验》疗风湿客于腰，令人腰痛，独活汤方。

独活三两　生姜六两　干地黄五两　芍药四两　防风三两

桂心三两　栝楼三两　甘草二两,炙　麻黄二两,去节　干葛三两

上十味,切,以水八升,酒二升,煎取三升,分三服,不瘥重作。忌海藻、生葱、菘菜、芜荑。出第五卷中。此方比前方但无杜仲、附子、杏仁耳。

《延年》疗腰痛熨法。

菊花二升　芫花二升　羊踯躅二升

上三味,以醋拌令湿润,分为两剂,内二布囊中蒸之,如炊一斗米许顷,适寒温,隔衣熨之,冷即易,熨痛处定即瘥。《集验》、范汪同。一云酒拌。

又疗腰痛大豆熨法。

大豆六升,水拌令湿,炒令热,以布裹,隔一重衣熨痛处,令暖气彻,冷即易之。张文仲处。

又方

取黄狗皮裹腰痛处,取暖彻即定。并出第十五卷中。

肾著腰痛方二首

《病源》:肾主腰脚,肾经虚则受风冷,内有积水,风水相抟,浸渍于肾,肾气内著,不能宣通,故令腰痛。其病之状,身重腰冷,腹重如带五千钱状,如坐水中,形状如水,不渴,小便自利,饮食如故。久久变为水病,肾湿故也。出第五卷中。

《古今录验》肾著之为病,其人身体重,从腰以下冷,如坐水中,形状如水,不渴,小便自利,食饮如故,是其证也。从作劳汗出,衣里冷湿,久之故得也。腰以下冷痛,腹重如带五千钱,甘草汤方。

甘草二两，炙　干姜三两，炮　白术四两　茯苓四两

上四味，切，以水五升，煮取三升。分服一升，日三。腰中即温。忌海藻、菘菜、桃李、雀肉、酢物。《经心录》方，甘草一两、干姜二两，余同。出第二十七卷中。《千金》名肾著汤。

《经心录》肾著散方。

桂心三两　白术四两　茯苓四两　甘草二两，炙　泽泻二两　牛膝二两　干姜二两　杜仲三两

上八味，捣筛为散。每服三方寸匕，酒一升煮五六沸，去滓，顿服之，日三。忌生葱、桃李、雀肉、海藻、菘菜、酢物。《千金》同。出第四卷中。

肾虚腰痛方七首

《小品》肾虚腰痛，治之方。

丹皮二分，去心　萆薢三分　白术三分　桂心三分

上四味，捣筛。以酒服方寸匕，日三。亦可作汤服之。忌生葱、胡荽、桃李、雀肉等。《必效》、《备急》、范汪同。

又疗腰痛少气，阴弱寒冷，小便清冷沥滴，阴下湿痒，少腹急，无子息方。

甘草十四分，炙　续断三分　麦门冬三分　薯蓣三分　附子三分，炮　干姜二分　棘刺四分

上七味，捣筛。酒服方寸匕，日三。忌猪肉、冷水、海藻、菘菜。《必效》同。并出第五卷中。一方无干姜。

《备急》陶氏肾气丸，主短气，腰痛身重，调中补筋脉不足方。

干地黄五分　续断五分　人参五分　萆薢三分　阿胶三分，炙

上五味，捣筛，蜜和，丸如梧子大。以酒下十丸，加至二十

丸,日再服。忌芜荑、生冷。出第四卷中。

《必效》寄生散,疗肾虚腰痛方。

桑寄生　鹿茸炙　杜仲

上三味,各一分,作散,酒服方寸匕,日三服。

又方

鹿茸炙,作散,酒服方寸匕,一味任多少为之。并出第三卷中。范汪亦主臂腰痛。

《古今录验》疗腰痛,皆犹肾气虚弱,卧冷湿地,当风所得,不时瘥,久久流入脚膝,冷痹疼弱重滞,或偏枯,腰脚疼挛,脚重急痛,独活续断汤方。

独活二两　续断二两　杜仲二两　桂心二两　防风二两　芎䓖三两　牛膝二两　细辛二两　秦艽三两　茯苓三两　人参二两　当归二两　芍药二两,白者　干地黄三两　甘草三两,炙

上十五味,切,以水一斗,煮取三升,分三服。温将息,勿取冷,宜用蒴藋叶火燎,厚安床上,及热卧上,冷即易之。冬月取根捣用,事须熬之。忌芜荑、生葱、生菜、海藻、菘菜、酢物。《肘后》有附子,无续断、甘草、牛膝、人参、当归,止十二味。

又疗男子患腰肾疼痛,髀膝有风冷,耳鸣,食饮无味,并有冷气方。

干地黄四两　茯苓三两　白术二两　泽泻三两　山茱萸三两　苁蓉二两　五味子三两　桂心二两　石斛二两　巴戟天二两　防风二两　人参二两　磁石二两,研

上十三味,捣筛,蜜丸如梧子。酒下二十丸,至三十丸,日再。忌桃李、雀肉、生葱、酢物、芜荑。

臀腰痛方三首

《病源》:臀腰者,谓卒然损伤于腰而致痛也。此由损血抟于背脊所为,久不已,令人气息乏少,面无颜色,损肾故也。出第五卷中。

范汪疗臀腰有血,痛不可忍者方。

桂心

上一味,捣末,以苦酒和,涂痛处。此令人喜卧,可勤用之,再为必瘥。

又疗臀腰方。

生地黄

上一味,捣绞取汁三升,煎得二升,内蜜一升,和煎之三五沸。日服一升,亦可一日尽三升,以瘥止。甚效。

《经心录》疗臀腰痛方。

桑寄生二两　牡丹皮二两,去心　鹿茸二两,炙　桂心二两

上四味,捣散。以酒服方寸匕,日三。忌生葱、胡荽。范汪、《千金》同。出第五卷中。

卒腰痛方七首

《病源》:夫劳伤之人,肾气虚损,而肾主腰脚,其经贯肾络脊,风邪乘虚卒入肾经,故卒然而腰痛也。出第五卷中。

《集验》疗腰卒然痛,杜仲酒方。

杜仲半斤　丹参半斤　芎䓖五两　桂心四两　细辛二两

上五味,切,以酒一斗,浸五宿,随多少饮之。《延年》忌生葱、生菜。《经心录》同,无桂心。出第五卷中。

《延年》疗腰卒痛,拘急不得喘息,若醉饱得之欲死者,大豆

紫汤方。

大豆一升,熬令焦

上一味,以好酒二升,煮豆令熟,随多少饮,勿至醉。亦云用酒一升。出第十五卷中。

文仲葛氏疗卒腰痛,不得俯仰方。

正立,以小竹柱地,度至脐断竹,乃以度,度后当背脊,灸竹上头处,随年壮,灸毕藏竹,勿令人知之。《千金》同。

又方

鹿角长六寸,烧

上一味,捣筛,为末,以酒服方寸匕。陶云:鹿茸尤良。《小品》、范汪同。

又方

桂心八分　丹皮四分,去心　附子二分,炮

上三味,捣筛为末。以酒服一刀圭,日再服。此主胁肋气痛如打者。忌生葱、胡荽、猪肉、冷水。《千金》同。

又方

灸脊穷骨上一寸七壮,左右各一寸灸七壮,瘥。《备急》同。

《经心录》杜仲酒,疗卒腰痛方。

杜仲半斤　丹参半斤　芎䓖五两

上三味,切,以酒一斗渍五宿,随性少少饮之,即瘥。出第四卷中。

久腰痛方二首

《病源》:夫腰痛,皆由伤肾气所为,肾虚而受于风邪,风邪停滞于肾经,与血气相击,久而不散,故为久腰痛也。出第五卷中。

《小品》疗腰痛及积年痛者方。

干地黄十分　白术五分　干漆五分　桂心八分　甘草五分,炙

上五味,捣末。以酒服方寸匕,日三。忌桃李、雀肉、生葱、海藻、菘菜、芜荑等。范汪同。

《必效》疗积年腰痛方。

取一杖,令病人端腰立杖,以杖头当脐中分,以墨点讫,回杖于背,取墨点处当脊,量两口吻,折中,分灸两头,随年壮妙。

腰胯痛方二首

《广济》疗脐下冷,连腰胯痛,食冷物即剧方。

牛膝八分　当归八分　黄芪八分　芍药八分　厚朴六分,炙

白术八分　茯苓六分　人参六分　橘皮八分　诃黎勒皮八分,熬　桂心六分

上十一味,捣筛,蜜和,丸如梧子。空腹酒服二十丸,加至四十丸,日再。忌桃李、雀肉、生葱、酢物。

又疗腹中冷气,食不消,腰胯冷痛者方。

槟榔仁八分　当归六分　牛膝八分　芍药六分　枳实八分,炙　人参六分　白术八分　桂心六分　芎䓖六分　吴茱萸六分　橘皮六分

上十一味,捣筛,蜜和,丸如梧子。酒下二十丸,至三十丸。若饮酒冲上头面,宜煮姜枣汤下,饮服亦得。忌桃李、雀肉、生葱。并出第四卷中。

腰脚疼痛方三首

《病源》：肾气不足，受风邪之所为也。劳伤则肾虚，虚则受于风冷，风冷与真气交争，故腰脚疼痛也。出第五卷中。

《广济》疗患腰肾虚冷，脚膝疼痛，胸膈中风气，重听丸方。

石斛五分　五味子六分　牡丹皮八分　桂心四分　白术六分　丹参六分　磁毛石十分，研　芍药四分　槟榔仁十分　枳实六分，炙　通草六分　细辛四分

上十二味，捣筛，蜜和，丸如梧子。空腹以酒服二十丸，渐加至三十丸，日再。忌生葱、雀肉、桃李、生菜、胡荽。出第四卷中。

《集验》秦艽散，疗风冷虚劳，腰脚疼痛，诸病悉主之方。

秦艽四分　白术十四分　桔梗四分　干姜五分　附子三分，炮　牡蛎熬　防风六分　人参四分　茯苓四分　椒子二分，汗　黄芩三分　桂心五分　细辛三分　甘草三分，炙　杜仲三分

上十五味，捣筛为散，以酒服方寸匕，日再服。一方加钟乳粉一两，亦好。忌桃李、雀肉、生葱、生菜、猪肉、冷水。

文仲疗腰髀连脚疼方。

杜仲八两　独活　当归　芎䓖　干地黄各四两　丹参五两

上六味，切，以绢袋盛，上清酒二斗渍之五宿。服二合，日再。忌芜荑。《备急》同。

腰胯疼冷方二首

《广济》疗下冷腰胯，肋下结气刺痛方。

当归六分　鳖甲八分，炙　桑耳八分，炙　禹余粮八分，研　白石脂八分　芍药八分，炙　厚朴六分，炙　吴茱萸六分　茯苓

六分　橘皮六分　槟榔仁六分　人参六分

上十二味,捣筛,蜜和,丸如梧子。空腹以饮服二十丸,日再,加至三十丸。忌苋菜、酢物。

《延年》生石斛酒,主风痹脚弱,腰胯疼冷,利关节,坚筋骨,令强健悦泽方。

生石斛三斤,捶碎　牛膝一斤　杜仲八两　丹参八两　生地黄切,三升,曝令干

上五味,切,以绢袋盛,以上清酒二斗,入器中渍七日。每食前温服三合,日三夜一服,加至六七合,至一升。忌芜荑。出第一卷中。

腰肾脓水方二首

《必效》疗腰肾病脓水方。

牛膝六分　槟榔仁七枚　防己六分　牵牛子八分,熬

上四味,捣筛为散。空腹以酒下三钱匕,以宣泻即瘥。如利三五行,即以醋饮止之。慎生冷、油腻、蒜等物。后以补肾气汤丸也。

深师疗腰疼下脓水方。

石盐　干姜　杏仁去尖　酱瓣各等分

上四味,捣,以绵裹,导之六七过,下脓水兼下气妙,瘥止。

虚劳补益方九首

深师黄芪汤,疗丈夫虚劳风冷少损,或大病后未平复而早萦劳,腰背强直,脚中疼弱,利诸不足方。

黄芪二两　远志二两,去心　麦门冬二两,去心　茯苓二两

生姜三两　人参三两　甘草三两,炙　半夏二两,洗　当归一两　前胡二两　橘皮二两　蜀椒一两,汗　芍药二两　乌头三枚,炮　大枣二十枚　桂心二两

上十六味,切,以水一斗二升,煮取三升。分三服,增减量性服之。忌羊肉、饧、海藻、菘菜、生葱、生菜、猪肉、冷水、酢物等。出第三卷中。《千金》无远志、橘皮、蜀椒、乌头,有细辛、五味子,止十四味。

《千金》疗虚劳补养方。

猪肚一具,净洗,切　白术切,一升

上二味,以水一斗,煮取六升。分服一升,日三。忌桃李、雀肉等。

又方

豉二升,蒸三斗米下　薤白一斤,切

上二味,以水七升,煮取三升,分三服,取汗。出第十九卷中。

崔氏肾沥汤,疗肾脏虚劳所伤,补益方。李子豫增损。

羊肾一具,切　黄芪二两　干姜四分　当归二两　甘草二两,炙　黄芩二两　远志二两,去心　五味子三合　芍药三两　泽泻二两　人参二两　茯苓二两　大枣二十枚,擘　桂心二两　防风二两　麦门冬四两,去心　干地黄三两

上十七味,切,以水一斗九升,先煮肾,减四升,即去肾,入诸药,煮取三升二合,绞去滓。空腹分服八合,日三。忌生葱、酢物、海藻、菘菜、芜荑等。出第八卷中。

文仲益州长史蔡淳妻褚氏,所上补益方。

苁蓉　桂心　菟丝子酒渍　干漆熬　蛇床子各三两,并捣为末　生地黄一斤,切,以上好酒一斗渍之,昼曝夜渍,酒尽则止,曝

干捣筛,以和前药

上六味,蜜和,丸如弹丸。酒饮任下二丸,嚼破,日三。褚云:奴年七十六,患腰脚,服之即瘥。颜色如三十时。常服者髓满骨中。忌生葱、芜荑。出第二十九卷中。

《延年》钟乳散,主补虚劳,益气力,消食,强腰脚无比方。

钟乳粉二分　防风一分　人参一分　细辛半分　桂心二铢　干姜一铢

上六味,为散。分作三贴,每日温酒服一贴,食时服,进食不用过饱,亦不得饥,日一服。常饮酒令体中醺醺。若热烦,以冷水洗手面即定,不用热食,亦不得大冷。忌生葱、生菜。出第一卷中。

又单服鹿角胶,主补虚劳,益髓长肌,悦颜色,令人肥健方。

鹿角胶

上一味,捣末。以酒服方寸匕,日三,增至二三匕效。

又枸杞根酿酒,疗风冷虚劳方。

枸杞根切,一石五斗　鹿骨一具,炙,碎

上二味,以水四石,煎取六斗,去滓澄清,曲一斗须干好,糯米一石,炊如常法造酒,酒熟密封头,然后压取清酒服之,除风补益,悦泽人无比。

《古今录验》调中汤,疗虚劳,补益气力方。

麦门冬半两　干枣一两　茯苓半两　甘草半两,炙　桂心半两　当归半两　芍药半两

上七味,切,以水八升,煮取三升,去滓,分服一升,日三。忌生葱、海藻、菘菜、酢物。

补益虚损方七首

《延年》常服枸杞补益延年方。

春夏采苗叶,如常食法,秋冬采子根,以九月日采子曝干,十月采根取皮作散,任服。至于造酒服饵,各有常宜,及羹粥为妙。

又生枸杞子酒,主补虚,长肌肉,益颜色,肥健人方。

枸杞子二升

上一味,以上清酒二升搦碎,更添酒浸七日,漉去滓,任情饮之。

又生地黄煎,主补虚损,填骨髓,长肌肉,去客热方。

生地黄汁五升　枣膏六合　白蜜七合　酒三升　牦牛酥四合　生姜汁三合　紫苏子一升,研,以酒一升,绞取汁　鹿角胶四两,炙末

上八味,先煎地黄等三分减一,内蜜酥,以蜜调入胶末,候煎成,以器盛之,酒和服。

又方

黄芪三分　人参三分　防风二分　茯神二分　甘草八分

上五味,捣筛为散,内前煎中,更炼为丸,服之大效。忌海藻、菘菜、酢物。张文仲同。

又生地黄煎,主补虚损,填骨髓,长肌肉,去客热方。

生地黄汁五升　枣膏六合　白蜜一升　好酒七合　牦牛酥三合

上五味,先煎生地黄汁如稠糖,搅不停手,次内枣膏、蜜,炼如糖煎成,可丸如弹丸,日以酒服一枚,日服渐至二枚,食讫,以酒送含咽并得。无所忌,唯禁芜荑。蒋孝璋处。

又地黄煎中加补益镇心强志力方。

鹿茸八分,炙　人参六分　枸杞子十二分　茯神六分　干姜三分　桂心三分　远志二分,去心

上七味,捣筛细末,取前地黄煎一升,内药臼中和捣令匀,丸如梧子大。每食前酒下三十丸,日再服。忌生葱、大酢。张文仲处。

又枸杞子煎方,是西河女子神秘有验,千金不传。又名神丹煎。服者去万病,通知神理,安五脏,延年长生,并主妇人久无子、冷病,有能常服大益人,好颜色,年如十五时方。

枸杞子三升　杏仁一升,去皮尖,研　生地黄研,取汁三升人参十分　茯苓十分　天门冬半斤,捣汁,干者末亦得　白蜜五升　牛髓一具,无亦得　酥五升

上九味,各别依法料理,先煎汁等如稀饧,内诸药,煎候如神膏,入水不散即成。一服两匙,酒和服之。忌鲤鱼、酢物。当合之时,净沽向善,即得延年,强记益心力。用王相日合,虽此日复须天晴明无风雨,成满日大良。文仲云:此药性非冷非热,除风理气,镇心填骨髓,更于方内加白术,令人能食。时节既热,又非好日,且可五分中合二分,多合恐酢坏,服觉安稳,续合不迟。忌桃李、雀肉等。张文仲处。出第二卷中。

虚劳羸瘦方五首

《病源》:夫血气者,所以荣养其身也。虚劳之人,精髓萎竭,血气虚弱,不能充盛肌肤,故羸瘦也。其汤熨针石,别有正方,补养宣导,今附于后。

《养生方》云:朝朝服玉泉,使人丁壮,有颜色,去虫而牢齿也。玉泉者,口中唾也。朝未起,早漱令满口乃吞之,辄琢齿二七

遍,如此者三乃止。名曰练精。又云:咽之三过乃止。补养虚劳,令人强壮。出第三卷中。

崔氏地黄酒,疗虚羸,令人充悦,益气力,轻身明目方。雍州高长史得效。

生地黄肥大者一石二斗,捣,以生布绞取汁四斗四升　杏仁一斗,去尖皮双仁,熬,捣末　大麻子一斗,熬,捣末　糯米一石,曝干　上曲一斗五升,曝干,细锉

上五味,先以地黄汁四斗四升浸曲候发,炊米二斗作饭,冷暖如人肌,酘曲汁中和之。候饭消,更炊米一斗作饭,酘如前法。又取杏仁、麻子末各一升二合半,和饭搅之,酘曲汁中,待饭消,依前炊米饭一斗,以杏仁、麻子末各一升二合半,一如前法酘之。凡如此可八酘讫,待酒发定封泥之,二七日压取清。每温饮一升,渐加至二升,日再服。令人能食,久饮之,去万病,妇人服之更佳。无子者,令人有子。忌芜荑。

又疗虚羸无比,薯蓣丸方。

薯蓣二两　苁蓉四两　牛膝二两　菟丝子二两,酒渍　杜仲二两　五味子十分　泽泻二两　干地黄三两　巴戟天二两　茯神三两,本方作茯苓　山茱萸二两　赤石脂二两

上十二味,捣筛,以蜜和,丸如梧子。食前以酒下二十丸,至三十丸,日再夜一服。无所忌,惟禁大酢、芜荑、蒜、陈臭物。服之七日,令人健,四体润泽,唇口赤,手足暖,面有光泽,消食,身体安和,音声清明,是其验。十日后,日长肌肉。其药通中入脑,鼻必酸疼,不可怪。若欲求大肥,加敦煌石膏二两。若失性健忘,加远志一两。少津液,加柏子仁一两。一月许即充足。

《古今录验》通命丸,疗虚劳百病,七伤六极,少气羸弱,不能

饮食方。

茯苓六分　甘草六分,炙　杏仁六分,去皮尖,熬　牛膝七分

黄芩五分　阿胶三分,炙　防风四分　干天门冬六分,去心

芍药六分　大黄六分　当归六分　干姜六分　干地黄七分　人

参六分　桂心三分　干漆四分,熬　紫菀五分　白术四分　苁蓉

五分　吴茱萸三分　蜀椒三分,汗　石斛三分

上二十二味,捣筛,以枣膏、蜜相拌,和作丸。食前服七丸,日三,不知渐增,以知为度。病剧者,夜更一服。忌芜荑、鲤鱼、生葱、海藻、菘菜、桃李、雀肉、酢等。出第二十五卷中。

又疗体虚少气,羸瘦不堪,荣卫不足,善惊,胸膈痰冷,而客热欲冷水,饮食则心腹弦满,脾胃气少,不能消食,或时衄血方。

黄芪二两　附子一两,炮　大枣十四枚　甘草二两,炙　蜀椒一两,汗　生姜六两　芍药二两　茯苓二两　当归二两　人参三两　黄芩二两　桂心二两

上十二味,切,以水一斗,煮取三升半,去滓。分五服,日三夜一,适寒温。忌海藻、生葱、菘菜、猪肉、冷水、大酢。

又疗男子虚羸七伤,八公散方。

麦门冬去心　石韦去毛　五味子　茯苓　菟丝子酒渍　干地黄　桂心

上七味,等分,捣筛为散。以饮服方寸匕,日三,后食。二十日知,三十日自任意欲行百里并得,益颜色,久服令人耐老轻身,七十有子。忌大酢、生葱、芜荑。出第二十卷中。

虚劳食不生肌肤方三首

范汪疗男子七伤,面目黄黑,饮食不生肌肉,手足㾓疼,少腹重急,小便利方。

石斛六分　山茱萸六分　肉苁蓉六分　牛膝六分　五味子六分　附子四分,炮　远志六分,去心　桂心四分　人参六分　茯苓六分　菟丝子八分,酒渍　秦艽四分

上十二味,捣筛为散。以酒服方寸匕,日三,食前服之。忌猪肉、冷水、生葱、酢物。出第七卷中。一方无牛膝,用草薢。

《小品》黄芪汤,疗虚劳,胸中客热,冷癖痞满,宿食不消,吐噫,胁间水气,或流饮肠鸣,不生肌肉,头痛上重下轻,目视眳眳,惚惚志损,常燥热,卧不得安,少腹急,小便赤余沥,临事不起,阴下湿,或小便白浊伤多方。

黄芪三两　人参一两　芍药二两　生姜半斤　桂肉三两　大枣十四枚　当归一两　甘草一两,炙

上八味,切,以水一斗,煮取四升,分四服。有寒加厚朴二两。忌生葱、海藻、菘菜。《经心录》同。出第三卷中。

《集验》淮南五柔丸,疗虚劳不足,饮食不生肌肤,三焦不调,大便秘涩。此药和肠脏,并疗癖饮百病方。

大黄一斤　前胡二两　茯苓一两　细辛一两　苁蓉一两　半夏一两,汤洗　当归一两　葶苈子一两,熬　芍药一两

上九味,捣筛,蜜和,捣万杵,丸如梧子。食前以汤饮下五丸,日再服,加至十丸。忌生菜、酢物、羊肉、饧等。《延年》、崔氏同。出第五卷中。

长肌肤方三首

范汪大行谐散,主强中益气,补力不足,长养肌肉,通和百脉,调利机关,轻身润泽,安定五脏,强识不忘方。

白防己二两　蓄蕳子五两　猪苓七两　六安石斛二两　占斯四两,一名良无极　钟乳五两,研　苁蓉七两　麦门冬二两,去心　茯苓五两　牡丹皮七两　地肤子五两　泽泻二两　桂心五两　甘草五两,炙　白术七两　胡麻三升,熬令香　当归五两　覆盆子五两　蔷薇五两　牛膝三两　八角附子三两,炮

上二十一味,捣筛,蜜一升,生地黄汁三斤,取汁合令相和,微煎,以和前药,丸如桐子大,曝干,以酒汤饮下三十丸。又和,曝干,以作散,服方匕。方云作散,即恐不得丸。忌猪肉、冷水、海藻、菘菜、生葱、酢物、胡荽、桃李、雀肉等。出第七卷中。一方无蔷薇,用鬼盖。

《延年》服大豆法,令人长肌肤,益颜色,填骨髓,加气力,补虚,又能嗜食。瘦人服两剂,即令肥充不可识。肥人不得服之方。

大豆五升,取肥好者,一依作酱法,料理取黄

上一味,捣末,以绢筛之,以猪肪脂好销炼如法,去滓,以膏和豆末作团讫,以油帛裹之,著于磁器中收之。一服如梧子五十丸,细细加至一百丸,日再,以酒饮任用下之,一无所禁。瘦人不过两剂即大肥,服十日已去食不知饱也。秘验神方。

又甘草丸,主安养五脏,长肌肉,调经脉,下气,补脾胃,益精神,令人能食,强健倍力方。

甘草四两,炙　人参二两　白术二两　芍药二两　黄芪二两　远志二两,去心　大麦蘖二两,熬令黄

上七味,捣筛为散,以枣膏和蜜搅调和药,令成丸。食后少时,以酒或饮任下五丸如梧子,渐加至七丸,日再服,长服勿绝,尽即更合。非止一剂即停,多分两恐难尽又坏,分两少,服尽更常得新药。服忌海藻、菘菜、桃李、雀肉。并出第一卷中。

肾气不足方六首

深师疗肾气不足,心中悒悒而乱,目视䀮䀮,心悬少气,阳气不足,耳聋,目前如星火,消疸痔,一身悉痒,骨中痛,少腹拘急,乏气咽干,唾如胶,颜色黑,补肾方。

磁石二两,研,绵裹　生姜二两　防风二两　桂心二两　甘草一两,炙　五味子二两　附子一两,炮　玄参二两　牡丹皮三两　大豆二十四枚

上十味,切,以水一斗二升,先于铜器中扬三百遍,煮药取六升,去滓,更煎取二升八合,分为三服。忌海藻、菘菜、猪肉、冷水、生葱、胡荽等。出第十三卷中。一方无生姜、磁石,有石膏,扬水二千遍。

《小品》增损肾沥汤,疗肾气不足,消渴引饮,小便过多,腰背疼痛方。

肾一具,猪羊并得　远志二两　麦门冬一升,去心　人参二两　五味子二合　泽泻二两　干地黄二两　茯苓一两　桂心二两　当归二两　芎䓖二两　黄芩一两　芍药一两　生姜五两　枣二十枚　螵蛸二十枚,炙　鸡膍胵里黄皮一两

上十七味,以水一斗五升,煮肾取一斗三升,去肾,煎药,取三升,去滓,分三服。忌生葱、芜荑、酢物。

又加减肾沥汤,疗大虚内不足,小便数,嘘喻焦熇引水浆,膀

胱引急方。

肾一具,猪羊并可用　远志二两,去心　麦门冬一升,去心　人参一两　大枣四十枚　芎䓖二两　五味子二两　当归二两　泽泻二两　桂心四两　干姜二两　干地黄三两　黄连二两　桑螵蛸三十枚　龙骨二两　甘草三两,炙

上十六味,切,以水一斗五升,如常法煎取三升,去滓,分三服。忌海藻、菘菜、生葱、猪肉、芜荑等物。

《古今录验》泻肾汤,疗肾气不足方。

芒硝二两　矾石二两,熬汁尽　大豆一升

上三味,以水三升,煮取一升二合,去滓,分再服,当快下。出第二十七卷中。

又疗丈夫腰脚疼,肾气不足,阳气衰,风痹虚损,惙惙诸不足,腰背痛,耳鸣,小便余沥,风虚劳冷,肾气丸方。

羊肾二具,炙　细辛二两　石斛四两　苁蓉四两　干地黄四两　狗脊一两,黑者　桂心二两　茯苓五两　牡丹皮二两　麦门冬三两,去心　黄芪四两　人参二两　泽泻二两　干姜二两　山茱萸二两　附子二两,炮　薯蓣二两　大枣一百枚,取膏和丸

上十八味,捣筛,以枣膏少著蜜合,丸如梧子大,以酒服二十丸,渐加至三十丸,日再服。忌猪肉、冷水、生葱、生菜、胡荽、芜荑、酢物。出第二十五卷中。

《经心录》羊肾汤,疗肾气不足,耳无所闻方。

羊肾一具　芎䓖一两　茯苓二两　人参三两　附子一两,炮　桂心二两　牡丹皮一两　磁石二两　当归二两　干地黄三两　大枣五枚,擘　牡荆子一两,碎

上十二味,切,以水一斗七升,煮药肾取一斗,去肾煮取四

升,分四服,昼三夜一。忌猪肉、冷水、生葱、胡荽、芜荑、酢物。
出第四卷中。

虚劳里急方六首

《病源》:虚劳则肾气不足,伤于冲脉。冲脉为阴脉之海,起
于关元穴在脐下,随腹直上至咽喉。劳伤内损,故腹里拘急也。
上部之脉微细,而卧引里急,心膈上有热者,口干渴。寸口脉阳
弦下急,阴弦里急,故为胃气虚,食难用饱,饱则急痛不得息。寸
微、关实、尺弦紧者,少腹腰背下苦拘急痛,外如不喜寒,身愤愤
也。其汤熨针石,别有正方,补养宣导,今附于后。

《养生方》云:正偃卧,以口徐徐内气,以鼻出之,除里急饱
食。后小咽气数十,令温。寒者,干呕腹痛,从口内气七十所,大
膜腹,小咽气数十,两手相摩,令极热,以摩腹,令气下也。出第
三卷中。

深师黄芪汤,疗大虚不足,少腹里急,劳寒拘引,脐气上冲
胸,短气,言语谬误,不能食,吸吸气乏,闷乱者方。

黄芪三两　半夏一升,洗　大枣二十枚,擘　生姜四两　桂
心四两　芍药四两　人参二两　甘草二两,炙

上八味,切,以水一斗二升,煮取四升。分四服,日夜再。若
手足冷,加附子一两。忌生葱、海藻、菘菜、羊肉、饧。

又大建中汤,疗内虚绝,里急少气,手足厥逆,少腹挛急,或
腹满弦急不能食,起即微汗出,阴缩,或腹中寒痛,不堪劳苦,唇
口舌干,精自出,或手足乍寒乍热,而烦苦酸疼,不能久立,多梦
寤,补中益气方。

黄芪四两　人参二两　大枣二十枚,擘　当归二两　桂心六

两　生姜一斤　半夏一升,洗　芍药四两　附子一两,炮　甘草二两,炙

上十味,切,以水一斗二升,煮取四升。分四服,先服后食。忌海藻,菘菜,生葱,猪,羊肉,饧,冷水等。

又乐令黄芪汤,疗虚劳少气,胸心痰冷,时惊惕,心中悸动,手足逆冷,体常自汗,补诸不足,五脏六腑虚损,肠鸣风湿,荣卫不调百病,又治风里急方。

黄芪二两　当归三两　乌头三两,炮,去皮尖,四片,入蜜炙之,令黄色　桂心三两　生姜四两　蜀椒二两,汗　人参二两　芍药二两　大枣二十枚,擘　茯苓二两　远志二两,去心　半夏四两,洗

上十二味,切,以水一斗五升,煮取四升。分服八合,日三夜再。忌生葱、羊肉、饧、猪肉、冷水、大酢。《千金》有橘皮、细辛、前胡、甘草、麦门冬,无乌头、蜀椒、远志,为十四味。

《集验》疗虚劳里急诸不足,黄芪建中汤方。

黄芪三两　桂心三两　甘草三两,炙　芍药二两　生姜四两　大枣十二枚,擘　饴糖一斤

上七味,切,以水一斗二升,煮取六升,去滓,内饴糖令消。适寒温服一升,间日可作。呕者,倍生姜。腹满者,去枣加茯苓四两。忌生葱、海藻、菘菜。《古今录验》同。此本仲景方,恐是甘草二两、芍药六两、生姜三两也。通按:当以此为准,与《金匮》方同。

《古今录验》黄芪汤,主虚劳里急,引少腹绞痛,极挛,卵肿缩疼痛方。

黄芪三两　甘草三两,炙　桂心二两　芍药六两　生姜一斤　大枣十二枚,擘　饴糖半斤

上七味,切,以水一斗二升,煮取三升,去滓,内糖令消,分服一升,呕即除饴糖。忌海藻、菘菜、生葱。

又黄芪汤,疗虚劳里急,少腹痛,气引胸胁痛,或心痛短气方。

芍药六两　黄芪四两　甘草二两,炙　桂心二两　干姜四两
当归四两　大枣十二枚　饴糖六两

上八味,切,以水一斗,煮取三升,去滓,下饴糖令消,分三服。忌海藻、生葱、菘菜。并出第二十三卷中。

虚劳心腹痛方二首

《病源》:虚劳者,脏气不足,复为风邪所乘,邪正相干,冷热击抟,故令心腹俱痛。出第三卷中。

《古今录验》疗虚劳,腹中痛,梦失精,四肢酸疼,手足烦热,咽干口燥,并妇人少腹痛,芍药汤方。

芍药六两　桂心三两　甘草三两,炙　生姜四两　大枣十二枚,擘　饴糖一斤

上六味,切,以水九升,煮取三升,去滓,下糖,分服七合,日三夜一。忌海藻、菘菜、生葱。此仲景小建中汤方,本云甘草二两、生姜三两。

又建中黄芪汤,疗虚劳短气,少腹急痛,五脏不足方。

黄芪三两　甘草三两,炙　桂心三两　生姜一斤,薄切　饴糖半斤　大枣十二枚,擘

上六味,切,以水一斗,煮取三升,去滓,下糖。温服一升,日三。忌海藻、菘菜、生葱。并出第三卷中。

虚劳偏枯方一首

《病源》:夫劳损之人,体虚易伤风邪,风邪乘虚客于半身,留在肌肤,未即发作,因饮水,水未消散,即劳于肾,风水相抟,乘虚偏发,风邪留止,血气不行,故半身手足枯细,为偏枯也。出第四卷中。

《古今录验》主新饮水未散而交接,令人偏枯,身偏不足,干地黄丸方。

干地黄五分　干漆四分,熬　萆薢三分　防风二分　椒一分,汗　附子二分,炮　乌头一分,炮

上七味,捣筛,以蜜和,丸如梧子。每服三丸,渐加至五丸,酒下,日三,以知为度。忌芜荑、猪肉、冷水。出第二十四卷中。

虚劳骨热方二首

《集验》枸杞汤,疗虚劳口中苦渴,骨节烦热或寒方。

枸杞根白皮切,五升　麦门冬一升,去心　小麦二升,洗

上三味,以水二斗,煮麦熟,药成,去滓。分服一升,瘥止。出第五卷中。

《古今录验》疗虚劳少气,骨节中微热,诸疼痛,枸杞汤方。

枸杞叶十斤　干姜二两　桂心一两　甘草五两,炙　大麻子仁二升

上五味,切碎,以河水三斗,煮取九升,去滓。每服一升,日三。忌海藻、菘菜、生葱。出第二十三卷中。

虚劳虚烦不得眠方八首

《病源》：夫邪气之客于人也，或令人目不得眠者，何也？曰：五谷入于胃也，其糟粕、津液、宗气，分为三隧。故宗气积于胸中，出于喉咙，以贯心肺而行呼吸焉。荣气者，泌其津液，注之于脉，化而为血，以营四末，内注五脏六腑，以应刻数焉。卫气者，其出悍慓疾利，而先行于四末分肉皮肤之间，而不休息也。昼行于阳，夜行于阴。其入于阴也，常从足少阴之分，行于五脏六腑。今邪气客于五脏六腑，则卫气独营于外，行于阳不得入于阴，行于阳则阳气盛，阳气盛则阳跷满，不得入于阴，阴气虚，故目不得眠也。出第三卷中。

深师小酸枣汤，疗虚劳不得眠，烦不可宁者方。

酸枣仁二升　知母二两　生姜二两　甘草一两，炙　茯苓二两　芎䓖二两

上六味，切，以水一斗，煮酸枣仁减三升，内药，煮取三升，分三服。一方加桂二两。忌海藻、菘菜、酢物。出第三卷中。

《小品》流水汤，主虚烦不得眠方。

半夏二两，洗十遍　粳米一升　茯苓四两

上三味，切，以东流水二斗，扬之三千遍令劳，煮药取五升。分服一升，日三夜再。忌羊肉、饧、酢物。有半夏必须著生姜四两，不尔，戟人咽。不审古方，何以如此，今改正之。

《集验》疗虚烦闷不得眠，千里流水汤方。

半夏三两，洗　生姜四两　麦门冬三两，去心　酸枣仁二两　甘草二两，炙　桂心三两　黄芩二两　草薢二两　人参二两　茯苓四两　秫米一升

上十一味,切,以千里流水一斛,煮米令蟹目沸,扬之万遍,澄清一斗,煮诸药取三升,分三服。忌海藻、菘菜、羊肉、饧、酢物、生葱。

又烦闷不得眠方。

生地黄五两　香豉五合,绵裹　人参二两　粟米三合　茯苓四两　知母四两　麦门冬三两,去心　前胡三两　甘草二两,炙　枸杞根皮五两

上十味,切,以水八升,煮取二升七合,去滓,分四服。忌海藻、菘菜、芜荑、酢物。

《延年》酸枣饮,主虚烦不得眠,并下气方。

酸枣二升　茯苓三两　人参三两　生姜一两半　麦门冬一两,去心　橘皮二两,陈者　杏仁二两,去皮尖,碎　紫苏二两

上八味,切,以水七升,煮取一升半,分再服。忌大酢。

又酸枣饮,疗虚烦不得眠,肋下气冲心方。

酸枣仁一升　人参二两　白术二两　橘皮二两　五味子二两半　桂心一两　茯苓二两　生姜四两

上八味,切,以水六升,煮取二升半,去滓,分三服。忌桃李、雀肉、生葱、酢物。蒋孝璋方。

又酸枣饮,主虚烦不得眠方。

酸枣仁一升　茯神二两　人参二两　生姜三两

上四味,切,以水五升,煮取一升二合,去滓,分再服。忌酢物。蒋孝璋处。

又茯神饮,疗心虚不得睡,多不食,用此方。

茯神四两　人参三两　橘皮二两　甘草一两半,炙　生姜二两　酸枣仁一升

上六味,切,以水一斗,煮取二升,去滓,分三服。忌海藻、菘菜、酢物。蒋孝璋处。并出第十一卷中。

病后不得眠方二首

《病源》:大病之后,腑脏尚虚,荣卫未和,故生冷热。阴气虚,卫气独行于阳,不入于阴,故不得眠。若心烦而不得睡者,心热也。若但虚烦而不得卧者,胆冷也。出第三卷中。

《集验》温胆汤,疗大病后,虚烦不得眠,此胆寒故也,宜服此汤方。

生姜四两　半夏二两,洗　橘皮三两　竹茹二两　枳实二枚,炙　甘草一两,炙

上六味,切,以水八升,煮取二升,去滓,分三服。忌羊肉、海藻、菘菜、饧。出第五卷中。

《古今录验》疗虚劳客热,百病之后,虚劳烦扰,不得眠卧,骨间劳热,面目青黄,口干烦躁,偃懂渠斤切,烦也不自安,短气乏少,食不得味,纵食不生肌肤,胸中痰热,烦满愦闷,大竹叶汤方。

甘草二两,炙　小麦五合,完用　黄芪二两　人参二两　知母二两　大枣二十枚,擘　半夏三两,洗　栝楼根一两　粳米一升　黄芩一两　当归二两　生姜四两　前胡二两　芍药二两　麦门冬六合,去心　龙骨三两　桂心三两　竹叶切,一升

上十八味,切,用东流水二升,煮取五升,去滓。分服一升,日三夜二。不过两剂,如汤沃雪效。忌海藻、菘菜、羊肉、饧、生葱。

虚劳百病方五首

《广济》疗虚劳百病,肾沥汤方。

羊肾一具,去脂,切八片　茯苓三两　五味子二两　肉苁蓉三两　牛膝二两　防风二两　黄芪二两　泽泻二两　五加皮二两　地骨皮二两　磁石六两　桂心二两

上十二味,切,以水一斗五升,先煮肾取一斗,去肾,入诸药,煎取三升,去滓。分温服,服别相去如七八里久。不利,春夏秋三时并可服之。忌生葱、酢物、油腻、陈臭。出第四卷中。

《古今录验》彭祖丸,无所不疗,延年益寿,通腑脏,安神魂,宁心意,固荣卫,开益智慧,寒暑风湿气不能伤,又疗劳虚风冷百病方。

柏子仁五合　石斛三两　天雄一两,炮　巴戟天三两,去心续断三两　天门冬三两,去心　泽泻二两　菟丝子五两　人参二两　干地黄四两　薯蓣二两　远志二两,去心　蛇床子五合,取仁钟乳三两,炼,研成粉　覆盆子五合　苁蓉六两　山茱萸二两杜仲三两　菖蒲二两　五味子五两　桂心四两　茯苓二两

上二十二味,捣筛,蜜和,丸如梧子。服八丸,日再,渐加至十丸。本方与天门冬散方同。但以覆盆子代菊花。先服药,斋五日,不食脂肉菜五辛。药宜以酒服,勿食醉。服二十日断白沥;三十日渐脱;六十日眼童子白黑分明,不复泪出,溺血余沥断;八十日白发变黑,腰背不复痛,行步脚轻;百五十日都瘥,意气如年少时,诸病皆除。长服如神。忌鲤鱼、生葱、猪羊肉、冷水、酢物、芜荑、饧。

《经心录》钟乳散,疗伤损,虚乏少气,虚劳百病,令人丁壮,

能食,去风冷方。

钟乳粉用五分 附子五分,炮 白术十四分 防风十分 牡蛎十分,熬 栝楼十分 干姜五分 桔梗五分 茯苓五分 细辛五分 桂心五分 人参五分

上十二味,捣筛为散。以酒服方寸匕,日二,渐加至二匕。忌食生菜、生葱、猪肉、冷水、桃李、雀肉、大酢。

又更生散,疗虚劳百病方。

防风十分 栝楼十分 钟乳十分,粉 赤石脂十分 海蛤十分 干姜六分 白术六分 桔梗五分 白石脂十分 细辛六分 人参五分 附子三分,炮 桂心三分

上十三味,捣筛为散。以酒服方寸匕,日再服。忌猪肉、冷水、生菜、生葱、桃李、雀肉等。出第四卷中。一方以一分半为一簿,以温酒一簿,日再。

又陆抗膏,疗百病劳损,伤风湿,补益神效,男女通服之方。

猪脂三升 羊脂二升 牛髓二升,并炼成 白蜜二升 生姜汁三升

上五味,先煎猪脂等,次下姜汁又煎,次下蜜复煎,候膏成收之。取两匙,温酒服。又一方,加生地黄三升。忌芜荑。出第六卷中。

虚劳阴痿方七首

《病源》:肾开窍于阴,若劳伤于肾,肾虚不能荣于阴气,故痿弱也。诊其脉,瞥瞥如羹上肥者,阳气微;连连如蜘蛛丝者,阴气衰。阴阳衰微,而风邪入于肾经,故阴不起,或引少腹痛也。《养生》云:水银不得令近阴,令消缩。出第四卷中。

《广济》疗阴痿不起,滴沥精清,钟乳酒方。

钟乳三两,研,绢袋盛　附子二两,炮　甘草二两,炙　当归二两　石斛二两　前胡二两　薯蓣三两　五味子三两　人参二两　生姜屑二两　牡蛎二两,熬　桂心一两　菟丝子五合　枳实二两　干地黄五两

上十五味,切,以绢袋盛,清酒二斗渍之,春夏三日,秋冬七日。量性饮之效。忌海藻、菘菜、猪肉、冷水、生葱、芜荑、生冷、粘食等。出第四卷中。

范汪疗男子虚劳,阴痿不起,无子方。

杜仲十分　蛇床子八分　菟丝子五分,酒渍　远志五分,去心　茯苓四分　天雄五分,炮　泽泻五分　石斛五分　苁蓉四分　五味子四分

上十味,捣筛为散。酒服方寸匕,日再效。忌猪肉、冷水、酢物。出第七卷中。

《备急》苁蓉丸,疗痿弱,益精气,男子服之外充,妇人服之内补,百病瘥方。

钟乳粉三分　萆薢三分　苁蓉三分　干地黄六分　薏苡仁三分　菟丝仁四分

上六味,捣筛,以鸡子黄、枣膏和,丸如梧子。酒服十丸,渐至二十丸,日再服。忌芜荑。

又远志丸,疗男子痿弱方。

续断二两　薯蓣二两　远志二两,去心　蛇床子二两　肉苁蓉二两

上五味,捣筛,以雀卵和,丸如小豆。以酒下七丸,至十丸。百日知之,神良。

文仲疗阴下湿痒,又痿弱,粉散方。

白粉　干姜　牡蛎各三分,熬

上三味,捣筛为散,欲卧时粉阴下,至起亦粉,粉盛疏布袋中,扑之佳。此大验。又方加麻黄根三两。

又方

矾石熬令汁尽　蛇床子　黄连各三分

上三味,为散,粉之同前。

《经心录》雄蛾散,疗五劳七伤,阴痿,十年阳不起,皆由少小房多损阳,神女养母得道方。

雄蛾十二分,熬　石斛三分　巴戟天二分　天雄二分,炮

五味子二分　蛇床子二分　薯蓣二分　菟丝子二分　牛膝二分

远志二分,去心　苁蓉五分

上十一味,捣筛为散。以酒服方寸匕,亦可丸服,日三。忌猪肉、冷水。出第四卷中。

虚劳小便利方五首

《病源》:此由下焦虚冷故也。肾主水,与膀胱为表里,膀胱主藏津液。肾气衰弱,不能制于津液,胞内虚冷,水下不禁,故小便利也。出第四卷中。

深师黄芪汤,疗虚乏四肢沉重,或口干吸吸少气,小便利,诸不足方。

黄芪三两　茯苓二两　桂心二两　芍药二两　甘草一两

半夏三两,洗　生姜五两　当归一两　大枣三十枚　人参二两

桑螵蛸二十枚,熬,两片破

上十一味,切,以水一斗,煮取四升,分服一升。忌海藻、菘

菜、羊肉、饧、生葱、大酢。出第四卷中。

又疗虚劳，腹满食少，小便多，黄芪建中汤方。

黄芪三两　甘草三两，炙　大枣三十枚　桂心二两　芍药四两　生姜四两　人参二两　半夏一升，洗

上八味，切，以水一斗，煮取三升，去滓，分三服。忌海藻、菘菜、羊肉、饧、生葱。《古今录验》同。出第十九卷中。

又阿胶汤，疗虚劳，小便利而多。有人虚劳服散，又虚热盛，当风取冷，患脚气喜发动，兼小便利，脉细弱，服此方利即减。

阿胶二两　干姜二两　麻子一升，捣碎　远志四两，去心　附子一枚，炮　人参一两　甘草一两，炙

上七味，切，以水七升，煮六味，取三升，去滓，内胶烊销，分三服。一方云：小便利多，日夜数十行，一石五斗者良。忌猪肉、冷水、海藻、菘菜。

《小品》黄芪汤，疗虚劳少气，小便过多方。

黄芪二两　麦门冬二两，去心　大枣三十枚，擘　芍药二两　干地黄二两　黄芩一两　桂心二两　生姜二两　当归二两　甘草二两，炙

上十味，切，以水九升，煮取三升，去滓，分三服。忌海藻、菘菜、生葱、芜荑、猪肉、冷水。出第十卷三中。一方有黄连一两。

《必效》疗虚劳，下焦虚冷，不甚渴，小便数，黄芪建中汤方。

黄芪三两　桂心二两　人参二两　当归二两　芍药三两　生姜八两　胶饴八两　大枣三十枚

上八味，切，以水一斗，煮七味，取三升，去滓，下饴烊销，分三服。若失精，加龙骨一两、白蔹一两。忌生葱。

第十八卷

脚气论二十三首

《千金》论曰:考诸经方,往往有脚弱之论,而古人少有此疾。自永嘉南渡,衣缨士人多有遭者。岭表、江东有支法存、仰道人等,并留意经方,偏善斯术。晋朝仕望,多获全济,莫不由此二公。又宋、齐之间,有释门僧深,师仰道人,述支法存等诸家旧方,为三十卷。其脚弱一方近百余首。魏周之世,盖无此病。所以姚公《集验》,殊不殷勤。徐王撰录,未以为意,特以三方鼎峙,风教未一,霜露不均,寒暑不等,是以关西河北之人,不识此病。自圣唐开辟,六合无外,南极之地,襟带是重,爪牙之寄,作镇于彼,不袭水土,往者皆遭。近来中国士大夫虽不涉江表,亦有居然而患之者,良由今代天下,风气混同,物类齐等,所致之耳。然此病初得,即先从脚起,因即胫肿,时人号为脚气。深师云脚弱者,即其义也。深师述支法存,所用永平山敷施连、范祖耀、黄素等诸家疗脚弱方,凡八十余条,皆是精要。学者寻览,颇觉繁重,正是方集耳。卒欲救急,莫测指南。今取其所经用灼然有效者,以备仓卒,余者不复具述。

论何以得之于脚? 问曰:风毒中人,随处皆得作病,何偏著于脚也? 答曰:夫人有五脏,心肺二脏,经络所起在手十指;肾、肝与脾三脏,经络所起在足十指。夫风毒之气,皆起于地,地之寒暑风湿,皆作蒸气,足常履之,所以风毒之中人也,必先中脚。

久而不瘥,遍及四肢腹背头项也。微时不觉,痼滞乃知。经云:次传、间传是也。

论得已便令人觉否? 凡脚气病,皆由感风毒所致。得此病多不令人即觉,会因他病一度乃始发动,或奄然大闷,经三两日不起,方乃觉之。诸小庸医皆不识此疾,谩作余病疗之,莫不尽毙。故此病多不令人识也。始起甚微,食饮嬉戏,气力如故,唯卒起脚屈弱不能动,有此为异耳。黄帝云:缓风、湿痹是也。

论风毒相貌。夫有脚气未觉异,而头项臂膊已有所苦;有诸处皆悉未知,而心腹五内已有所困。又风毒之中人也,或见食呕吐,憎闻食臭,或腹痛下痢,或大小便涩秘不通,或胸中冲悸,不欲见光明,或精神惛愦,或喜迷忘,语言错乱,或壮热头痛,或身体酷冷疼烦,或觉转筋,或脚胫肿,或不肿,或䯏腿顽痹,或时缓纵不随,或复百节挛急,或少腹不仁,此皆脚气状貌也,亦云风毒脚气之候也。其候难知,当须细意察之,不尔,必失其机要。一朝病成,难可以理。妇人亦尔。又有妇人产后,春夏取凉,多中此毒,宜深慎之。其热闷掣疭,惊悸心烦,呕吐气上,皆其候也。又但觉脐下冷痹,愊愊然不快,兼小便淋沥,不同生平,即是脚气之候。顽弱名缓风,疼痛为湿痹。

论得之所由。凡四时之中,皆不得久立久坐湿冷之地,亦不得因酒醉汗出脱衣靴袜,当风取凉,皆成脚气。若暑月久坐久立湿地者,则热湿之气蒸入经络,病发必热,四肢酸疼烦闷。若寒月久坐久立湿冷地者,则冷湿之气上入经络,病发则四体酷冷转筋。若当风取凉得之者,病发则皮肉顽痹,诸处𥆧动,渐渐向头。凡常之日,忽然暴热,人皆不能忍,得者当于此时,必不得顿取于寒以快意也。卒有暴寒,复不得受之,皆生病也。世有勤功力学之士,一心注意于事,久坐行立于湿地,不时动转,冷风来击,入于经络,不觉成病也。故风毒中人,或先中手足十指,因汗毛孔开,腠理疏通,风如击箭,或先中足心,或先中足跗,或先中膝以下踹胫表里者。若欲使人不成病者,初觉即灸所觉处三二十壮,因此即愈,不复发也。黄帝云:当风取凉,醉已入房,能成此疾。

论冷热不同。问曰:何故得者有冷有热?答曰:足有三阴三阳,寒中三阳,所患必冷;暑中三阴,所患必热,故有表里冷热。冷热不同,热者疗以冷药,冷者疗以热药,以意消息之。脾受阳毒即热顽,肾受阴湿即寒痹。

论须疗缓急。凡小觉病候有异,即须大怖畏,决意疗之。伤缓气上入腹,或肿或不肿,胸胁逆满,气上肩息,急者死不旋踵,宽者数日必死,不可不急疗也。但看心下急则气喘不停,或白汗数出,或乍寒乍热,其脉促短而数,呕吐不止者,皆死也。

论脉候法。凡脚气虽复,诊候多途,而三部之脉要,须不违四时者为吉。其逆四时者勿治,余如脉经所说,此中不复俱载。其人本黑瘦者易治,本肥大肉厚赤白者难愈。黑人耐风湿,赤白不耐风,瘦人肉硬,肥人肉软,肉软则受疾至深,难已也。

论肿不肿。凡有人久患脚气,不自知别,于后因他病发动,疗之得瘥。后直患呕吐而复脚弱,余为诊之,乃告为脚气。病者曰:我平生不患脚肿,何因名为脚气?不肯服汤。余医以为石发,狐疑之间,不过一旬而死。故脚气不得一向以肿为候,有肿者,亦有不肿者。其以小腹顽痹不仁者,脚多不肿。小腹顽后不过三五日,即令人呕吐者,名脚气入心,如此者死在旦夕。凡患脚气,到心难治,以其肾水克心火故也。

论须慎不须慎。凡脚气之病,极须慎房室、羊肉、牛肉、鱼、蒜、蕺菜、菘菜、蔓菁、瓠子、酒、面、酥油、乳糜、猪、鸡、鹅、鸭。有方用鲤鱼头，此等并切禁，不得犯之，并忌大怒。唯得食粳米、粱米、粟米、酱、豉、葱、韭、薤、椒、姜、橘皮。又不得食诸生果子、酸酢之食，犯之者皆不可瘥。又大宜生牛乳、生栗子。

论善能疗者几日可瘥？凡脚气病，枉死者众，略而言之有三种。一觉之伤晚，二骄狠恣傲，三狐疑不决。此之三种，正当枉死之色，世间虽有良医，而病人有性灵，堪受人者，更复尠少。故虽有骐骥而不遇伯乐，虽有尼父而人莫之师。其为枉横，亦犹此也。今有病者，有受人性，依法使余疗之，不过十日，可得永瘥矣。若无受人性者，亦不须为疗，纵令疗之，恐无瘥日也。非但脚气，诸病皆然。良药善言，触目可致，不可使人必服。法为信者施，不为疑者说。出第七卷中。

《病源》：凡脚气病，皆由感风毒所致也。得此病者，多不即觉。或先无他病而忽得之，或因众病后得之。初甚微，饮食嬉戏，气力如故，当熟察之。其状自膝至脚有不仁，或若痹，或淫淫如虫所缘，或脚指及膝胫洒洒尔，或脚屈弱不能行，或微肿，或酷冷，或痛疼，或缓纵不随，或挛急；或有至困能饮食者，或有不能者，或见饮食而呕吐，恶闻食臭；或有物如指，发于踹肠，径上冲心气上者；或举体转筋；或壮热头痛；或胸心忪悸，寝处不欲见明；或腹内苦痛而兼下者；或语言错乱，有善妄误者；或眼浊，精神惛愤者，此皆病之证也。若疗之缓，便上入腹。入腹或肿或不肿，胸胁满，气上便杀人。急者不全日，缓者或一二三月。初得此病，便宜速疗之，不同常病也。

病既入脏，其脉有三品，内外证候相似，但脉异耳。若病人脉得浮大而缓，宜服续命汤两剂。若风盛，宜作越婢汤加术四两。若脉转驶而紧,宜服竹沥汤。若脉微而弱,宜服风引汤二三剂。此皆多是因虚而得之。若大虚乏短气,可间服补汤,随病体之冷热而用之。若未愈,更服竹沥汤。若病人脉浮大而紧驶,此是三品之中最恶脉也。脉或沉细而驶者,此脉正与浮大而紧者同是恶脉。浮大者,病在外;沉细者,病在内,疗亦不异,当消息以意耳。其形或尚可,而手脚未及至弱,数日之内,上气便死。如此之脉,急服竹沥汤,日服一剂,汤势常令相及,勿令半日之内空无汤也。若服竹沥汤得下者,必佳也。此汤竹沥多,服之皆须热服之;不热,辄停在胸膈,更为人患。若已服数剂,病及脉势未折,而若胀满者,可作大鳖甲汤下之。汤势尽而不得下者,可以丸药助令得下,下后更服竹沥汤,辄令脉势折,气息料理乃佳。

江东岭南,土地卑下,风湿之气易伤于人。初得此病,多从下上,所以脚先屈弱,然后毒气循经络渐入腑脏。腑脏受邪,气便喘满。以其病从脚起,故名脚气。其汤熨针石,别有正方,补养宣导,今附于后。

《养生方导引法》云:坐,两足长舒,自纵身,内气向下,使心内气一作柔和适散,然后屈一足安膝下,努长舒一足,仰取指向上便急,仰眠头不至席,两手急努向前,头向上努挽一时。各各取势,来去二七,递互亦然。去脚疼腰髆冷、血冷风痹,日日渐损。

又云:覆卧傍视,内踵生腰,以鼻内气,自极七息。除脚中弦痛转筋,脚酸疼,脚痹弱。

又云:舒两足坐,散气向涌泉,可三通,气彻到始收。右足屈卷,将两手急捉脚涌泉,挽足踏手,手挽足踏,一时取势。手足用力,逆气向下三七,不失气,数寻。去肾中冷气,膝冷脚疼。

又云:一足屈之,足指仰,俟急,一足安膝头。散心两足跟,出气向下。一手拓膝头，向下急捺，一手向后拓席，一时极势，左右亦然二七。去膝痹疼急。

又云：一足踏地，一足向后，将足解溪安腨上，急努两手，偏相向后，侧身如转，极势二七，左右亦然。去足疼痛，痹急腰痛。出第十三卷中。

吴氏窃寻苏长史、唐侍中、徐王等脚气方，身经自患三二十年，各序气论，皆有道理，俱述灸穴，备说医方，咸言总试，但有效验，比来传用，实愈非虚。今撰此三本，勒为二卷。色类同者，编次写之，仍以朱题苏、唐、徐姓号，各于方论下，传之门内，以救疾耳。

苏长史论曰：脚气之为病，本因肾虚，多中肥溢肌肤者，无问男女。若瘦而劳苦，肌肤薄实，皮肤厚紧者，纵患亦无死忧。一瘥已后，又不可久立蒸湿等地，多饮酒食面，心情忧愤，亦使发动。晋宋以前，名为缓风。古来无脚气名，后以病从脚起，初发因肿满，故名脚气也。又有不肿而缓弱，行卒屈倒，渐至不仁，毒气上阴攻心便死，急不旋踵，宽延岁月耳。然则缓风毒气，得其总称矣。近来诸医，多宗《小品》所说，粗为详悉，而因循旧贯，颇为胶柱。《肘后》单略，时有可依。《集验》亦遵《小品》，胡洽、陶公，微在梗概，并非身以经患，不能原始要终也。今略述病有数种，形证不同，一人经病三十年中便数发，每发差异，为疗亦殊。前用经效，后用便增，一旬之内，变候不等，未能深达，往往致毙，固不可先方救后发也。鄙年二十许时，因丁忧得此病，三十年中，已经六七度发，每发几死。后发时大况虽同，三分论之，二分有异，依旧用瘥方疗，不复有效，更张乃瘳耳。一分同者，毒气除后，手足缓弱，顽痹不仁，服侧子金牙酒，往往得瘥。此酒脚气之要也，余无以加。痿躄不能动者服之，指期取起。二分异者，毒气入腹,冷热不同,已经投药,虚实亦异,或补或泻,须临时变革也。按《小品》《集验》脚气脉三种,以缓脉为轻,沉紧为次,洪数者为下。凡三十年,见得此病者数百,脉沉紧者多死,洪数者并生,缓者不疗自瘥,大况如此。疗之违法,虽轻亦殆;疗之得理,虽重可生也。凡脚气为疾,不同余病,风毒不退,未宜停药。比见病者皆以轻疾致毙,或以病小则言疾自愈,废药不服,或已服药而患未退,诸药病相违,乃改为他疗,皆自取危殆。如之何?略述所知,以示同病者。

苏:凡脚气病多以春末夏初发动,得之皆因热蒸,情地忧愤,春发如轻,夏发更重,入秋少轻,至冬自歇,大约如此。亦时有异于此候者。近入京以来,见在室女及妇人,或少年学士得此病者,皆以不在江岭,庸医不识,以为他病,皆错疗之,多有死者。风气毒行,天下遍有,非独江岭间也。既妇人亦病,又非由肾虚而得。卑湿之土,斯病尤众,不为此疗,冤死极多,深用哀悼,无如之何。夫疗脚气者,须顺四时。春秋二时,宜兼补泻;夏时疾盛,专须汗利;十月以后,乃用补药。虽小小变通,终不越此法。或有凡人曾以夏时见患汗利得瘥,冬时遇病还令汗利;冬时见患用补药得除,夏时遇病还用补药,此并下愚,专固同之。医者虽怀济物之心,翻有致死之效,既未深达,以何瘥疗?又如野葛救饥人乎?今录此方,并经试验,患者披览,当状自疗,必有验效,殊胜庸医也。幸当传之,以济危殆矣。

苏:凡脚气病虽苦虚羸,要不可补之,补药唯宜冬月酒中用之。丸散亦不可补,服之胪胀,非泻不瘥。惟昆布丸用葶苈子、大黄乃佳耳。庸医多不晓此,谓为肾虚多将补药,有不经剂而毙也。古方多用风引续命汤疗之,犹十愈一二,若气毒少而风多者,若以疗脚气法用疗风,则十愈八九矣。如当病用药,终无不瘥。脚气非死病,若不肯疗,盖自取死,非病能杀人也。若在远无药物处,病毒深,非灸不能瘥病者不论耳。中华足药,病不肯疗而致死者,深可痛哉!

苏:夫脚气病不可常服补药,补药多令鼓胀紧实,难救也。每月之中,须五六度行利为佳。纵常服药,时时取利,亦宜时取汗,当候冷热,随时消息,不可专一法。觉热烦口干,头面热闷,即须取冷。觉顽痹不仁,身体强屈冷疼者,便暖将息。此并可解,寻常饮酒,作豉酒服之,大辟风湿,兼利腰脚,昼日莫多卧,须力遨游,舒畅情性,以勿睡也。

苏:诸毒气所攻,攻内则心急闷,不疗至死。若攻外毒出皮肤则不仁,不仁者膏摩之瘥。若未出皮肤,在荣卫刺痛者,随痛处急宜灸三五炷即瘥,不必要在孔穴也。远方无药物处,急宜灸之。腹背手足诸要穴,皆能疗此病。纵明堂无正文,但随所苦,火艾彻处,痛便消散,此不可不知也。又候灸疮瘥后,瘢色赤白,平复如本,则风毒尽矣。若色青黑者,风毒未尽,仍灸勿止,待肢体轻乃休矣。

苏:疗脚气不可全补,当依前论,随四时候病虚实疗之,常宜食犊肉、犊蹄、鲫鱼、鲤鱼、猪兔肉、葱、芥、薤、莼等菜。猪肝食法,先汤中浸之,使才熟作䐑切,以酱汁和水,并著一抄米姜椒,煮令极熟,每食下饭大补益,消得脚气。生姜、蒜、豉当食大佳。不宜食面及羊肉、萝卜、蔓菁、韭。酒醉房室、久立冷湿、船行水气、夏月屋中湿气热气、劳剧、哭泣忧愤,如此等类,好使气发也。初以微发,即服煮散以压之。服煮散不必日别二三服,量病轻重,日一服,或二日一服,以攘毒耳。若毒气盛,非煮散所能救者,急服麻黄等汤也。毒气既退,唯苦顽痹,两脚缓弱,十月服侧子酒,不至三剂,皆即能行。

苏:凡脚气复发,或似石发,恶寒壮热,头痛手足冷,或似疟发,发作有时,又似伤寒,脉甚洪急,七日以后,壮热既定,则脚气状见也。冷毒盛胀,即服金牙酒;热毒盛胀,即服紫雪。平平胀者,单用槟榔饮子亦瘥。患脚气人,远行在家,常有金牙、紫雪,不虞病发,便能起死,诸大汤药,卒求难济。

苏:凡脚气虚病,猛在皮肤,毒未入者,可服三五剂,大小竹沥汤惟宜多热者,大小续命汤时宜可用,不宜多至十剂也。石斛酒及钟乳酒,恶于侧子,而伤缓钝小。石斛散及钟乳散,宜多冷者,犹不如侧子酒中加钟乳一二十两、白石英一二斤,合渍服之,其力数倍。两脚缓弱者服之,百日皆起行。消息脚气法,依此消息,必得气愈。第一忌嗔,嗔即心腹烦,烦即脚气发。第二忌大语,大语即损肺,肺损亦发动。又不得露脚当风入水,以冷水洗脚,脚胫尤不宜冷,虽暑月常须著绵袴,至冬寒倍令两胫温暖,微有汗是大佳。依此将息,气渐薄损。每至丑寅日,割手足爪甲,丑日指,寅日足。亦宜十二日一度,割少侵肉去气。又数须用梳拢头,每梳欲得一百余梳,亦大去气。每旦长展脚坐,手攀脚七度,虚攀一度,令手著脚指,渐至脚心,脚极踏,手极攀,每日如此,脚气亦不伤人。

唐:若头面及项,少似热气上,即露背膊取冷,勿使腰肾冷;其背膊冷,极厚著衣,须如此姑息必渐瘥。若不解将息,立见危殆困笃,转加易发,致损性命。洗面及脚,皆须热汤,小添冷水洗之。又不得食酸饭,不用乘马。若能步行劳筋力,其脚气自然渐瘥。

唐:凡脚气病人,不能永瘥。至春夏还复发动,夏时腠理开不宜卧睡,睡觉令人按援,勿使邪气稽留,数劳动关节,常令通畅,此并养生之要,拒风邪法也。寻常有力,每食后行五百步,罢倦便止,此脚中恶气,随即下散,虽浮肿气不能上也。出上卷中。

脚气服汤药色目方一十九首

《千金》风毒之气,入人体中,脉有三品,内外证候相似,但脉有异耳。若脉浮大而缓,宜服续命汤两剂应瘥。若风盛,宜作越婢汤加术四两。若脉浮大而紧转驶者,宜服竹沥汤。若病人脉微而弱,宜服风引汤两剂应瘥。此人脉多是因虚而得之,若大虚短气力乏,可其间作补汤,随病冷热而用之。若未愈,更服竹沥汤。若病人脉浮大而紧驶,此是三品之中最恶脉也。脉或沉细而驶者,此脉正与浮大而紧者同是恶脉。浮大者病在外,沉细者病在内,治亦不异,但当消息以意耳。其形尚可,而手脚未及至弱,数日之中,气上便终,如此之脉,往往有人得之,无一存者,急服竹沥汤,日服一剂,切要汤势常令相及,勿令半日之中空无汤也。此汤竹汁多服之,若不极热,辄停在胸心,更为人患,每服当使极热。若服竹沥汤得下者必佳也。若已服三剂竹沥汤,病及脉势未折,而若腹胀满,可以大鳖甲汤下之。汤势尽而不得下,可以丸药助汤令得下,下后更服竹沥汤,趣令脉势折,气息料理便停,得服三十二物八风散佳。

又初得病,便摩野葛膏,日再,顽痹脚弱都愈,乃止。若服竹沥汤,脉势折如未病时,气力转胜,脚故未能行,体力充足,然后渐微行步。病重者,瘥后半年始能扶人行耳。既觉脉及体内瘥,但当勤服八风散,勿以脚未能行,轻加余疗,余疗未必得益,更生诸恶,失此诸疗也。猥人边亦勿行野葛膏。有人闻竹沥汤,即云恐伤腰脚者,即勿与疗。宜知此法,人无受八性者,不可医故也。不为疑者说,此之谓也。竹沥汤有三首,轻者服前方,重者次第服后方。此风毒乃相注易病人,宜将空缺服小金牙散,以少许涂鼻孔耳门,病困人及新亡人喜易人,强健人宜将服之,亦以涂耳鼻,乃可临近亡人及视疾者。绛囊带一方寸匕,男左女右臂上,此散毒,服宜从少始。金牙散方在第十二卷中。

　　病人唯宜服赤小豆饮,冬服侧子金牙酒。续命汤疗风毒病初得,似天行毒病,而脉浮缓,终不变驶。此不疗,或数日而死,或十日而死,或得便不识人,或发黄,或发斑,或目赤,或下部穿烂,或腿膝穿漏者。此最急得之,即先服续命汤一剂,须服葛根汤、麻黄汤下之。若故不折,更与续命汤两三剂必瘥。此病太急,令汤势相接,不可使半日阙汤,即便杀人。

　　又第一竹沥汤,疗两脚痹弱,或转筋,皮肉不仁,胀起如肿,按之不陷,心中恶,不欲食,或患冷方。

甘草三两,炙　秦艽一两　葛根一两　附子二枚,炮　黄芩一两　麻黄一两,去节　防己一两　杏仁五十枚　防风一两半升麻一两　茯苓三两　细辛一两　竹沥五升　桂心一两　干姜一两

　　上十五味,切,以水七升,合竹沥煮取三升,分三服,取汗。忌海藻、菘菜、猪肉、酢物、生菜、生葱。《翼方》无茯苓、杏仁,有白术。

　　又第二大竹沥汤,疗卒中风,口吃不能语言,四肢缓纵,偏痹挛急痛,风经五脏恍惚,恚怒无常,手足不随方。

竹沥一斗四升　独活二两　芍药二两　桂心二两　防风二两　麻黄一两,去节　白术二两　葛根二两　生姜三两　茵芋二两　细辛二两　茯苓三两　防己一两　乌头一枚,炮　人参一两

石膏一两　黄芩二两　芎䓖二两　甘草二两,炙

上十九味,切,以竹沥煮取四升,分六服,先未汗者取汗,一状相当即服。忌同。《翼方》无白术。

又第三竹沥汤,疗风毒入人五内,短气,心下烦热,手足烦疼,四肢不举,皮肉不仁,口噤不能语方。

当归二两　防风三两　生姜八两　白术三两　人参二两黄芩二两　芎䓖二两　细辛二两　桂心二两　茯苓三两　甘草二两,炙　附子二枚,炮　秦艽三两　葛根五两　升麻二两　麻黄二两,去节　蜀椒一两,汗

上十七味,切,以甘竹汁一斗九升,煮取四升,分五服。忌同。《翼方》有芍药、茯神、防己、通草,无茯苓、黄芩、芎䓖、升麻、蜀椒、麻黄、生姜。并出第七卷中。

《千金翼》疗脚气,常作榖白皮粥防之法,即不发方。

榖白皮切,五升,炙,勿取斑者,有毒

上一味,以水一斗半,煮取七升,去滓,煮米粥常食之。出第十六卷中。

崔氏疗脚气,夏月须食瓜及瓜饮子方。

生瓜一枚,去蒂四破,以水五升煮令烂,去滓　白术二两　生姜一两

上三味,切二物,以前汁煮取二升,去滓,分三服。禁食桃李、雀肉等。生瓜恐是木瓜。出第六卷中。

又疗脚气,毒遍内外,烦热,口中生疮者方。

服紫雪,强人服如两枣大,弱者减之,和水服,当利热毒。若经服石发热毒闷者,服之如神,胜三黄汤十剂。《备急》同。

又若冷胀毒闷方。

服金牙散，以汤如桃李许，和散如枣核大服。卒患取利及吐者，一服四分匕，用之若神良。《备急》同。并出第九卷中。

《必效》疗脚气方。

苍耳子五升　赤小豆二升　盐一斤

上三味，以水一石五斗，缓火煎取五六斗，去滓，别贮。取受斗半铛，于前泥四面，开一畔入火处，铛内著所煎汁，用浸脚，才令没踝，铛下微著炭火，常令温温。如汁渐尽不没踝，续续添使没。浸时仍于密房中，床前遮闭，为垂脾恐风。不能久坐之，仰卧亦得。连夜浸之弥佳。浸经三日外，其欲食饮常苦饥，便食任食。此一剂药汁尽必瘥。不过用半汁，即可。觉渐可，一日两日食一顿生猪肉烩大精。此方甚效。

又方

取上好椒未经蒸者，取三大斗，分为两袋。袋以布作长八寸。椒须满实，勿使虚，即以酢浆水三大升，盐一大升，内在浆中，即煮椒袋，可经十余沸即止。其铛釜底，仍微著火勿使冷。又取冷酢浆一大升，安贮盆中，即取前件袋一枚，内于冷浆盆里。患人于床上坐，垂脚床下，盆安地上，将两脚踏盆中热袋上，其椒袋冷热令可忍。觉椒袋如冷，即换取釜中热袋，还准前盆中以脚踏之。如冷还于旧釜中，以火温使热，更互用之。其床前可垂毡席到地，勿使风吹脚。如两脚至膝以来，牵风如虫行头项及四肢身体，总于腹中如雷鸣，气下即休踏椒袋。得汗间觉心气闷，可取冷饭吃二三口，以鹿脯下，勿食猪羊肉、鱼及臭秽，又不得食粳米。如须和羹，可以苏和，兼生姜合皮吃，面饼、蒜、葱、酱、豉、醋等并得食。踏袋得汗已，后觉微利，勿怪之，此是病状通泄之候。若不瘥，隔日三日二回，取旧汤袋依前法踏之，得汗还止。觉腹中缓空能食,起即停。如未觉损,终而复始,以瘥为度。白桑叶膏服之,亦可不相妨。

又方

白椹桑叶切细,取大斗一石。如无叶,即取软条,还细锉取一石。以清水一石五斗,于一釜中,和上件一石白桑椹叶,即火煮使常沸。其汤可有五斗许,即滤却叶更煎,可有二斗以来,移于铛中,又煎取三升以下,二升以上,似稠饧即止。每旦空腹服一匙,至日晚又服一匙。如呕不能下,可和羹和粥和食,能吃不呕。能服一七日以上,即觉四肢通畅,下泄气。泄气以后,两脚肿勿怪,此得药力,是病瘥候。此法已经疗五六十人以上,异种神效。

又方

大半夏三两,净,削去皮　生姜汁三升

上二味,水五升,煮取二升,去滓,空腹一服尽,每日一剂,三剂必好。禁羊肉、饧。此方梁公家出,方始有本,奇异神效。并出第三卷中。

苏恭云:凡患脚气,每旦早食任意饱,午后少食,日晚不食弥佳。如饥可食豉粥,若暝不消,及吃难消之物,致霍乱转筋,十不一活。若晚食不消,欲致霍乱者方。

高良姜一两,打碎

上一味,以水三升,煮取一升,顿服尽,即消。待极饥,乃食一碗薄粥,其药唯极饮之良。若卒无高良姜,取母姜一两切之,以清酒一升,煮令极沸,并滓饮之,虽不及高良姜,亦大验。

又若已觉著脚气,宜服此方。

蒜三升,去心,切,熬令黄色　桃仁一升,去皮尖双仁,熬令紫

色　豉一大升,熬令香

上三味,合和,生绢袋盛,以美酒一斗渍之,夏月三日,冬月七日。初服半升,渐加至二升,量增减。若尽,更著五升美酒渍饮之,加椒一二合尤妙。

又方

香豉一升,小便一升,和渍少时,令有稠色,去滓。平旦空腹服,三日一停,三日复作,服以瘥为度。

又紫雪,疗脚气毒遍内外,烦热,口中生疮,狂易叫走,及解诸石草热药毒发,邪热卒黄等,瘴疫毒疬,卒死温疟,五尸五注,心腹诸疾,绞刺切痛,蛊毒鬼魅,野道热毒,小儿惊痫,百病最良方。

黄金百两　寒水石三斤　石膏三斤　磁石三斤　滑石三斤　玄参一斤　羚羊角五两,屑　犀角五两,屑　升麻一升　沉香五两　丁子香一两　青木香五两　甘草八两,炙

上十三味,以水一斛,先煮五种金石药,得四斗,去滓后内八物,煮取一斗五升,去滓,取硝石四升,芒硝亦可,用朴硝精者十斤投汁中,微炭上煎,柳木篦搅勿住手,有七升,投在木盆中,半日欲凝,内成研朱砂三两,细研麝香当门子五分,内中搅调,寒之二日,成霜雪紫色。病人强壮者,一服二分,当利热毒;老弱人,或热毒微者,一服一分,以意节之。合得一剂,支十年许用,大神妙,不用余。论脚气病经服石药发热毒闷者,服之如神。水和四分,服胜三黄汤十剂。以后依旧方用麝香丸,下脚气,或热胀曾用,不如金牙散良。忌海藻、菘菜、生血物等。

又金牙散方,此方并要。

金牙研　曾青研　礜石研,泥裹烧半日　丹砂研　雄黄研　朴硝研　寒水石研　代赭研　龙骨研　犀角屑　獭肝炙　鹳骨

炙 狸骨炙 巴豆去心皮,熬 大黄 野葛皮炙,各三分 牛黄别入 麝香别研 升麻 桂心 附子生用去皮 鬼臼 鬼督邮黄环 鸢根本草有鸢尾,此云鸢根,即是用鸢尾之根也 青木香 牡蛎熬 苏合香研,别入 常山 茯苓 黄芪 知母 龙胆各二分 露蜂房 玉支 茵草一本作茵芋 鬼箭羽 徐长卿石长生 蜀漆 当归 桔梗 白薇各一分 蜈蚣一枚,炙蝎蜥一枚,炙 芫青炙 地胆炙 亭长炙,各三十九枚 椒四十九枚,汗

上四十九味,合捣为散,以汤如桃李许,和散三分匕,或如枣核服之。常患者日再服,平患取利,吐者服四分匕。若以绛袋裹方寸匕、三匕带之,辟诸恶疠。忌食生冷、芦笋、生葱菜、猪肉、冷水、酢物、陈臭、生血等物。合药用腊月王相日,勿令秽污风见之,以蜡纸裹得二年用。此药能冷热,能虚实,说其功效,卒不尽矣。

凡服药散酒丸等,但所服者众,蒙效者寡。或五脏证候不同,七情有所乖舛,分两参瘥,冷热有异。故陶隐居云:医者,意也。古之所谓良医,盖以其意量而得其节,是知疗病者皆意出当时,不可以旧方医疗。今之人或异于此,病势少与,方题似便,即以和合病机,未察诊候宜然,大同小异,致令乖舛,定取危殆如之何。又云:代无良医,枉死者半。此之一言,深可悲也。

凡患脚气者,虽苦虚羸,不得多服补药,服之胪胀,非泻不瘥。但益虚羸也,唯冬月得用补药。如冬月仍患气不除者,亦不得服。可斟酌此。大者患气,寻常须微利,但不得大利益虚耳。凡脚顽至冬,则定者多。所以然,冬肾王,王则不受邪,所以腰脚得利也。凡此有五种,冷脚气、热脚气、平平脚气、大虚脚气、大实脚气。或患变作五者,冷者专泻,亦兼疗风毒,寻趁脚气,乃似

伤寒,参差危殆,深须晓识。若不通博,不如不为金牙散,功少大猛,就中姑息,兼疗诸病,蛊毒注忤,鬼魅野道,肺痿骨蒸,传尸相易,为第一药。用物既多斟酌,用悉要者乃为施功。少合之须得真好法,得瘥不要尽剂用之。并出第一卷中。

《近效》疗脚气方。

附子五两,炮　甘草五两大,炙

上二味,并细锉,以水五斗,煎取二斗半,置盆中。以版子阔三寸许,横汤上,共水面平,脚踏板上,以汤将脚,水冷即休。此汤得四五度用,脚气永除。此方极验。

又桑煎,疗水气肺气痈肿,兼风气方。

桑条二两,亦用大秤大两

上一味,细锉如豆,以水一大升,煎取三大合,如欲得多造,准此增加。先熬令香,然后煎。每服肚空吃,或如茶汤,或羹粥,每服半大升。亦无禁忌。

又本方云:桑枝平,不冷不热,可以常服。疗遍体风痒干燥,脚气风气,四肢拘挛,上气眼晕,肺气咳嗽,消食利小便,久服轻悦耳目,令人光泽,兼疗口干。《仙经》云:一切仙药,不得桑煎不服。出《抱朴子》。

桑枝细切,一小升

上一味,熬令香,以水三大升,煎取二大升。一日服尽,无问食前后,比服只依前方。

脚气不随方五首

崔氏侧子酒,疗脚气不随方。

侧子四两,炮　生石斛八两,碎　磁石八两　独活三两　秦

芁三两　甘草三两,炙　紫苏茎一握　前胡四两　防风三两　茯
苓八两　黄芩三两　五味子四两　防己三两　桂心二两　丹参
三两　蜀椒二两,出汗　山茱萸四两　芎劳二两　细辛二两　当
归三两　白术四两　干姜三两　薏苡仁一升三合

上二十三味,薄切,绢袋贮,以清酒四升浸五日,一服四合,
日再,细细加至八九合,温饮。慎生冷、猪肉、蒜、面。其中间觉
热渴,得饮豉酒,豉仍须蒸曝之。忌海藻、菘菜、桃李、雀肉、生
葱、生菜及酢等物。

又煮散方。

地骨皮十二分　麻黄六分,去节　杏仁八分,去皮尖两仁
防己二十分　黄芩十分　羚羊角屑,八两　茯苓十二分　泽泻六
分　细辛五分　薏苡仁二十分　石斛二十分　人参六分　白术
十分　大黄六分　磁石二十分　丹参十分　犀角八分,屑　蒺藜
子十二分　甘草十分,炙　桂心六分　生姜十二分　前胡八分

上二十二味,捣,以粗葛筛度,搅使极调,三两为一剂,以后
药汁二升,煮取一升。顿服之,日服一剂,以小便利为度。忌海
藻、菘菜、生葱菜、桃李、雀肉、酢等物。

又小饮子法。用煮前散。

大枣五枚,擘　桑根白皮五两　白前二两　橘皮二分

上四味,切,以水五升,煮取二升,将煮前散,慎如药法。

又若脚气上入少腹,少腹不仁,即服张仲景八味丸方。

干地黄八两　泽泻四两　附子二两,炮　薯蓣四两　茯苓三
两　桂心三两　牡丹三两,去心　山茱萸五两

上八味,捣筛,蜜和,为丸如梧子。酒服二十丸,渐加至三十
丸。仍灸三里、绝骨。若脚数转筋,灸承山。若脚胫内稍不仁,

灸三阴交。忌猪肉、冷水、生葱、酢物、芜荑。

又脚气虽瘥，至冬季间，常须服侧子酒方。

侧子二两，炮　干姜二两　石斛八两　丹参三两　牛膝二两　甘草二两，炙　防风三两　干地黄四两　芎䓖二两　当归三两　桂心三两　五味子三两　白术二两　秦芄三两　防己二两　椒二两，汗　独活三两　山茱萸四两　细辛二两　黄芩二两　茯苓四两　附子一两，炮

上二十二味，切，绢袋贮，以酒三斗五升浸，秋冬七日，春夏五日。一服四合，日二，细细加之，以知为度。得食羊、鹿、獐肉，鸡亦得食。忌海藻、菘菜、猪肉、冷水、桃李、雀肉、生葱、生菜、芜荑、酢物。并出第六卷中。

风毒脚弱痹方六首

《千金》疗恶风毒气，脚弱无力，顽痹，四肢不仁，失音不能言，毒气冲心。有人病者，但一病相当即服，第一服此麻黄汤，次服第二、第三、第四方。

麻黄一两，去节　防风二两　大枣二十枚，擘　当归二两　茯苓三两　升麻二两　芎䓖二两　白术二两　芍药二两　麦门冬二两，去心　黄芩二两　桂心二两　杏仁三十枚，去皮尖　甘草二两，炙

上十四味，切，以水九升，清酒二升，合煮取二升半。分四服，日三夜一。覆令小汗，粉之，莫令见风。忌海藻、菘菜、生葱、桃李、雀肉、酢物。

第二服独活汤方。

独活四两　干地黄三两　芍药二两　葛根一两　桂心二两

生姜五两　麻黄二两,去节　甘草二两,炙

上八味,切,以水八升,清酒二升,合煮取二升五合,去滓。分四服,日三夜一。犯之一进不愈。忌海藻、菘菜、生葱、芜荑。脚弱特忌食瓠子、蕺菜。

第三服兼补厚朴汤,并治诸气咳嗽逆气呕吐方。

吴茱萸一升,一方用三两　半夏七两,洗　干地黄二两　生姜一斤　芎䓖二两　桂心二两　厚朴二两,炙　芍药二两　当归二两　人参二两　黄芪三两　甘草三两,炙

上十二味,切,以水二斗,煮猪蹄一具,取一斗二升,去上肥,内清酒三升,合煮取三升。分四服,相去如人行二十里久。忌同。

又第四服风引独活汤,兼补方。

独活四两　人参二两　附子一两,炮　大豆二升　桂心二两　防风二两　芍药二两　当归二两　茯苓三两　黄芪二两　干姜二两　甘草三两,炙　升麻一两半

上十三味,切,以水九升,清酒三升,合煮取三升半,去滓。分四服,相去二十里久。忌同。

又疗脚弱,神验防风汤方。

防风三两　独活二两　黄芩二两　茵芋二两　葛根二两　芎䓖二两　细辛一两　蜀椒一两,出汗　防己一两　桂心一两　芍药二两　麻黄一两,去节　石膏一两,碎　生姜三两　乌头二枚,炮　茯苓三两　甘草二两

上十七味,切,以竹沥一斗,煮取四升,去滓。分六服,一日一夜服尽,其间可常作赤小豆饮。有人脚弱,先常服竹沥汤四剂,未觉增损,作此方后,觉得力。云:脉沉细驶,风在内者作此汤也。忌海藻、菘菜、猪肉、冷水、生葱、生菜、酢物。

又越婢汤,疗风痹脚弱方。

麻黄六两,去节　石膏半斤,碎　白术四两　大附子一枚,炮
生姜三两　大枣十五枚,擘　甘草二两,炙

上七味,切,以水七升,先煮麻黄再沸,去上沫,内诸药,煮取
二升。分三服,覆取汗。一方用附子二枚。忌海藻、菘菜、猪肉、
冷水、桃李、雀肉等。此仲景方。本云越婢加术汤,又无附子。胡
洽云:若恶风者加附子一枚,多冷痰者加白术。并出第七卷中。

大小续命汤中风方二首

唐侍郎大续命汤,主手足挛急及不随。此方疗苦脚气上,又
中风,四肢壮热如火,挛急,或纵不遂,气冲胸中方。

当归二两　芎䓖一两　桂心一两　麻黄二两,去节　芍药一
两　石膏一两　生姜三两　人参一两　防风二两　黄芩一两
杏仁四十枚　甘草一两,炙

上十二味,切,以水九升,煮取三升,去滓,分四服。忌海藻、
菘菜、生葱等。深师同。

又小续命汤,疗中毒风,口不能言,咽中如塞,或缓或急,身
体不自收,冒昧不知痛处,拘急不得转侧方。

麻黄三两,去节　甘草一两,炙　桂心一两　石膏二两　芎
䓖二两　干姜二分　黄芩一两　当归二分　杏仁二十枚

上九味,切,以水九升,煮取二升,去滓,分二服,薄取汁,莫
见风。不瘥复作,禁如药法。并疗久失声,上气呕逆,面目肿,皆
愈。服汤已,多体虚,宜兼补。忌海藻、菘菜、生葱等。

不仁不能行方三首

《千金》风引汤,疗两脚疼痹肿,或不仁拘急,屈不得行方。

麻黄二两,去节　吴茱萸一两　独活二两　秦艽一两　石膏二两　杏仁六十枚　白术三两　茯苓二两　桂心一两　人参一两　细辛一两　干姜一两,碎　防风一两　防己一两　芎劳一两　甘草一两,炙　附子一两,炮

上十七味,切,以水一斗六升,煮取三升,分三服,取汗佳。忌海藻、菘菜、生葱、生菜、桃李、雀肉、酢等物。

又小风引汤,主中风腰脚疼痛弱者方。

独活二两　防风二两　当归二两　茯苓三两　大豆二升　人参三两　干姜二两　附子一枚,炮　生石斛二两　甘草二两,炙

上十味,切,以水九升,酒三升,煮取三升,去滓。分四服,服别如人行十里久。忌海藻、菘菜、猪肉、冷水、酢等。一方无干姜、石斛,有桂心、黄芪。

又金牙侧子酒,疗风湿痹不仁,脚弱不能行,常用古方,今新出。

侧子炮　牛膝　丹参　山茱萸　萆薢根　杜仲去皮,炙石斛各四分　防风　干姜　椒汗　细辛　独活　秦艽　桂心芎劳　当归　白术　茵芋炙,各三分　五加皮五分　薏苡仁一升,碎

上二十味,并细切,绢袋盛,清酒四五升,渍五六宿。初服三合,日再服,稍加,以知为度。患目昏头眩者弥精。忌猪肉、冷水、生葱、生菜、桃李、雀肉等。方中无金牙,未详其名。并出第七卷中。

因脚气续生诸病方四首

《千金》云：虽患脚气，不妨乳动石发，皆须服压石药疗之。夫因脚气续生诸病者，则以余药对之。或大小便不利，则以猪苓、茯苓及诸利小便药疗之。大便极坚者，则用五柔、麻仁等丸疗之。遍体肿满成水病者，则取疗水方中诸疗水之药疗之。余皆仿此，更无拘忌。出第七卷中。

又猪苓散，主虚满通身肿，利三焦，通水道方。

茯苓　葶苈熬　人参　防风　泽泻　甘草炙　桂心　白术　狼毒　椒目　干姜各三分　赤小豆二合　大戟二分　苁蓉二分半　猪苓三分　女葳三合，熬　五味子三分

上十七味，捣筛。酒服方寸匕，日三夜一，老小一钱匕，以小便利为度。忌海藻、菘菜、生葱、桃李、雀肉、酢等物。

又茯苓丸，主水胀。甄权为安康公处得瘥方。

茯苓　白术　椒目各四分　葶苈六分，熬　泽泻　防己各五分　赤小豆　前胡　芫花熬　桂心各三分　甘遂十二分　芒硝五分

上十二味，捣末，蜜和，丸如梧子。汤服五丸，日一，稍加，以知为度。忌桃李、雀肉、生葱、酢物。并第二十一卷中。

又淮南五柔丸，疗秘涩及澼，饮食不生肌肤，虚损不足，三焦不调，和荣卫，利腑脏，补三焦方。

葶苈熬，各一两　前胡二两　半夏洗　苁蓉　芍药　茯苓　细辛　当归　大黄一斤，熬三斗半下

上九味，捣筛，蜜和，捣万杵。食后服十五丸如梧子，日三服。忌羊肉、饧、生菜、酢物。一方有黄芩。

又麻仁丸,疗大便坚,小便利,而不渴方。

麻子仁一升　枳实八两,炙　杏仁一升　芍药八两　大黄一斤　厚朴一尺,炙

上六味,捣筛,蜜和,丸如梧子。饮服五丸,日三,加至十丸。一本芍药六两。此本仲景《伤寒论》脾约丸方。《肘后》无杏仁。并出第十五卷中。

大法春秋宜服散汤方六首

《千金》但云宜服散,此又兼汤煎。

《千金》八风散,疗风虚,面青黑土色,不见日月光,脚气痹弱,准经面青黑主肾,不见日月光主肝,补肾治肝方。

苁蓉八分　乌头二分,炮　钟乳四分,研　薯蓣四分　续断四分　黄芪四分　麦门冬四分,去心　五味子二分　泽泻四分　远志皮四分,去心　菟丝子十四分,酒渍　细辛四分　龙胆草四分　秦艽四分　石韦四分,去毛　柏子仁四分　牛膝四分　杜仲四分　菖蒲四分　蛇床子四分　山茱萸四分　防风四分　白术四分　干姜四分　干地黄四分　茯苓四分　附子五分,炮　甘草五分,炙　石斛六分　天雄六分,炮　草薢四分　人参五分　菊花十二分

上三十三味,捣筛。酒服方寸匕,日三,不知加至二匕。

又大八风散,疗诸缓风湿痹脚弱方。

巴戟天二分,去心　芎䓖一分　附子三分,炮　黄芪三分　白蔹二分　桂心二分　细辛二分　桔梗二分　人参二分　芍药二分　牛膝四分　薯蓣二分　菊花二分　葳蕤二分　秦艽二分　乌喙四分　牡荆子二分　天雄二分,炮　苁蓉一分　草薢二分

茯苓四分　远志四分,去心　山茱萸二分　黄芩二分　石斛二分　白术二分　菖蒲四分　礜石二分,囊烧半日　厚朴二分,炙　龙胆草一分　蜀椒二分,汗　五味子二分

上三十二味,捣筛。温酒服半方寸匕,日三,不知稍增,取令微觉为度。一本有甘草、干姜,无芍药、牛膝。

又凡脚气之疾,皆由气实而死,终无一人以服药致虚而殂。故脚气之人,皆不得大补,亦不可大泻,终不得畏虚,故预止汤不服也,如此者皆死不疗。世间大有病人,亲朋故友远来问疾,其人曾不经一事,未读一方,自骋了了,诈作明能,谈说异端,或言是虚,或言是实,或云是风,或云是蛊,或道是水,或云是痰,纷纭谬说,种种不同,破坏病人心意,莫知孰是,迁延未定,时不待人,歘然致祸,各自散走。是故大须好人及好名医,识疾深浅,探赜方书,博览古今,是事明解者看病,不尔大误人事。窃悲其如此者众,故一一显析,具述病之由状,令来世病者读之,以自防备也。但有一状。忧患积思,喜怒悲欢,复随风湿结气,咳时呕吐食以变,大小便不利,时泄痢重下,溺血,上气吐下,乍寒乍热,卧不安席,小便赤黄,时时恶梦,梦与死人共食饮,入冢神室,魂飞魄散。筋极则伤肝,伤肝则腰背相引,难可俯仰。气极则伤肺,伤肺则小便有血,目不明。髓极则阴痿不起,住而不卒。骨极则伤肾,伤肾则短气,不可久立,阴疼恶寒,甚者卵缩,阴下生疮,湿痒搔之不欲止,汗出。此皆为肾病。甚者多遭风毒,四肢顽痹,手足浮肿,名曰脚弱,一名脚气。医所不疗,此皆主之方。

天门冬三斗半,去心,捣压取令汁尽　獐骨一具,碎,以水一石,煮取五斗,澄清　枸杞根切,三斗半,净洗,水二石五斗,煮取一斗三升,澄清　酥三升,炼　生地黄切,三斗半,捣压如天门冬法

白蜜三升,炼

上六味,并大斗,铜器中微火先煎门冬、地黄汁减半,乃合煎取大斗二斗,下后散药煎,取一斗,内铜器中,重釜煎,令隐掌可丸。平旦空腹,酒服如梧子二十丸,日二,稍加至五十丸。择四时王相日合之。

散药如下:

茯苓　柏子仁　桂心　白术　葳蕤　菖蒲　远志肉去心
泽泻　薯蓣　人参　石斛　牛膝　杜仲　细辛　蔓荆子　独活
枳实炙　芎䓖　黄芪　苁蓉　续断　狗脊黑者　萆薢　白芷
巴戟　五加皮　覆盆子　橘皮　胡麻仁　大豆黄卷各二两
甘草六两,炙　薏苡仁一升　蜀椒一两,汗　阿胶十两,炙　鹿角
胶五两,炙　大枣一百枚,煮作膏　石南二两　茯神二两

上三十八味,捣,绢下筛,内煎中,有牛髓、鹿髓各加三升大佳。小便涩,去柏子仁,加秦艽二两、干地黄六两。阴痿失精,去葳蕤,加五味子二两。头风去柏子仁,加菊花二两、防风二两。小便利,阴气弱,去细辛、防风,加山茱萸二两。腹中冷,去防风,加干姜二两。无他疾,依方合之。凡此煎至九月下旬采药,立冬日合而服之,至五月上旬止。若十二月腊日合者,经夏至七月下旬即服之。若停经夏不坏,当于舍北阴处入地深六尺,填沙置药,沙中上加少土覆之,即经夏不坏也。女人先患热者得服,冷者勿服。

又大鳖甲汤,疗脚弱风毒,挛痹气上,及伤寒恶风温毒,及山水瘴气热毒,四肢痹弱方。

鳖甲二两,炙　防风一两　麻黄一两,去节　白术一两　吴茱萸五合　知母一两　升麻一两　大枣二十枚,擘　贝齿七枚,

烧　茯苓一两　橘皮一两　芎劳一两　杏仁一两　犀角半两,屑　生姜三两　人参一两　赤小豆三合　青木香半两　麝香三铢,研　羚羊角一分,屑　麦门冬一两,去心　大黄一两半　薤白十四枚　乌头七枚,炮　石膏一两,碎　雄黄二分,研　半夏一两,洗　当归一两　葳蕤一两　芍药一两　甘草一两,炙

上三十一味,切,以水二斗,煮取四升,去滓。分六服,相去十里久,得下止。一方用大黄二分,畏下可用一分也。一方用羚羊角二分,毒盛可用三分也。忌海藻、菘菜、苋菜、桃李、雀肉、酢物、羊肉、饧等。一方有山茱萸。《翼方》无知母、升麻、橘皮、芎劳、当归、葳蕤。

又小鳖甲汤,疗身体虚胀如微肿,胸心痞满,有气壮热,少腹厚重,两脚弱方。

鳖甲三两,炙　升麻三两　黄芩三两　麻黄三两,去节　羚羊角三两,屑　前胡四两　桂心三两　乌梅二七枚,擘　杏仁三两,去尖　薤白二十一茎

上十味,切,以水一斗,煮取二升七合,去滓,分三服,此常用。若体强壮须利者,加大黄二两。忌苋菜、生葱。

又疗风虚脚弱,手足拘急挛疼,痹不能行动,脚跗肿上膝,少腹坚如绳约,气息常如忧患,不能食饮者,皆由五劳七伤,肾气不足,受风湿故也。宜服内补石斛秦艽散方。

石斛四分　秦艽五分　山茱萸三分　蜀椒二分,汗　五味子二分　麻黄三分,去节　桔梗三分　前胡三分　白芷二分　白术二分　附子炮　独活　天门冬去心　桂心各四分　乌头五分,炮　人参五分　天雄四分,炮　干姜五分　防风五分　细辛三分　杜仲五分　莽草三分,炙　当归五分

上二十三味,捣筛为散。酒服方寸匕,日再服,不知加至二匕。虚人三建皆炮,实人亦可生用。风气者,本因肾虚,既得病后,毒气外满,则灸泄其气,内满则药驰之,当其救急,理必如此。至于风消退,四体虚弱,余毒未除,不可便止,宜服此散,推陈致新,极为良妙。此既人情可解者,无可疑焉。忌桃李、雀肉、猪肉、冷水、生葱、生菜、鲤鱼。并出第七卷中。

脚气呕逆不下食方二首

文仲瓜饮,疗脚气,呕逆不得食方。

生瓜一枚,四破,水九升,煮取五升,去滓　白术四两　甘草一两,炙　生姜二两

上四味,切三物,内瓜汁中,煮取二升,去滓,温分三服。忌桃李、雀肉、海藻、菘菜。生瓜恐是木瓜。出第九卷中。

《延年》茯苓饮,主脚气肿,气急上气,心闷热烦,呕逆不下食方。

茯苓三两　紫苏叶三两　杏仁三两　橘皮三两　升麻三两　柴胡三两　生姜四两　犀角二两,屑　槟榔十二枚,并皮子碎

上九味,切,以水八升,煮取二升五合,去滓。分温三服,如人行八里久。忌酢物。出第十九卷中。

脚气疼不仁方二首

《病源》:此由风湿毒气与血气相搏,正气与邪气交击,而正气不宜散,故疼痛。邪在肤腠,血气则涩,涩则皮肤厚,搔之如隔衣物不觉知,名为不仁也。出第十三卷中。

苏恭疗初患脚足皮肤舒缓,足上不仁,膝下疼痛,眉眼动,左胁下气,每饱食即发,膈上热,脐下冷,心虚阴汗且疼,兼补煮散方。

黄芪 人参 独活 芎䓖 防风 当归 桂心 萆薢 防己各六两 茯苓 白术 丹参各八两 附子生用 甘草炙,各四两 杏仁去皮尖 生地黄 生姜 磁石二十分,碎如小豆

上十八味,并切,分之为三十服。服别以生姜二两、生地黄一两、杏仁十四枚碎,以水二升,煮取七合,布绞去滓,一服之。常以日晚,或夜中服之,不妨公事。如逆呕者,加半夏一两,如前加减法。忌猪肉、冷水、海藻、菘菜、生葱、桃李、雀肉、酢物、羊肉、芜荑及饧。三日以后,并无禁忌。

又侧子酒,主脚气,春夏发,入秋肿消气定,但苦脚弱,不能屈伸,足上不仁,手指胀闷,不得屈伸,四肢腰颈背皆废者,服此酒方。

侧子生用 干姜各五两,生者良 丹参 牛膝各六两 金牙碎,绵裹 磁石如上 生石斛各一斤,干用八两 石南炙 独活六两,炙 萆薢 生茱萸 生地黄各十两,干者用八两 防风 茯苓各四两 五加皮 薏苡仁各一两 茵芋炙 椒各三两,汗桂心 天雄生用 人参 芎䓖 当归 白术 细辛各二两

上二十五味,切,绢袋贮,清酒六七斗,渍之七日成。一服一小盏,日二三服,量性多少稍加,以痹为度。若妇人服,去石南;丈夫苦冷,著孔公蘖、钟乳等,多至一二斤,少至七八两。服此酒时,须随病内外灸三两处,以泄气。忌猪肉、冷水、酢物、生葱、桃李、雀肉、生菜、芜荑等。并出第一卷中。

脚气冲心烦闷方二十二首

《广济》疗脚气冲心闷,洗脚渍汤方。

糜穣一石,内釜中

上一味，多煮取浓汁，去滓，内椒目一斗，更煎十余沸，渍脚三两度。如冷温，渍洗瘥止。无所忌。

又疗脚气急上冲心，闷欲死者方。

槟榔三颗，细末　生姜汁三合　童子小便二升新者，不须暖

上三味，搅顿服，须臾即气退。若未全瘥，更服最佳，利三两行。无所忌。

又疗脚气心烦闷气急，卧不安方。

半夏一升，汤洗去滑　生姜八两　桂心三两　槟榔一两半，末

上四味，切，以水八升，煮减半，内槟榔仁末，煎取二升八合，绞去滓。分温三服，服别相去如人行五六里进一服，微利为度。

又疗脚气攻心闷，腹胀气急欲死者方。

吴茱萸三升　木瓜切，二合　槟榔二十颗，碎　竹叶切，二升

上四味，以水一斗，煮取三升，分三服，得快利即瘥。忌生菜、熟面、荞麦、蒜等物。

又疗肾虚风，脚气冲心，疝气下坠，小便数，膝冷腰疼，时时心闷，气急欲绝，四肢无力，射干丸方。

射干六分　昆布八分，洗　通草四分　犀角六分，屑　杏仁一分，去皮尖，熬　汉防己八分　茯苓六分　青木香八分　旋覆花四分　白头翁四分　独活六分　葶苈子八分，熬

上十二味，捣筛，蜜和，丸如梧子。酒下二十丸，渐加至三十丸，日再服。不利。空腹服，煮槟榔、桑根皮下更佳。忌生菜、热面、荞麦、蒜、炙肉、黏腻、酢物。并出第一卷中。

崔氏旋覆花汤，疗脚气冲心欲死者，服之救病困急，此方最先。

旋覆花二两　犀角二两，屑　紫苏茎一握　桂心一两　赤茯苓三两　橘皮二两　生姜三两　前胡四两　干枣七枚，擘　白前

一两　香豉七合,绵裹,文仲用一升

上十一味,切,以水八升,煮取二升四合。分三服,相去十里久,以下气小便利为度。忌生葱、酢物。

又治脚气,瘰痹不仁,两脚缓弱,脚肿无力,重者少腹气满,胸中痞塞,见食即呕,或两手大拇指不遂,或两脚大拇指不遂,或小便涩。第一疗气满呕逆不下食,旋覆饮子方。

旋覆花二两　橘皮二两　生姜三两　紫苏茎一握　茯苓三两　香豉一升,绵裹　大枣十枚,擘

上七味,切,以水八升,煮取二升四合,分三服,服别相去十里久,日一剂。凡服五剂,上气即下。小便涩者,加桑根白皮四两。慎生冷、猪肉、蒜、面、鱼、粘食。如其服此饮二三剂气下讫,即须服大犀角汤,第一方十四味者是也。服当小便利为度。如其胸膈中气满者,加半夏四两,汤洗。待腹内气和,脚肿欲消,皮肤犹如隔帛者,宜服犀角麻黄汤一二剂,五日后然服之。忌生葱、酢物。

又大犀角汤,疗脚气毒冲心变成水,身体遍肿,闷绝死者方。

犀角二两,屑　桑根白皮四两　白术二两　桂心二两　香豉一升　防己二两　紫苏一握　前胡四两　橘皮三两　黄芩三两　茯苓三两　大枣十枚,擘　生姜一两

上十三味,切,以水九升,浸一宿,煮取二升七合,或水一斗,煮取三升。分为三服,服相去如人行十里久,以下气利小便为度。忌酢物、桃李、雀肉、生葱等。

又犀角麻黄汤方。

犀角二两,屑　麻黄二两,去节　甘草一两,炙　茯苓二两　防己二两　黄芩一两　石膏三两　附子一两,炮　白术一两　芎藭

一两　防风一两　当归一两　生姜三分　细辛一两　桂心一两

上十五味,切,以水一斗,先煮麻黄,去沫讫,取汁八升,下诸药,煎取二升七合。分三服,相去十里久,服讫覆取汗。待三四日后,若其皮肤不仁瘥,即停;不瘥,宜更服之,不得过三剂即瘥。瘥讫,脚中无力者,宜服独活犀角汤二三剂即愈。

又独活犀角汤。

独活三两　犀角二两,屑　石斛二两,先煮　丹参二两　侧子一两,炮　防风二两　防己二两　芎䓖二两　生姜三两　当归二两　芍药三两　茯苓四两　桂心一两半　甘草二两,炙

上十四味,切,以水一斗,煮取二升七合,去滓。分三服,相去十里久。服讫任卧,不须取汗。凡服三二剂,隔五日一服。初服此药,觉腹内气散,两脚有力,行动无妨,或可即停。又可常服香豉酒。灸三里穴、绝骨各三百壮。

又香豉酒方。

取香豉一斗,以酒三斗,浸三日,取饮任性多少。利即减之,不利任性。其中用橘皮、生姜调适香味,任意服,尽复作,以瘥为度。并出第六卷中。

文仲疗脚气,心烦不下食方。

牛乳一小升　杏仁四十九枚　橘皮一分,切　生姜一两,切

上四味,合煎取八合,空心顿服令尽。虚人或微利,亦无苦。有人服验。《备急》同。

又毒气攻心欲死者,方与苏、徐木瓜二物相加减用。

吴茱萸四升　淡竹叶切,一升

上二味,以水一斗,煮取二升,去滓,分五服,兼主上气肿满。苏恭云:大快,比加槟榔仁四十枚末之更快于本方。《备急》同。

徐王用寻常气满,日服一剂。

槟榔七枚,合皮碎　橘皮一两　厚朴炙　吴茱萸各三两　生姜四两

水三升,煮取一升二合,分二服。此汤性温,去冷胀,亦苏家之法。《备急》同。

又若毒气攻心,手足脉绝,此亦难济,不得已作此汤,十愈七八方。《千金》云:治脚气入腹,因闷欲死,腹胀茱萸汤方。

吴茱萸六升　木瓜二枚,切

上二味,以水一斗三升,煮取三升,分三服,或以吐汗便活。苏恭云:服得活甚易,但钻击一作急少时热闷耳。此方是为起死,是高丽老师方,与徐王方相似,故应神妙。《备急》《千金》、苏、徐同。方云:无木瓜,可取吴茱萸一色,煮服。又方,加青木香三两,犀角二两屑,亦云此汤起死人。

又脚气冷毒闷,心下坚,背膊痛,上气欲死者方。

吴茱萸三升　槟榔四十枚　青木香二两　犀角三两,屑　半夏八两,汤洗　生姜六两

上六味,切,以水一斗,煮取三升,分三服。大效,破毒气尤良。《备急》同。

又脚气入腹心闷者方。

浓煮大豆汁,饮一大升,不止更饮,大验。《备急》同。

又疗脚气入心,闷绝欲死者。

半夏三两,洗,切　生姜汁二升半

上二味,内半夏煮取一升八合,分四服,极效。忌羊肉、饧。《备急》同。并出第九卷中。

苏恭云:若风热轻,但毒气入胃,唯心闷烦,索水洒胸面,干

呕好叫唤，欲断绝者，服此犀角汤效方。

犀角屑　青木香　羚羊角屑　人参　竹茹　沉香　射干各
二两　麦门冬去心　茯苓各三两　麝香　鸡舌香各二两　石膏
八两，碎，绵裹

上十二味，切，以水六升，煮取二升二合。分四服，相去六七
里，晚再服。如觉眼明心悟，若强人作三服。此谓救死，已试大
验。若呕逆不下食，水浆即吐出者，加半夏四两洗、生姜二两、橘
皮一两，加水一升半，煮取二升三合。忌五辛、羊肉、饧、酢物。
唐侍中同。出第一卷中。

《近效》救脚气冲心，此方甚效。

槟榔六颗

上一味，捣筛。取童子小便半升，微温和末，强半顿服，如一
炊久不转动，更取半，准前服令尽，得通即好，甚良。

又疗脚气抬肩喘，并脚气冲心方。

乌豆二斗

上一味，以水五大斗，煮斟酌有一斗半即休，分向两故瓷瓮
中，以两脚各于一瓮中浸，遣人从膝向下捋之，捋百遍以来必瘥。
如无瓷瓮，取故瓦瓮不渗者亦得。极重不过更浸一度必瘥。房
给事用极效。

又加减青木香丸方。

昆仑青木香六分　大腹槟榔七分　桂心四分　芍药六分
枳实七分，炙　大黄十分

上六味，捣筛，蜜和，为丸如梧子大。以酒若饮任性服十五
丸，日二服，稍稍加，至大便微微通软为度。忌生葱。以前方疗
一切脚气发，上冲秘闷，有所不快，即服三两日，取宣通。亦疗卒

心痛,腰肾间冷脓,水服亦佳。吴升方。

又疗脚气上冲心,狂乱闷者方。

赤茯苓十二分　汉防己八两　芍药十分　槟榔仁十二分　甘草八分,炙　郁李仁十分　枳实八分,炙　春著大黄十四分　冬著牛膝十二分

上九味,捣筛,蜜和,丸如梧子。空腹清酒服十五丸,日再服,渐加至二十丸。以微通泄为度,利多减丸。冬则去大黄,加牛膝。若体中虚弱,去大黄,加牛膝服亦得。其药皆须州土上好者,恶药服无益。忌海藻、菘菜、酢物、生冷、油腻、杂肉、热面、新炊饭及陈臭难消之物,一切勿食。

又疗脚气冲心,肺气气急及水气卧不得,立验方。

葶苈子四分,好者,熬令紫色　杏仁四分　甘草四分,炙　海蛤四分,别研如面　郁李仁四分　汉防己五分　吴茱萸二分　槟榔仁六分　大黄七分

上九味,捣筛为散,合研令调和,取蒸饼中枣膏二分,去皮,搅和白蜜少许,更于日中捣一千二百杵方止。空腹一服十五丸如梧子,渐渐加至下泄为度。服良久,待丸散后可食。忌海藻、菘菜。

又准前状常服方。

白蒺藜子一升,炒,去刺　五味子八分　牛膝八分　杏仁一升　枳实八分,炙　甘草五分,擘破炙　人参八分,不用亦得　车前子二两　桑根白皮一两　通草一两

上十味,捣筛,蜜和,丸如梧子。空腹一服十五丸,渐渐加至二十五丸,日再服。亦得酒饮任情服。良久待散可食。忌海藻、菘菜、牛肉、热面。潘玢侍御裹诚录留。

岭南瘴气脚气酒汤散方一十三首

《千金》：夫脚气之疾，先起岭南，稍来江东，得之无渐，或微觉疼痹，或两胫肿满，行起屈弱，或上入少腹不仁，或时冷时热，小便秘涩，喘息气冲喉，气急欲死，食呕不下，气上逆者，皆其候也。是先觉此证，先与犀角旋覆花汤方。

犀角三两，屑　旋覆花二两　橘皮三两　茯苓二两　大枣二十枚，擘　香豉一升　紫苏茎一握　生姜三两

上八味，切，以水八升，煮取二升七合。分三服，相去十里久。服之以气下小便利为度。如其不下，服后大犀角汤。忌酢物。崔氏名小犀角汤。《备急》同。

又大犀角汤方

犀角二两，屑　旋覆花二两　白术二两　桂心二两　防己二两　黄芩二两　生姜三两　香豉一升，绵裹　橘皮三两　茯苓三两　前胡四两　桑根白皮四两　紫苏茎一握　大枣十枚，擘

上十四味，切，以水九升，煮取二升七合。分三服，相去十里久，取下气为度。若得气下小便利，脚肿即消，能食。若服汤讫不下，气急不定，仍服后汤。忌桃李、雀肉、生葱、酢物。以上二方并出崔氏。文仲同。

又方

甘草二两，炙　犀角二两，屑　防风二两　桂心三两　杏仁二两　独活二两　防己二两　石膏四两　芎䓖二两　麻黄三两，去节　生姜三两　白术二两　当归二两　羚羊角二两，屑　黄芩一两

上十五味，切，以水二斗，先煮麻黄，取八升汁，下药煎取三

升。分三服，相去十里久，三服讫，覆取汗，五日后更服一剂，取汗同前。忌海藻、菘菜、桃李、雀肉、生葱。

又疗脚气初发，从足起至膝胫肿，骨疼者方。

取蓖麻叶切、捣、蒸，薄裹之，日二三易即消。蓖麻子似牛草虫，故名蓖麻也。若冬月无蓖麻，取蒴藋根捣碎，和酒糟三分，根一分，合蒸熟，及热封裹肿上如前法，日二，即消。亦治不仁顽痹。

又若肿已入髀，至少腹胀，小便涩少者方。

取乌特牛尿一升一服，日再服，取消乃止。《翼方》云：赢瘦者，二分尿，一分牛乳，合煮，乳结乃服之。

又若肿已消，仍有此候者，急服此汤方。

麻黄二两，去节　半夏一两，洗　生姜五两　射干二两　独活三两　犀角一两，屑　羚羊角一两，屑　青木香一两　橘皮一两　杏仁一两　人参二两　升麻一两　吴茱萸一升　茯苓二两　防己二两　前胡二两　枳实二两，炙

上十七味，切，以水九升，煮取四升。分五服，相去二十里久，中间进少粥，以助胃气。此汤两日服一剂，取病气退乃止，以意消息之。若热盛喘烦者，加石膏六两、生麦门冬一升去心，去吴茱萸。若心下坚，加鳖甲一两炙。忌羊肉、酢物、饧、苋菜。以上三方出苏长史。并出第七卷中。

又大金牙酒，疗瘴疬毒气中人，风冷湿痹，口㖞面戾，半身不遂，手足拘挛，历节肿痛，甚者少腹不仁，名曰脚气，无所不疗方。

金牙一斤　侧子三两，炮　附子三两，炮　天雄三两，炮　人参二两　苁蓉三两　茯苓二两　独活半斤　当归三两　白术三两　防风三两　黄芪三两　薯蓣三两　细辛三两　桂心三两　茵芋二两　石南三两　芎藭三两　地骨皮三两　五加皮三两

磁石十两　丹参五两　杜仲三两　草薢三两　牛膝五两　狗脊
三两　葳蕤三两　薏苡仁一升　白芷三两　麦门冬一升　生石
斛八两　厚朴三两,炙　枳实三两　桔梗三两　生地黄切,二升
蒴藋四两　黄芩三两　远志三两,去心　荆子三两

上三十九味,切,以酒八斗,渍七日。温服一合,日四五夜
一。石药细研如粉,别绢袋盛,共药同渍。药力和善,主疗极多。
凡是风虚,四体小觉有风痸者,皆须将服之,无不疗者。服者一
依方合之,不得辄信人大言浪有加减也。忌猪肉、冷水、生葱、生
菜、桃李、雀肉、芜荑等。并出第七卷中。

又小金牙散,疗南方瘴疠疫气,脚弱,风邪鬼注方。

金牙五分　牛黄一分　天雄二分　草薢二分　黄芩二分
麝香二分　蜀椒汗,二分　由跋二分　雄黄二分　朱砂二分　乌
头二分　细辛三分　葳蕤三分　桂心二分　莽草二分　犀角二
分　干姜三分　黄连四分　蜈蚣一枚,长六寸者,炙

上十九味,捣筛,合牛黄、麝香捣三千杵。温酒服钱五匕,日
三夜二,以知为度。绛囊盛带,男左女右,一方寸匕,省病问孝不
避。夜行涂鼻人中,晨昏雾露亦涂之。忌猪肉、冷水、生血物、生
菜等。出第十二卷中。

《延年》疗得岭南瘴气,热烦短气,心闷气欲绝方。

香豉一升　栀子十四枚,擘　升麻二两

十三味,切,以水四升,煮取一升半,分为三服,即定也。

又岭南瘴气面脚肿,乍寒乍热似疟状,脚肿气上,心闷咳嗽,
摊缓顽痹方。

大麻仁一两,绵裹　升麻一两　射干一两　菖蒲一两　甘草
一两,炙　麻黄一两,去节　大黄一两,别浸　豉三合,绵裹　芒

硝半两

上九味,切,以水六升,煮取二升,去滓,乃内芒硝。分三服,微利一二行,解毒热。忌羊肉、饧、海藻、菘菜。并出第十九卷中。

苏、唐豉酒,若能常饮此酒,极利腰脚,岭南常服此酒必佳,及卑湿处亦准此。又恐有脚气似著,即宜服之方。

香豉三升 美酒香者一斗

上二味,先取香豉三升,三蒸三曝干,内一斗酒中渍三宿,便可饮,随人多少,用滓薄脚良。

又方

大豆新者一斗,九蒸九曝

上一味,以美酒三斗,渍三宿,便可随性多少,饮尽复作,常服甚佳。

又方

香豉三升 犀角八两,末之

上二味,其豉如前,用一生绢袋贮,用好美酒九升,渍之五日许,其犀角末散著袋外,每服常搅,令犀角味入酒中。服三合,量性增减,日三服。其酒夏月勿作,多恐坏。可用此方:豉三合,橘皮、生姜、葱细切,任意调和,先熬油令香,次下诸物熬熟,以绵裹内铛中,著酒,任意性饮之。并出上卷中。

第十九卷

脚气肿满方二十九首

《病源》此由风湿毒气,搏于肾经。肾主水,今为邪所搏,则肾气不能宣通水液,水液不传于小肠,致水气拥溢腑脏,浸渍皮肤,故肿满也。出第十三卷中。

《千金翼》温肾汤,主腰脊膝脚浮肿不随方。

茯苓　干姜　泽泻各二两　桂心三两

上四味,切,以水六升,煮取二升,分为三服。忌酢物、生葱。

又疗脚气初发,从足起至膝胫肿骨疼者方。

乌牛尿一服一升,日二服,肿消止。羸瘦者,二分尿一分牛乳,合煮,乳结乃服之。

又方

生猪肝一具,细切,以淡蒜韭食之令尽。若不尽者,分再食之。并出第十六卷中。

崔氏疗脚气遍身肿方。

大豆二大升,以水一斗,煮取五升,去豆　桑根白皮一握,切　槟榔二七枚,碎　茯苓二两,切

上四味,将三物以前豆汁浸经宿,煮取二升,绞去滓,添酒二合内药中,随多少服之。忌酢物。《救急》同。

又疗遍身肿,小便涩者,用麻豆方主之,疗脚肿气。

乌豆一斗,水四斗煮取一斗半,去豆　桑根白皮切,五升　大

麻子二升,熬,研碎

上三味,以豆汁内药,煎取六升,一服一升,日二服,三日令尽。

又方

乌头五升 桑根白皮切,四升,二物以水二斗煮取一斗半,去滓 大麻子仁一升,熬 橘皮二两 升麻二两 杏仁二两 猪苓二两 丹参三两 生姜二两,切

上九味,切,将七物内前桑皮豆汁中,煮取四升。朝二服,相去如三食久。药消进食,食消又更进二服。此二方并唐尚书送。

又疗脚气及腰肾膀胱宿水及痰饮,桃花散方。

收桃花阴干,量取一大升,但随虚满,不须按捺,捣为散,纱罗下之,温清酒和,一服令尽,通利为度,空腹服之,须臾当转可六七行,但宿食不消化等物总泻尽。若中间觉饥虚,进少许软饭及糜粥,极安稳,不似转药,虚人废朝谒,但觉腰脚轻快,使人踊跃,食味倍佳。脚先肿者,一宿顿消,如囊中贮物倾却相似。又无毒,易将息。惟忌胡蒜、猪肉。三月内腹虚,大都消息。慎生冷、酸滑、五辛、酒、面及粘食肥腻。四五日外,诸食复常。

又余见古方论云:脚气但肿不闷,经服利药,法令人渴,但肿纵不服利药,亦遣人渴,宜利方。

取大麻子熬令香,和水研,取一大升,别以三大升水煮一大升赤小豆,取一升汁,即内麻汁,更煎三五沸,渴即饮之,冷热任取,安稳。饥时啖豆亦佳。而利小便,止渴消肿,大良。谷叶及桑白皮熬炙为饮,饮之亦良。肿盛力弱不堪大药者,取牛乳一小升,乌牛尿一小升,无乌牛尿用黄者亦得,和调分三服,相去十里久,小便大利,脚肿即顿消。若一剂不除,隔一二日更服。气力好者,依前服;羸弱者,每日平旦,惟一服六七合,以瘥乃止。忌

杂肉。并出第六卷中。

文仲大麻子酒方,疗脚气上,脚肿小腹痹。

大麻子一升碎研,清酒三升渍三宿,温服随性。兼疗头风,补益。此一方传用大良。《备急》同。

又疗脚气满,小便少者方。

槟榔四十枚,切　大豆三升　桑根白皮切,二升

上三味,以水二斗,煮取六升,分六服,间粥亦得。若冷胀,加吴茱萸二升、生姜二两,用亦良。《备急》同。

又疗脚气,非冷非热,老人弱人胀满者方。

槟榔壳汁中,或茶饮中、豉汁中,服槟榔仁散方寸匕,利甚快,稳良。《备急》同。

又脚气满方。

大豆一升,以水四升,煮之令熟,去滓,取桑根白皮切一大升,和豆汁重煎之,厚薄如酪,布绞去滓,空腹日再。《备急》同。

又徐王枳实散,宜春秋服,消肿利小便,兼补,疗风虚冷胀不能食方。

枳实半斤,炙　桂心一斤　茯苓　白术各五两

上四味,为散。酒服方寸匕,日三服,加至二匕。忌生葱、酢物、桃李、雀肉等。《备急》同。

又手脚酸痛,兼微肿方。

乌麻五升,微熬,碎之

上一味,以酒一升渍一宿,随多少饮之,尽更作,大佳。《备急》同。

又若身肿气攻心者方。

生猪肉去脂,以浆水洗,于两板中压去汁,细切作脍,蒜韭啖

之,日二顿。下气除风。此方外国法。《备急》同。

又捋脚方。

捣乌麻碎,水煮,渍捋大验。

又方

水煮杉木浸捋脚,去肿满,大验。《备急》同。

又脚洪肿方。

取小豆一升,和穀楮心一握熟煮,吃三二升即瘥。如汤沃雪良。此二方经用效。《备急》同。并出第九卷中。

《救急》疗风水毒气,遍身肿方。

穀楮白皮三两 橘皮二两 桑根白皮五两,东引者 紫苏生姜各四两 大豆二小升

上六味,切,以水九升,煮取一大升,绞去滓,分为四服。其药并须暖,不过三剂必当瘥。百日来惟禁大酢。出第七卷中。

《必效》主脚气数发,通身满,妨气急者方。

取大麻子一升碎,以小便二升煮,取一升,去滓,顿服之。苏、唐、徐同。出第三卷中。

苏恭疗下焦冷,肿满胸塞,吐不下食者,兼去温毒方。

防己 芍药各二两 枳实炙 独活 防风 桂心各三两 生姜八两 葛根三两 半夏一升,洗

上九味,切,以水九升,煮取三升,分作四服,相去八九里久,中间食少粥。一方无防己、枳实,加附子二两炮,余依本方。忌羊肉、饧、生葱。出上卷中。

唐侍中疗苦脚气攻心,此方甚散肿气,极验。

大槟榔七枚,合子碎 生姜各二两 橘皮 吴茱萸 紫苏木瓜各一两

上六味,切,以水三升,煮取一升三合,分再服。忌如药法。

又葶苈丸,疗水气及脚,并虚肿方。

葶苈子七分,生用　牵牛子　泽漆叶　海藻洗去咸,炙　昆布如上炙　桑根白皮炙　甘遂熬　椒目　郁李仁各三分,去皮　桂心一分

上十味,捣筛,蜜和,为丸如梧子。一服十五丸,日再服,加至二十丸。其药用桑白皮切五合,赤小豆一合,通草一两切,水二升,煮取一升下药。忌生葱。出下卷中。

萧亮疗脚气肿盛,因生疮积年不瘥,脓血长流,依状是风毒气,为冬间服药酒拥滞,散在腠理,宜服此方。疗风痒及旧癣疥百病,轻腰脚,兼通大肠,疗肺中热毒气方。

漏芦　葳蕤　乌蛇脯炙,各二十四分　枳实十二分,炙　秦芄九分　苦参一斤,捣去筋脉取粉　汉防己八分　玄参二十二分　干麦门冬十二分,去心　白术　黄芪各十二分　大黄二十四分　黄芩八分

上十三味,捣筛,蜜和,丸如梧子。一服四十丸,日再,渐加至五十丸,无问食前食后服,酒浸药下之。

又方

牛蒡根切,二大升　枳实八两,炙　磁石一斤　薏苡仁一升　玄参六两　乌蛇脯六两,炙　生地黄切,二大升　乌豆小粒者,一大升

上八味,细切,绢袋盛,以好无灰酒一大斗,浸经三日,任性多少,将以下前药。

又洗方。

漏芦一大升　白蔹五两　甘草三两,炙　蒺藜子　槐白皮

五加根皮各一大升

上六味,切,以水二大斗,煮取六升,内芒硝半大升,痒即洗。其汤微温如人体,如疮热湿布醒上。忌海藻、菘菜。

又解风毒入腰脚暴闷痛饮子方。

生犀角屑　蜀升麻　黄芩　干蓝　汉防己　枳实炙,各二两　漏芦三两,炙　白蔹一两　栀子仁十个　甘草原阙分量

上十味,切,以水八升,煮取二升三合,绞去滓,分温三服,不问食前后。忌海藻、菘菜、酢。此方忌酢,恐更有茯苓。

又醒方。

取前方加大黄三两,栀子四十颗,取软白布剪作三二十筒孔,内药汁中浸湿,敷疮上,干即换。

《近效》疗脚气,两脚肿满,暴破冲心,众医不瘥方。

小便三升　黍三斤

上二味,相和,煮三五沸,将浸脚,日三四度,极神效。其药于水盆中盛,下著火暖之,如池瓮法,周回泥塞,然后浸脚,捋使汗出,立效。

脚气肿满小便涩方三首

苏恭防己汤,主通身体满,小便涩,上气,上下痰水,不能食,食则胀者方。

桑白皮五两　大豆五升,以水二斗,并桑白皮煮取一斗,去滓　防己　橘皮　赤茯苓　麻黄去节,各三两　生姜五两　旋覆花一两　杏仁八十枚　紫苏茎叶二两,切

上十味,切,以前件药汁煮取三升,去滓。分为三服,力弱者分为五服,相去六七里久。微覆当大汗,小便利,肿气消下。冷

多加茱萸四两,热多加玄参四两。忌酢物。

又肿满小便少者汤方。

槟榔三十枚,合子碎　大豆三升　桑根白皮二升　生姜一斤,合皮

上四味,切,以水二斗,煮取五升半,去滓。分为六七服,各相去十里久再服。小便当利,肿即消。瘦弱不能忍者,时复以少粥止之。

又紫苏汤方。

紫苏茎一两　甘草炙　橘皮各一两半　生姜三两　槟榔五枚

上五味,切,以水五升,煮取二升,分三服,相去十里久。若能长服之,永令气消下。忌海藻、菘菜。并出上卷中。

脚气上气方五首

《病源》:此由风湿毒气,初从脚上,后转入腹,而乘于气,故上气也。出第十三卷中。

张文仲硇砂牛膝三物散,疗脚气上气方。

硇砂　牛膝　细辛各三两

上药为散,酒和服方寸匕,日再,经四五服即效。此方敕赐慕容宝节将军,服者云神效。苏恭《脚气方》云:是婆罗门法。《备急》《必效》同。

又脚气上气入腹肿方。

野椒根除上皮细锉,一升

上一味,以酒二升,投安瓶中泥头,煻火烧得一沸,然后温服一盏,甚效。唯忌冷肥物,其余不禁。并出第九卷中。

苏恭脚气散,主脚弱上气,痹满不能食,常服方。

牛膝 硇砂 细辛 丹参 白术 郁李仁各三两，去皮

上六味，捣筛为散。酒服方寸匕，日二服。主胀肿下气，春秋冬三月时得服，夏热不可服。春秋冬消肿利小便，兼补，疗风虚冷胀不能食。忌桃李、雀肉、生菜。出上卷中。

唐疗上气，槟榔汤方。

槟榔二七枚 杏仁四七枚，去皮尖，捣

上二味，以小便一大升，煮取半升。分为二服，相去五六里许。此方甚下气，一日一服之佳。如腹中欲须利，槟榔并子捶碎，如前煮取汁服之，即快利也。

又风引汤，疗痹满上气，遍身胀，膝疼，并去风湿痛方。

大豆三升 附子三两，炮 枳实炙 泽泻 橘皮各四两 甘草炙 茯苓 防风各二两

上八味，切，以水二斗，酒二升，煮大豆取一斗，去滓，内药煮取三升，分三服。三剂肿消，去大豆、泽泻，更服三剂瘥。忌猪肉、冷水、海藻、菘菜、酢物。并出上卷中。

脚气心腹胀急方四首

《病源》：此由风湿毒气从脚上入于内，与脏气相搏，结聚不散，故心腹胀急也。出第十三卷中。

苏恭诸脚气定时候，间满腹胀不能食者，四时俱得服，下气消胀方。

昆布八两 射干四两 茯苓 干姜各一两 羚羊角屑 橘皮各三分 杏仁五分，去皮尖 荜拨 吴茱萸 大黄各六分，大小便涩者著大黄，无不须用

上十味，捣筛，蜜和，为丸如梧子大。饮服十五丸，利多服七

丸,以意消息。不能食者,加白术六分、曲末十分。气发服已前丸得定,如不定,作槟榔皮汤压之。忌酢物、桃李、雀肉等。

又方

槟榔七枚,碎　生姜三两,切　橘皮二两　杏仁三十枚

上四味,切,以水四升,煮取一升五合。分二服,相去七八里久。或作半剂一服亦得。气胀发则服之,瘥止。

又若觉冷气攻喉方。

当含吴茱萸三五粒,即气散。

又脚气夏盛秋歇,毒气既谢,风缓犹在。若诸病皆退,但苦食腹胀不安,为气在咽喉,吐不出,咽不入,心闷痰满,食已吐酢水者,宜此昆布丸。若先服诸药及汤酒等兼服之,不相违忤,昆布丸方。一云吴茱萸丸。

吴茱萸　荜拨　茯苓　白术　曲　葶苈熬　昆布各四两,洗　杏仁去皮尖,熬　枳实炙　大黄　干姜各三两　旋覆花一两半　橘皮三两半

上十三味,捣筛,蜜和,为丸如梧子,饮服十丸,一本云二十丸,日二服。利多减之,不利加之,常令微利,觉病退则止。发便服之,不可常服,令人瘦,六七日半合之,或三分减一分,不尔酸败。一本有半夏六两,以汤洗熬之,射干三两。又一本无旋覆花、干姜、大黄、杏仁、橘皮。忌羊肉、饧、桃李、雀肉、酢物。并出上卷中。

脚气寒热汤酒方　十首

《千金》甘草汤,疗脚弱,举身洪肿,胃反食谷吐逆,胸中气结不安,而寒热下痢不止,小便难,服此汤即益,亦服女曲散利小便,肿消服大散摩膏有验方。

甘草一两,炙　人参一两　半夏一升,洗　桂心三两　小麦八合,完用　大枣二十枚,擘　生姜八两　吴茱萸二升　蜀椒三两,出汗

上九味,切,以水一斗三升,煮麦取一斗,去麦,内诸药,煮取四升。一服六合,作六服。忌海藻、菘菜、羊肉、饧、生葱。

又若寒热,日再三发,可服此常山甘草汤方。

常山三两　甘草一两半

上二味,切,以水四升,煮取一升半。分三服,相去五里久进一服。忌海藻、菘菜、生葱、生菜。

又白术膏酒,疗脚弱风虚,五劳七伤,万病皆主之方。

生白术净洗,一石五斗,仍须拣择,捣取汁三斗,煎取半　湿荆二十五束,束别三尺围,各长二尺五寸,径头二寸,火烧取沥三斗,煎取半　青竹三十束,束别三尺围,各长二尺五寸,径头一寸,烧取沥三斗,煎取半　生地黄五大斤,粗大者,捣取汁三斗,煎取半　生五加根三十斤,净洗讫,锉于大釜内,以水四石煎之,去滓,清澄取汁七斗,以铜器中盛,大釜内水上煎之,取汁三斗五升,其煎诸药法一准五加法

上件白术等五种药,总计并讫得汁九斗五升,上糯米一石五斗,上小麦曲八斤,曝干末之,以药汁六斗,浸曲五日,待曲起,第一,净淘米七斗,令得三十遍以上,下米置净席上,以生布拭之,然后炊之,下馈,以余药汁浇馈调强弱更蒸之,待馈上痧生,然后下于席上,调强弱冷热,如常酿法酘之,密盖头。三日后,第二酘,更淘米四升,一如前法酘之,三日后即加药如下:

桂心六两　甘草六两,炙　白芷六两　当归六两　芎䓖六两　麻黄六两,去节　干姜一斤　五加皮一斤　细辛六两　防风六

两　附子五两,炮　牛膝九两

上十二味,㕮咀讫,第三酘,以米四斗,净淘如前法,还以余汁浇馈重蒸,待上痧生,下置席上,调冷热如常酿法,和上件药酘之三日外,后尝甘苦得中讫,密封头二七日后,押取清酒。一服四合,日再,细细加,以知为度。温酒不得过热。慎生冷、酢滑、猪、鲤、牛肉、葱菜等物。

又松叶酒,疗脚弱,十二风痹不能行,服更生散数剂,及众疗不得力,服此一剂,便能远行,不过一两剂方。

松叶六十斤

上一味,㕮咀,以水四石,煮取四斗九升,以酿五斗米,如常法。别煮松叶汁以渍米,并馈饭酿,泥封头七日发,澄饮之取醉,得此酒力者甚众,神妙。并出第七卷中。

崔氏疗脚弱,独活汤方。

独活三两　生石斛三两　白术一两　防风一两半　茯苓四两　白前一两　羚羊角二两,屑　芎䓖二两　桑根白皮二两　黄芩三两　附子一两,炮　生姜三两　桂心一两　防己一两

上十四味,切,以水九升,煮取二升五合,去滓。分三服,相去十里久,服隔四日一剂,宜服两剂佳。慎生冷、酢滑、猪、鱼、蒜、桃李、雀肉、生葱。苏恭同。出第六卷中。

《备急》疗脚气屈弱,若田舍贫家无药者,可酿菝葜及松节酒,皆善方。

菝葜一斛,净洗锉之,以水三斛,煮取九斗,以渍曲。又以水二斛,煮滓取一斛,以渍饭,酿之如酒法,熟押取饮,随多少。若用松节及叶,亦准此法。其汁不压也。患脚气屈弱,积年不能行,腰脊挛痹及腹内坚结者,服之不过三五剂,皆平复如常。神

验。《肘后》、文仲同。

又金牙酒，最为疗脚气屈弱之要，今载之方如下。

金牙　细辛　茵芋《肘后》作莽草　干姜　干地黄　防风
附子去皮　地肤子　蒴藋　升麻各四两　人参二两　独活一斤
牛膝五两　石斛五两

上十四味，切之，以酒四斗，渍之六七日服二三合，稍加之。
亦疗口不能语，脚屈至良。又侧子酒亦验。《肘后》同。《千金》
无升麻、人参、石斛、牛膝、茵芋、干姜，有蜀椒、莽草，止十味，云冷
加干姜。

又陶《效验方》云：金牙酒，疗脚弱风冷痹曳，又令人肥健，胜
旧百倍，起三十年弹曳不能行，口不能语者。昔赵寅阳弹曳二十
六年，肉冷如铁，惟余骨尔，服此三十日便起。郄太山家代传秘
之，云：一方用茵芋四两，初服无数，任性令足，使有酒色，便止。
不得食肥肉、生菜。其方无牛膝、石斛二物，余同。文仲同。并
出第二卷中。

苏恭独活酒，十月以后腰脚屈弱，兼头眩气满，服此方。

独活　生姜　石斛各六两　牛膝　丹参　草薢　附子炮
茯苓各四两　防风　薏苡仁　山茱萸　桂心　白术　天雄炮
芎䓖　秦艽　当归　人参各三两　甘菊花二两　生地黄八两

上二十味，切，绢袋贮，以酒二斗五升渍四日。温服三四合，
日二服。头风患冷者，加椒二两汗。出第一卷中。

脚气痹弱方七首

《病源》：此由血气虚弱，受风寒湿毒气，与血并行于肤腠，邪
气盛，正气少，故血气涩，涩则痹，虚则弱，故令痹弱也。出第十

三卷中。

《肘后》疗脚气之病，先起岭南，稍来江东，得之无渐，或微觉疼痹，或两胫小满，或行起忽屈弱，或少腹不仁，或时冷时热，皆其候也。不即疗，转上入腹便发气，上则杀人。疗之多用汤、酒、摩膏药，种数既多，不但五三剂，今止取单行效用方。

急先取好豆豉一斗，三蒸三曝干，以好酒三斗渍三宿，便可饮，随人多少，欲尽预作。若不及待渍，便以酒煮豉饮之，以淬薄脚，其势得小退，乃更营诸酒及膏汤灸之。文仲、《备急》同。

又独活酒方。

独活五两，切　附子五两，生用，去皮破

上二味，以酒一斗渍三宿，服从一合始，以微痹为度。忌猪肉、冷水。文仲、《备急》同。

又方

好硫黄二两，末之　牛乳五升

上二味，以水五升，先煮乳水至五升，乃内硫黄煎取三升，一服三合。亦可直以乳煎硫黄，不用水也。卒无牛乳，羊乳亦善。《千金翼》云：一服一合，不知至三合。

又方

先煎牛乳三升，令减半。以五合服硫黄末一两，服毕厚覆取汗，勿令得风，中间更一服，至暮又一服。若已得汗，不更服，但好消息将护之。若未瘥愈，后数日中亦可更作。若长将，亦可煎为丸。北人服此疗脚多效，但须极好硫黄取预备之。并出第一卷中。

《千金》松脂散，主一切风及大风脚弱风痹方，薰陆法亦同。

取松脂三十斤，以棕皮袋盛，系头，铁铛底布竹木，置袋于上,石押之,下水于铛中,令满煮之,膏浮出得尽,以后量更二十沸,接取置于冷水中,易袋洗铛更煮,如此九遍药成,捣筛为散,以粗罗下之。用酒服一方寸匕,日二。初和药以冷酒,药入腹后,饮热酒行药,以知为度。如觉热即减,不减令人大小便秘涩,宜令葱羹,仍自不通,宜服生地黄汁,微取泄痢也。除忌大麻子以外,无所禁。若欲断米,加茯苓与松脂等分,蜜和为丸,但食淡面馎饦日两度,一食一小碗,勿多食也。作馎饦法:硬和面熟接,煮五十沸,漉出冷水淘,更置汤中煮十余沸,然后漉出食之。服松脂三十日后,自觉有验,两脚如似水流下是效。如恐秘涩,和一斤松脂茯苓与枣栗许大,苏即不涩。服经一百日后,脚气当愈。《仙经》曰:服松脂一年增寿一年,服之二年增寿二年,服之乃至十年增寿十年。出第七卷中。

苏恭煮散,疗脚气经春夏及秋脚弱或肿,气时上冲心,身体痹闷者方。

独活 茯苓 牛膝 汉防己 白术 黄芪 麻黄去节 柴胡各六两 当归 防风 橘皮 桂心 人参各四两 附子三两,生用 磁石十六两,碎如豆 羚羊角三两,屑 生姜 杏仁 半夏洗 吴茱萸 槟榔碎 丹参八两

上二十二味,不著分两,自随时加减,余二十物切如豆,分作三十贴,贴著生姜一两合皮碎切,杏仁十四枚去皮尖碎,以水二升,煮取七合,去滓。顿服之,日一服,或二日一服。冷多加吴茱萸半两,热多加麦门冬半两,大热以竹沥一升代水,呕逆食不下加半夏一两,毒闷加青木香二分,以意消息之,患人大便难加大黄半两,服满食不消加槟榔三二枚。所加药,病瘥即止,不常服。忌猪肉、冷水、羊肉、饧、生葱、桃李、雀肉、酢物。出第一卷中。

又疗诸脚气弱,未至大发,寻常煮散方。

独活　汉防己　麻黄去节　茯苓　丹参　牛膝各六两　磁石十六两,碎　黄芪　防风　人参　犀角各六两　升麻　青木香　桂心各四两　石膏十四两,碎　吴茱萸八两　生姜　半夏洗　槟榔大者　杏仁　大黄切

上二十一味,将十六物捣切如豆,分作三十分,分和为一服,服以槟榔三枚、生姜一两,各合皮切,杏仁十四枚去皮尖,以水二升三合,煮取七合,去滓。日晚,或夜中服之,日一服。若气盛时,日二服。可一服,或二日一服,或三日一服。若心下满,呕逆者,加半夏一两,呕定止。若大便涩者,可去磁石,加大黄一两,大便利即停。忌生葱、酢物、羊肉、饧。

脚气痹挛方二首

《病源》:脚气之病,有挟风毒者,则风毒抟于筋,筋为挛。风湿乘于血则痹,故令痹挛也。出第十三卷中。

《千金》石斛酒,疗风虚气满,脚疼冷痹,挛弱不能行方。

石斛五两　丹参五两　防风二两　侧子四两　桂心三两　干姜三两　羌活三两　秦艽四两　芎䓖三两　杜仲四两　薏苡仁一升,碎　五加根皮五两　山茱萸四两　橘皮三两　椒三两　黄芪三两　白前三两　茵芋三两　当归三两　牛膝四两　钟乳八两

上二十一味,切,将钟乳捣碎,别绢袋盛,系于大药袋内,以清酒四斗渍三日。初服三合,日再,稍稍加之,以知为度。忌猪肉、冷水、生葱。出第七卷中。

《千金翼》防己汤,主风湿四肢疼痹,挛急浮肿方。

木防己三两　茯苓四两　芎䓖三两　芍药二两　桂心三两
甘草六分，炙　大枣十二枚，擘　麻黄三两，去节　桑根白皮
切，二升

上九味，以水一斗二升，煮麻黄减一升，内药，煮取三升。分
三服，服渐汗出令遍身，以粉粉之。慎风冷。出第十六卷中。

风偏枯方二首

从风偏枯以下五门并兼疗脚气风毒等病相类

《病源》：风偏枯者，由血气偏虚则腠理开，受于风湿，风湿客
于半身，在分腠之间，使血气凝涩，不能润养，久不瘥，生气去，邪
独留，则成偏枯。其状半身不遂，肌肉偏枯，小而痛，言不变，智
不乱是也。邪初在分腠之间，宜温卧取汗，益其不足，损其有余，
乃可复也。诊其胃脉沉大，心脉小牢急，皆为偏枯。男子则废
左，女子则废右。若不瘥，舌转者可疗，三十日起。其年未满二
十者，三岁死。又左手尺中神门以后脉，足太阳经也，虚者则病
恶风偏枯，此由愁思所致，忧思所为。其汤熨针石，别有正方，补
养宣导，今附于后。《养生方导引法》云：正倚壁，不息行气，从头
至足止。愈疮、疝、大风、偏枯、诸风痹。又云：仰两足指，五息
止，引腰背痹偏枯，令人耳闻声。常行眼耳诸根，无有障碍。又
云：正倚壁，不息行气，从口趣令气至头始止。疗疮、痹、大风、偏
枯。又云：一足踏地，足不动，一足向侧相转身欹势，并手尽急
回，左右迭二七，去脊风冷，偏枯不通润。出第一卷中。

深师大八风汤，疗毒风湿痹弹曳，或手脚不遂，身体偏枯，或
毒弱不任，或风经五脏，恍恍惚惚，或多语喜忘，有时恐怖，或肢
节痛疼，头眩烦闷，或腰脊强直，不得俯仰，又加腹满食少，时气

咳,或始遇病时,卒倒闷绝,即不能语便失音,半身或举体不遂,不仁沉重,皆由体虚恃少,不避风冷所致,二十三种大八风汤方。

当归二两半　升麻一两半　乌头二两,炮　黄芩二两　芍药二两　远志二两,去心　独活二两　五味子一两半　防风二两　芎𦬊二两　麻黄二两,去节　干姜二两半　秦艽二两　桂心二两　大豆二升　石斛二两　甘草二两半,炙　杏仁四十枚　人参二两　茯苓二两　黄芪二两　紫菀二两　石膏二两,碎

上药㕮咀,以水一斗三升,酒二升,合煮取四升。强人分四服,羸人分五六服。《千金翼》同。出第九卷中。

《古今录验》疗三十年风躄偏枯不能行,香豉散方。

生地黄三十斤　香豉三升,绵裹

上二味,洗地黄,㕮咀,先蒸半日,曝燥,更合豉蒸半日,曝令燥,捣下筛。以酒服三方寸匕,日三,亦可水服。益精爽气,服数月有神效。出第十四卷中。

风四肢拘挛不得屈伸方五首

《病源》:此由体虚腠理开,风邪在于筋故也。春遇痹,为筋痹,则筋屈,邪客关机,则使筋挛。邪客于足太阳之络,令人肩背拘急也。足厥阴,肝之经也。肝通主诸筋,主在春,其经络虚,春遇风邪则伤于筋,使四肢拘挛,不得屈伸。诊其脉,急细如弦者,筋急足挛也。若筋屈不已,又遇于邪,则移变入肝。其状夜卧则惊,小便数也。其汤熨针石,别有正方,补养宣导,今附于后。

《养生方导引法》云:手前后递互交拓,极势三七,手掌向下,低头面心,气向下至涌泉、仓门,却努一时取势散气,放纵身体,平头动膊,前后欹侧,柔转二七。去膊井冷血筋急,渐渐如消。

又云：以两手抱左膝，生腰，鼻内气七息，展右足，除难屈伸拜起，胫中痛痿。又云：以两手抱左膝著膺，除下重难屈伸。又云：踞坐伸右脚，两手抱左膝头，生腰，以鼻内气，自极七息，展右足著外。除难屈伸拜起，胫中疼痹。又云：立身上下正直，一手上拓，抑手如似推物势，一手向下如捺物，极势上下，来去换易四七。去膊内风，两膊井内冷血，两腋筋脉挛急。又云：踞伸左脚，两手抱右膝，生腰，以鼻内气，自极七息，展左足著外，除难屈伸拜起，胫中疼痹。出第一卷中。

《千金》疗中风手足拘挛，百节疼痛，烦热心乱，恶寒经日，不欲饮食，张仲景三黄汤方。

麻黄五分，去节　独活四分　细辛二分　黄芪二分　黄芩三分

上五味，切，以水五升，煮取二升。分二服，一服小汗，两服大汗。心中热加大黄二分，腹满加枳实一分炙，气逆加人参三分，悸加牡蛎三分熬，渴加栝楼根三分，先有寒加八角附子一枚炮。此方神秘不传。张文仲、《备急》、深师及《翼》、《古今录验》同。

又麻子汤，疗大风周身，四肢挛急，风行在皮肤，身劳强，服之不虚人，又主精神蒙昧方。

秋麻子三升，净择，水渍一宿　防风二两　麻黄二两，去节
生姜二两　橘皮二两　桂心二两　竹叶一握，洗　石膏二两，碎
　细辛二两　葱白一握　香豉一合

上十一味，切，先以水二斗半，煮麻子令极熟，漉却滓，取九升，别煮麻黄数沸，掠去沫，内诸药汁中，煮取三升，去滓，空腹分三服。服讫当微汗，汗出以粉涂身。然极重风者，不过三剂，乃至五剂以来，无不瘥。轻者不过两剂瘥。有人患大风、贼风、刺风，加独活三两，比小续命汤准当六七剂。忌生葱、生菜。一方

无细辛。

又白蔹薏苡汤,疗风,拘挛不可屈伸方。

白蔹一升　薏苡仁一升　芍药一升　酸枣仁一升　干姜一
升　附子三枚,炮破　甘草炙,一升　桂心一升　牛膝一升

上九味,淳酒二斗,渍一宿,微火煎三沸。服一升,日三,扶
杖起行。不耐酒,服五合。忌生葱、猪肉、海藻。《古今录验》同。
《翼方》有车前子。并出第八卷中。

崔氏疗暴得风,四肢挛缩枯细,不能行动,用大豆蒸,贫人不
能办药者,可依此方。

取大豆三升,净拣择淘之,漉出蒸之,待气溜下甑,倾二大升
酽醋甑中,和搅令遍,于密屋内地上设铺席一帛帕,倾豆著帕上,
仍以五六重绵衣覆豆,令病人于豆上卧,以被覆之,若豆冷渐渐
却绵衣,令一人于被内引挽挛急处,却绵衣尽,豆冷收取,更著甑
中,依前法蒸热下甑,复著升半酢和豆,一准前法,用铺设。每一
收豆,作二升荆沥汤与病人饮,饥即任食,日再度,夜一度,如此
经三日三夜即休。忌风。出第三卷中。

《古今录验》西州续命汤,疗中风入脏,及四肢拘急不遂,缓
急风方。

麻黄三两,去节　石膏二两　芎藭一两　生姜三两　黄芩一
两　甘草一两,炙　芍药一两　桂心一两　郁李仁三两,去皮
防风一两　杏仁四十枚　当归一两

上十二味,切,以水九升煮麻黄,去上沫,内诸药,煮取三升。
分四服,初服取汗,米粉于衣里粉之。忌海藻、菘菜、生葱。出第
四卷中。

风不仁方三首

《病源》：风不仁者，由荣气虚，卫气实，风寒入于肌肉，使血气行不宣流。其状搔之皮肤如隔衣也。是诊其寸口脉缓，则皮肤不仁。不仁，脉虚数者生，牢急疾者死。其汤熨针石，别有正方，补养宣导，今附于后。

《养生方导引法》云：赤松子曰：偃卧，展两胫两手，足外踵指相向，以鼻内气，自极七息，除死肌不仁足寒。又云：展左足右足上，除不仁胫寒。出第一卷中。

深师茵芋酒，疗新久风，体不仁屈曳，或拘急肿，或枯焦，皆主之。施连所增损方，甚良。

茵芋二两　狗脊二两　踯躅花二两，生用　乌头二两，生用附子二两，生用　天雄一两，生用

上六味，切，以酒一斗，绢囊盛药渍之，冬八九日，夏五六日。初服半合，不知增之，以知为度。忌猪肉、冷水。《千金翼》同。

又八风汤，疗五缓六急不遂，身体不仁，下重，腹中雷鸣，失小便方。

防风二两　芍药二两　茯苓二两　黄芪三两　独活四两当归三两　人参三两　干姜三两　甘草一两，炙　大豆二升　附子大者一枚，炮

上十一味，切，以水一斗，清酒二升，合煮取三升，分三服。忌海藻、菘菜、猪肉、冷水、酢物。

又犀角丸，疗百病鬼注，恶风入皮肤，淫淫液液，流移无有常处，四肢不仁，牵引腰背，腹胀满，心痛逆，胸满不得饮食，吸吸短气，寒热羸瘦，夜喜恶梦，与鬼神交通，咳嗽脓血，皆疗之方。

犀角二分，屑　獭肝三分，炙　雄黄四分，研　桂心二分　丹

砂四分，研　贝齿十分，炙，研　巴豆三十枚，熬，去心　蜈蚣一枚，去头足，炙　真珠四分，研　射罔一分　麝香一分，研　羚羊角二分，屑　牛黄二分，研　附子一分，炮　鬼臼二分

上十五味，捣下筛，蜜和，更捣五千杵。平旦服如胡豆二丸，酒饮并得，日三。忌猪肉、冷水、生葱、生血物、芦笋。并出第九卷中。

风湿痹方四首

《病源》：风湿痹病之状，或皮肤顽厚，或肌肉酸疼，风寒湿三气杂至，合而成痹。其风湿气多而寒气少者，为风湿痹也。由血气虚，则受风湿而成此病。久不瘥，入于经络，抟于阳经，亦变令身体手足不随。其汤熨针石，别有正方，补养宣导，今附于后。

《养生方导引法》云：任纵臂不息十二通，愈足湿痹不任行，腰脊痛。又正卧，叠两手著背，下伸两脚，不息十二通，愈足湿痹不任行，腰脊痛痹。有偏患者，患左压右足，患右压左足，久行，手亦如足，周行满十方止。又云：以手摩腹，从足至头，正卧，伸臂导引，以手持引足住，任臂，闭气不息十二通，以疗痹湿不可任，腰脊痛。出第一卷中。

《千金》诸风痹方。

桂心一两　当归一两　茯苓一两　防风一两　甘草一两，炙　黄芩一两　生姜五两　秦艽二分　葛根二分　干枣三十枚，擘杏仁五十枚，去皮尖

上十一味，切，水、酒各四升，煮取三升，分三服，取汗。

又疗风痹游走无定处，名曰血痹，大主之方。

萆薢四分　薯蓣四分　牛膝四分　泽泻四分　蛴螬三分，熬天雄三分，炮　车前子三分　干漆熬，三分　白术三分　地肤

子三分　山茱萸五分　狗脊三分　茵芋一分　干地黄十分

上十四味,捣筛,蜜和丸,酒服如梧子十丸,日三服,稍稍加之。忌桃李、雀肉、猪肉、冷水、芜荑等物。

又白蔹散,疗风痹肿,筋急展转,易无常处方。

白蔹二分　附子一分,炮

上二味,捣下筛。酒服半刀圭,日三,不知增至一刀圭。身中热行为候,十日便觉。忌猪肉、冷水。并出第八卷中。

《古今录验》六生散,疗急风痹,身躯拘痛方。

生菖蒲一斤,切　生地黄一斤　枸杞根一斤　生商陆根一斤　生乌头半斤　生姜二斤

上六味,以淳酒渍之一宿,出曝干,复内酒中。令酒尽,曝令燥,捣下筛,以清酒一升,服一钱匕,日再服之。忌猪羊肉、冷水、芜荑、饧。出第十四卷中。

风湿方九首

《病源》:风湿者,是风气与湿气共伤于人也。风者,八方之虚风;湿者,水湿之蒸气。若地下湿,复少霜雪,其山水气蒸,兼值暖,猥退人腠理开,便受风湿。其状令人懈惰,精神昏愦。若经久,亦令四肢缓纵不遂,入脏则瘖哑,口舌不收,或脚痹弱,变为脚气。其汤熨针石,别有正方,补养宣导今附于后。《养生方》真诰云:栉头理发,欲得多过,通流血脉,散风湿,数易更栉番用之。出第一卷中。

深师疗风湿,脉浮身重,汗出恶风方。

汉防己四两　白术三两　蜀黄芪五分　甘草二两,炙　大枣十二枚,擘　生姜三两

上六味,㕮咀,以水六升,煮取二升,分为三服。服汤当坐被

中,欲解汗出,如虫行皮中。忌桃李、雀肉、海藻、菘菜。《千金》同。此本仲景《伤寒论》方。

又四物附子汤,疗风湿相抟,骨节疼烦,掣痛不得屈伸,近之则痛,白汗出,短气,小便不利,恶风不欲去衣,或一身悉肿方。

附子二枚,炮,八破　桂心四两　白术三两　甘草二两,炙

上药㕮咀,以水六升,煮取三升,去滓。服一升,日三。当微汗,若汗出烦者,一服五合。蔡公数用验。忌猪肉、冷水、生葱。余忌同前方。此本仲景《伤寒论》方。

又疗风湿百节疼痛,不可屈伸,痛时汗出方。

芍药四两　甘草三两,炙　芎䓖四两　附子三两,炮,四破

上四味,㕮咀,以水五升,煮取二升,分再服,相去十里顷。忌同。

又疗风湿身体疼痛,恶风微肿汤方。

桂心四两　麻黄二两,去节　芍药二两　天门冬二两,去心　生姜三两　杏仁五十枚

上六味,㕮咀,以水一斗,煮取三升,一服一升,日三。忌鲤鱼。忌同。并出第九卷中。

《古今录验》附子汤,疗风湿相抟,骨节烦疼,不得屈伸,近之则痛,白汗出,短气,小便不得利,恶风不欲去衣,或一身流肿方。

桂心三两　白术三两　附子二枚,炮,八破　甘草三两

上四味,㕮咀,以水六升,煮取三升,分三服,微汗即止。若汗出烦者,稍服五合。骠骑使吴谐以建元元年八月二十六日,始觉如风,至七日,卒起便顿倒,髀及手皆不随,通引腰背疼痛,通身肿,心多满,至九月四日,服此汤一剂,通身流汗,即从来所患悉愈。本方不用生姜,既有附子,今加生姜三两。忌同。

又疗风湿体疼,恶风微肿,天门冬汤方。

天门冬三两,去心 葛根四两 生姜三两 桂心四两 麻黄三两,去节 芍药二两 杏仁五十枚 甘草二两,炙

上八味,切,以水一斗,煮取三升,分三服,取汗。忌鲤鱼。余同前。深师无芍药,名天门冬汤。并出第十四卷中。

又疗头风湿,面如针刺之状,身体有肿,恶风汗出,短气,不能饮食,麻黄汤方。

麻黄四两 芎䓖一两 莽草一两 当归一两 杏仁三十枚

上五味,切,以水五升,煮取二升,去滓。分三服,日三。糜粥将息佳。

又辨中风偏枯、风痱、风懿、风痹。偏枯者,半身偏不遂,肌肉偏不用而痛,言不变,智不乱,病在分腠之间,温卧取汗,益其不足,损其有余,乃可复也。风痱者,身无痛,四肢不收,智乱不甚言,微知可疗,甚则不能言,不可治也。风懿者,奄忽不知人,咽中塞窒窒然,舌强不能言,病在脏腑,先入阴,后入阳。治之先补于阴,后泻于阳,发其汗身转软者生,汗不出身直者七日死。风痹病不可已者,足如履冰,时如入汤,腹中股胫淫泺烦心,头痛呕眩,时时汗出,目眩悲恐,短气不乐,不出三年死。骑士息王恕母年五十,纱扇自扇,汗出中风,口不得语,身缓不收,积一月困笃,张苗为作七物独活汤,服五剂得愈。又士度良母年七十余中风,但苦口不得语,积百余日,往来饮食如故,苗又与合独活汤四剂得愈。七物独活汤,疗脚弱及中风湿,缓纵不遂方。出胡洽。

独活五两 葛根四两 干姜二两 桂心四两 半夏四两,洗 甘草二两,炙 防风三两

上七味,㕮咀,以水一斗,煮取三升。每服一升,日三,得少微汗出好。忌羊肉、饧、海藻、菘菜、生葱。

上疗湿家,始得病时,可与薏苡麻黄汤方。

薏苡半升　麻黄四两,去节　甘草二两,炙　杏仁二两

上四味,咬咀,以水五升,煮取二升,分再服,汗出即愈。湿家烦疼,可以甘草麻黄汤发汗,不瘥更合。饮家加白术四两,名白术麻黄汤。忌海藻、菘菜、桃李、雀肉等。此本仲景方,分两小异。并出第十五卷中。

许仁则疗脚气方三首

许仁则曰:此病有数种,有饮气下流以成脚气,饮气即水气之渐。亦有肾气先虚,暑月承热,以冷水洗脚,湿气不散,亦成脚气。亦有肾气既虚,诸事不节,因居卑湿,湿气上冲,亦成脚气。此诸脚气,皆令人脚胫大,脚跌肿重,闷甚上冲心腹,满闷短气。中间有干湿二脚气,湿者脚肿,干者脚不肿,渐觉枯燥,皮肤甲错,须细察之。若先觉心腹胁肋刺痛,胸背满闷,吃食之后,此状弥加,时时气短,手脚沉重,骨髓疼,多喝气,每食诸黏腻陈败臭物,即诸状转剧,此即饮气下流而成脚气。有此候者,自宜依前疗饮气将成水气,细辛等八味汤、葶苈子等十五味丸疗之。若先无前状,但觉脚肿疼闷沉重,有时缓弱,乍冲心腹满闷,小腹下不仁,有时急痛,宜依后吴茱萸等五味汤、桑根白皮等十味丸、侧子等十味酒,细细服之。吴茱萸汤方。

吴茱萸二两　生姜五两　橘皮三两　桂心二两　大槟榔十枚

上药切,以水七升,煮取二升半,去滓。分温三服,服相去如人行七八里久。一服觉诸状可,欲重合服亦佳。服汤后,将息经三四日,即服后桑根白皮等十味丸。忌生葱。

又方

桑根白皮五两　生姜屑六两　蜀椒汗　桂心　升麻四两
五味子四两

上药捣筛,蜜和为丸。以饮下之,初服十五丸,日再服,稍稍加至三十丸,如梧子大。觉热食前服,觉冷食后服之。忌同。蜀椒、桂心原未见分两。

又至九月以后,宜合侧子等十味酒服之,兼将下丸方。

侧子五两　生姜八两　桑根白皮八两　桂心四两　白术八两
五加白皮六两　丹参六两　续断五两　牛膝五两　细辛四两

上药切,绢袋盛,用无灰酒五升浸五六日。初服一鸡子黄许,日再服,稍稍加之,以知为度,必用。前数法不觉可,宜依旧脚气方用之。忌猪肉、冷水、桃李、雀肉、生葱、生菜。吴升同。并出第一卷中。

论阴阳表里灸法三十七首

苏恭云:凡脚气发有阴阳表里,当随状疗之,不可妄依古方也。患阴疗阳,病表救里,皆为重虚实,危殆之甚也。若病从阴发,起两足大指内侧,上循胫内及膝里,顽痹不仁,或肿先发于此者,皆须随病灸复留、中都、阴陵泉等诸穴。灸者先从上始,向下引其气,便各灸二十壮,向后隔七日灸七壮,取瘥止,余穴皆依此。若病从阳发,起两小指外侧,向上循胫外,从绝骨至风市,顽痹不仁,或肿起于此者,须灸阳辅、绝骨、阳陵泉、风市等诸穴,灸数及上向下,皆依前法。若气毒兼行表里者,乃可量其轻重,随灸膏摩之。若上下遍发,表里各灸一二处,以此通泄之。其用药内攻,各量病投药也。逐偏苦处,常使灸疮不瘥为佳。风气都除,乃随疮瘥。瘥后瘢色赤者风毒尽,青黑者犹有毒气,仍灸勿止,待身体轻利,然后可休矣。又一本云:常须灸三里、绝骨,勿令疮瘥佳。

灸脚气穴名：

阳陵泉二穴，在膝外侧骨下宛宛陷中是也。

绝骨二穴，在足外踝上，骨绝头陷中。又云一尺是也。

风市二穴，平立垂手，当中指头，髀两筋间是也。《黄帝三部针灸经》无风市二穴，此处恐是环铫，风市疑其别名，未详所出。

昆仑二穴，在足外踝后跟骨上陷中是也。

阳辅二穴，在绝骨前半寸少下是也。徐云：《明堂》无绝骨名，有阳辅二穴，在膝盖下外侧三寸傍，廉骨当小指两筋间是也。《黄帝三部针灸经》丙卷：阳辅二穴，在足外踝上四寸，辅骨前绝骨端前三分，与此不同。

上廉二穴，在三里下三寸是也。

条口二穴，在上廉下二寸是也。

下廉二穴，在条口下一寸是也。

太冲二穴，在足大指本节后二寸是，或云一寸半。

犊鼻二穴，在膝盖上外角宛宛中是也。一云膝下。《黄帝三部针灸经》丙卷：犊鼻二穴，在膝膑下骭上侠解大筋中。

膝目二穴，在膝盖下两边宛宛中是也。《黄帝三部针灸经》无膝目二穴。

曲泉二穴，在膝内屈文头是。又云：从三里上度一寸五分，又横向胫二寸，当脉中是也。《黄帝三部针灸经》丙卷：曲泉二穴，在膝内辅骨下，大筋上小筋下陷者中，屈膝而得之。

阴陵泉二穴，在膝下内侧辅骨下宛宛中是。苏、徐同。

中都二穴，在阴陵泉、三阴交中间是。苏：一名太阴穴。《黄帝三部针灸经》：中郄一名中都，在内踝上七寸，骺骨中央。

三阴交二穴，在内踝上三寸是。苏、徐云名太阴也。

复溜二穴，在内踝上二寸是。苏、徐云：名曰外命。《黄帝三部针灸经》复溜无外命之别名。

少阳维二穴,在内踝后一寸,动筋中是。徐同。

太阴二穴,在内踝上八寸,骨下陷中是。徐同。

太阴跷二穴,在内踝下向宛宛中是。《黄帝三部针灸经》并《铜人腧穴经》并无少阳维、太阴、太阴跷三穴名。

委中二穴,在膝后屈中央是。徐、苏同。

承筋二穴,在腨当中陷中是。徐、苏同。

承山二穴,在足腨肠下分肉间陷中是。徐、苏同。

涌泉二穴,在脚心中是。苏、徐同。

上件穴并要,不可总能灸。其穴最要者有三里、绝骨、承筋、太冲、昆仑、涌泉,有患者可灸。又谨按《明堂》制,当以立为正,取穴必须直立,膝膑骨坐立便即移动不定,故宜立取之。其寸取病人中指上节为一寸。若取尺寸有长短,取穴必不著。又按秦承祖、华佗等取穴,并云三指、四指为准。取三里穴四指,指阔六分,四六二十四,只阔二寸四分,取穴如何得著。黄帝为本诸说,并不可信。徐同。

徐论:患脚气,体皆春发夏甚,秋轻冬歇。大法春秋宜灸,冬瘥可行,夏都不可灸,既疮败又不得覆,风冷因入,反更增疴。冬时血凝,又逆天理,急不得已,无药物处可灸一二要穴,不可遍身多灸。脚气病大论毒从下上,亦有从上向下者,或云灸上毒气便上,谬矣。比见毒气攻处,疼痛如刺,随病即灸,火彻便瘥,不拘上下。凡毒气所冲,如贼欲出,得穴即出,岂在大门也。风毒所攻,亦复如是。此皆经试,万不失一,必不为误耳。苏同。

苏恭云:脚气初发,转筋者,灸承山、承筋二穴;哕逆者,灸涌泉;若从头至连背痛,寒热如疟,及腰痛者,灸委中;头项背痛,随身痛即灸,不在正穴也。

又云:若脚气盛发时,自腰以上,并不得针灸,当引风气上则杀人。气歇以后,有余病者,灸无妨。唯冬月得灸,春夏不可灸,自风市以下固宜佳耳。

又云:若气上击心不退,急灸手心三七炷,气即便退。若未退即闷,兼煮豉酒热饮,逐之即瘥。不去即取乌特牛尿一大升,暖服,以利为止,纵至三服、五服弥佳。

又若已灸脚,而胸中气犹不下满闷者,宜灸间使五十炷,两手掌横纹后。一云三寸两筋间是也。

又若胸中气散,而心下有脉洪大跳,其数向下,分入两髀股内,令人心急怔悸者,宜以手按捻少腹下两傍接髀大斜纹中,有脉跳动,便当纹上灸跳三七炷即定。灸毕,皆须灸三里二十炷,以引其气下也。

又若心腹气定,而两髀外连膝闷者,宜灸膝眼七炷,在膝头骨下相接处,在筋之外陷中是。若后更发,复灸三炷。又凡人虽不患脚气,但苦髀膝疼闷,灸此无不应手即愈。极为要穴,然不可针,亦不可多灸,惟只灸七炷以下。

又若脚十指酸疼闷,渐入跌上者,宜灸指头正中甲肉际三炷,即愈。

又若大指或小指傍侧疼闷,党内有脉如流水,上入髀腹者,宜随指傍处灸三炷,即愈。并出上卷中。

唐论:若手指本节间疼稍入臂者,宜灸指间疼处七炷,即定。

又若心胸气满,已灸身胫诸穴,及服汤药,而气犹不下,烦急欲死者,宜灸两足心下当中陷处各七炷,气即下。此穴尤为极要,而不可数灸,但极急乃灸七炷耳。以前诸灸法并经用,所试皆验,灸毕应时即愈,故俱录记之。凡灸不废汤药,药攻其内,灸泄其外,譬如开门驱贼,贼则易出,若闭户逐之,贼无出路,当反害人耳。

灸用火善恶补泻法一首

　　张仲景云：四肢者，身之支干也。其气系于五脏六腑，其分度浅薄，灸之不欲过多，须依经数也。过谓余病则宜依之，若脚气不得拘此例。风毒灸之，务欲多也。依此经数，则卒难愈疾。《小品》论灸有八木火，《明堂》论灸有补泻之法，若能依之，应有道理。八木之火，凡灸用松木火则难愈，柏木火则疮多汁，橘木火则伤皮，桑木火则肉枯，枣木火则髓消，竹木火则伤筋，多壮则筋纵，枳木火则陷脉溃，榆木火则伤骨，多壮则骨枯。凡八木之火，皆不可用也。火用阳燧之火，其次用硄石之火，天阴则用槐木之火。阳燧是以火珠向日下，以艾于下承之，便得火也。硄石似玉坚，以此石击宾铁即火出，仍以极烂榆木承之即得，亦用艾取之，此是匈奴取火法，今胡人犹尔。灸有补泻者，《甲乙经》云：用灸补者，无吹其火，须自灭也。以灸泻者，疾吹其火，拊其艾，须其火灭也。此言以口炊艾炷令疾灭，即是泻也。不吹听自灭者，即补也。《小品》又云：黄帝曰：灸不过三分，是谓从穴。此言作艾炷，欲令根下阔三分也。若减此，则不覆孔穴，不中经脉，火气不行，不能除病也。若江南、岭南寒气既少，当二分为准，燧小不得减一分半也。婴儿以意减之。凡灸疮得脓增坏，其病乃出，疮不坏则病不除矣。《甲乙经》云：灸不发者，灸故履底熨之，三日即发也。甚宜解此。又近有苏恭善医此疾，驰名于上京，显誉于下邑，撰《脚气方》卷，论方则信为指南，叙灸亦未成胶柱。乃云毒气如贼出，何必要在大门，腹背手足皆须灸也。愚谓灸痛风毒所攻腹，则引贼入室，如何令贼出门，特宜知之，不可轻脱。若手指疾闷，灸无妨也。出第一卷中。

杂疗脚气方一十五首

《千金》防风汤,疗肢体虚风,微经内发热,肢节不随,恍惚狂言,来去无时,不自觉悟。南方支法存所用多得力,温和不损人,为胜于续命、越婢、风引等汤。罗广州一门,南州人士常用,亦疗脚弱甚良方。

防风三两　麻黄三两,去节　秦艽三两　独活三两　当归三两　远志二两,去心　木防己二两　甘草二两,炙　人参二两　黄芩二两　升麻二两　芍药二两　石膏一两,碎　麝香二分　生姜二两　半夏二两,洗

上十六味,切,以水一斗三升,煮取四升,一服一升。初服厚覆取微汗,亦当三两行下,其间相去如人行十里久更服。有热加大黄二两。先有冷心痛疾者,倍当归,加桂心三两,去大黄。忌海藻、菘菜、羊肉、饧。一方有白术。出第七卷中。

《千金翼》青丸,主脚气皮肉身体诸风方。

乌头一两　附子三两,炮　麻黄四两,去节　加枳实四两,炙

上四味,捣筛,蜜和,丸如梧子。酒服五丸,日三。忌猪肉、冷水。如生用乌头、附子,服如麻子五丸。出第十六卷中。

《必效》白杨皮酒,主脚气偏废,及主一切风,缓风手足拘挛,并效方。

取白杨东南面皮,去地三尺以上,去苍皮,勿令见风,细切,熬令黄赤色,即止。内不津器中,以酒浸随皮多少,每令酒浸皮二三寸,乃以泥封,冬月二七日,春夏一七日开饮,昼二夜一,随性多少,有酒气为度,得眷口为佳。病可者饮至一石,若重者乃至两石,以瘥为度。酒惟须不灰,其白杨不得取丘冢者,服每日

一两行鸭溏利。苏恭、文仲、《备急》同。出第三卷中。

苏恭疗诸气方。

杏仁一百二十枚　大枣六十枚,去皮核　香豉三百粒,熬,令干

上三味,先捣豉,次捣杏仁,次捣枣,令极熟,取如弹丸大含之,细细咽之。忌如药法。此方虽少,深有效验。

又凡脚气,内须服药攻击,外须膏摩火灸发泄等,并是脚气之要。若有挛急及有不仁之处,不问冬夏常用膏摩之。冶葛膏,疗江南风毒,先从手脚上肿痹,及上颈痹,及面,却入腹即杀人,宜用此膏摩之方。

冶葛二两　蛇衔二两　犀角二两,屑　乌头二两　桔梗二两　茵芋二两　防风三两　蜀椒二两　干姜二两　巴豆三十枚,又方云二两,去心皮　升麻二两　细辛二两　雄黄半两　鳖甲一两,炙

上十四味,细切,以酒四升,渍药一宿,以不中水猪膏五斤,以煎药于微火上,三上三下,令药色变黄,勿令焦黑,膏成绞去滓,乃下之,搅令调和,以摩病上。忌猪肉、冷水、生菜、苋菜、芦笋等。一方有石南、白芷,为十六味。《千金》无茵芋、细辛,有莽草、丹参、踯躅花。

又疗风痹,手足疼弱,鼠漏恶疮毒,所有腹内绞痛,百病摩之皆愈方。

莽草三分　牡丹皮二两　蜀椒四分　藜芦三分　芫花二两　大黄四分　皂荚二分　附子三两

上八味,捣筛,以苦酒三升渍一宿,以不中水猪脂三斤,微火上煎之,三上三下,令药色黄,膏成去滓,以摩肿敷疮。有毒不可服,及近孔要处。合药勿令妇人、孝子、鸡犬见之。其二膏疗风

毒最善,然冶葛膏救急胜于曲鱼膏。久用不已,令人肉渐枯细。曲鱼膏虽稍缓,常用为佳。常以腊月合一剂用之,极效。忌猪肉、冷水、胡荽。

又冶葛膏有巴豆,摩多损皮肉,用莽草膏方。

莽草五两 附子八两,生用,去皮 丹参四两 汉防己三两 芎䓖四两 椒三两 吴茱萸四两 白芷三两 沉香半两 零陵香半两 鸡舌香半两 犀角二两,屑 当归三两 商陆根四两 青木香半两

上十五味,切,以酢渍一宿,以好酥三大斤煎,九上九下,布绞去滓,用摩顽痹并肿处好,膏入肉亦无损伤,服诸药不相妨,神效。忌猪肉、冷水。

又冶葛膏方。

冶葛二两 犀角二两,屑 汉防己二两 莽草二两 乌头五两,生用 吴茱萸五两 椒三两,生用 丹参三两 踯躅花一升 升麻三两 干姜二两 附子五两 白芷一升 当归三两 桔梗三两

上十五味,切,酢渍以成,煎猪肪七升,煎五上五下,去滓用之,以酥代肪善。忌猪肉、冷水。旧方无白芷、防己、茱萸、附子、当归,有巴豆、雄黄、蛇衔、防风、鳖甲。

又神明膏方。

附子十四枚,小者三十枚,炮 吴茱萸一升,生用 蜀椒一升半 白芷一升 前胡切,一升 芎䓖切,一升 白术切,一升 桂心三两 当归三两 汉防己切,一升,风多去之,肿者去细辛 细辛二两

上十一味,切,酢淹渍一宿以成,煎猪肪五升,煎五上五下,

去滓,摩肿及不仁,大试有验。有牛酥代猪脂大佳。忌猪肉、冷水、生葱、生菜、桃李等。

又脚气风毒发,不与人期,攻心即死。若居僻远无药物处,致毙为横死,其要药常宜备随身。

半夏洗　青木香　吴茱萸　木瓜　犀角屑　大黄　生姜　橘皮常须备之　槟榔　茯苓　昆布　荜拨　紫苏　杏仁　前胡　细辛　桂心　旋覆花亦其次也

并须备急救命,若卒患无药处,随病所在,三五味浓煮服之,后依方合药服之。

又凡人入八月,气自渐定,非意气大发者,作半夏独活汤。多唾或睡觉心忪心闷者,风热故也。竹叶汤,食后服之为佳。如不已,作后汤服。

麦门冬三两,去心　茯苓二两　石膏四两,碎　小麦五合　竹叶切,一升　生姜二两

上六味,切,以水五升,煮取一升二合。食后分再服,相去七八里久。忌酢物。

又寻常气满,三日两日服一剂汤方。

槟榔七枚,碎　橘皮一两　厚朴二两,炙　生姜四两　吴茱萸二两

上五味,切,以水二升,煮取一升二合。分三服,相去五六里久复服之。此药性温,去冷气。

又苍耳酒,去皮节头足诸热,风药性冷不便热方。

六月以后收取日干,至九月锉一大斛,水三斛,煮取四斗,渍二大斗曲三度,总以米一大斛渍三日,如凡酿法将息酘之。酒熟,日二三,服五合。身诸风、骨髓中风若瘅,或发疮,疮瘥后,皮

痛肤坚实光悦，腰脚甚便。若虚热羸瘦弱人，无问男女，加生地黄五升、牛膝根锉三升、丹参二升、天门冬二升、松叶五升、枸杞根五升、杏仁一升去皮尖、荆根若子二升，水三石，别煮牛膝、丹参、松叶等，取六斗，并苍耳汁总一石，渍五斗曲，用米二石五斗，分四度酘。杏仁末著第一酘饭中下；生地黄捣如泥，著第二酘饭中下；天门冬蒸熟，剥去皮，捣如泥，著第三酘饭中下；又大麻子一大斗，捣碎，著第四酘中下。大去皮肤风，补虚大良，效多。头风者，得甘菊花一升渍，第五酘糟中下，搅之调酒熟。大小同服并得。余无禁忌。毒鱼肉并勿食。有药处可办，无药处可以苍耳为本，如或少三两物亦得，不必俱备。年常酿至三月服，极攘众疾，复延龄轻身，将渍石斛等药酒弥佳。忌鲤鱼、芜荑。

又单酿鼠粘根酒，和苍耳单酒法，大去风疼痒，止咳嗽，消痰癖，瘥疽瘘，亦是良药。脚气人作渍侧子等酒弥佳，一名牛蒡根，草名恶实根。又患昏昏头眩弥甚，气满背痛，取前苍耳酒渍此后药方。

独活　山茱萸　天门冬去心　黄芪　甘菊花　防风　天雄炮　侧子炮　防己　白术　茯苓　牛膝各四两　枸杞三两　丹参四两　生姜六两　磁石十两　贯众三两　生地黄八两，切

上十八味，切，以绢袋盛，酒二大斗渍七日，温服一盏，日二三服。忌猪、鱼、陈臭物，余无禁。主腰脚，兼去酒风。忌猪肉、冷水、桃李、雀肉、鲤鱼、芜荑、酢物。并出第一卷中。

第二十卷

水肿方一十三首

《病源》：肾者主水，脾胃俱主土，土性克水。脾与胃合，相为表里。胃为水谷之海，今胃虚不能传化水气，使水气渗溢经络，浸渍腑脏。脾得水湿之气加之则病，脾病则不能制水，故水气独归于肾。三焦不泻，经脉闭塞，故水气溢于皮肤而令肿也。其状，目裹上微肿，如卧起之状，颈脉动，时咳，股间冷，以手按肿处，随手而起，如物裹水之状，口苦舌干，不得正偃，偃则咳清水，不得卧，卧则惊，惊则咳甚，小便黄涩是也。水病有五不可疗，第一唇黑伤肝，第二缺盆平伤心，第三脐凸伤脾，第四足下平满伤肾，第五背平伤肺。凡此五伤，必不可疗。脉沉者水也。脉洪大者可疗，微细者不疗也。《养生方》云：十一月勿食经夏自死肉脯，内动于肾，喜成水病。其汤熨针石，别有正方，补养宣导今附于后。

《养生方导引法》云：虾蟆行气，正坐动摇两臂，不息十二通。以治五劳水肿之病也。又云：人卧勿以脚悬踹高处，不久必成肾水。出第二十一卷中。

黄帝问曰：水与肤胀、鼓胀、肠覃、石瘕何以别之？岐伯对曰：水始起也，目裹上微肿，如新卧起之状，颈脉动，时咳，阴股间寒，足胫肿，腹乃大，其水已成也。以手按其腹，随手而起，如裹水之状，此其候也。肤胀者，寒气客于皮肤之间，壳壳然不坚，腹大,身尽肿,皮厚,按其腹,陷而不起,腹色不变,此其候也。鼓胀者,腹胀身肿大,与肤胀等,色仓黄,腹脉起,此其候也。肠覃者,寒气客于肠外,与卫气相抟,正气不得营,因有所系,癖而内著,恶气乃起,息肉乃生。其始生也,大如鸡卵,稍以益大,至其成也,若怀子之状,久者离岁月,按之则坚,推之则移,月事不以时下,此其候。石瘕者,生于胞中,寒气客于子门,子门闭塞,气不得通,恶血当泻不泻,衃以留止,日以益大,状如怀子,月事不以时下,皆生于女子,可导而下。曰:肤胀、鼓胀可刺耶?对曰:先泻其腹之血络,后调其经,亦刺去其血脉。师曰:病有风水、有皮水、有正水、有石水、有黄汗。风水其脉自浮,外证骨节疼痛,其人恶风。皮水其脉亦浮,外证胕肿,按之没指,不恶风。其腹如鼓,不满不渴,当发其汗。正水其脉沉迟,外证自喘。石水其脉自沉,外证腹满不喘。黄汗其脉沉迟,身体发热,胸满四肢头面肿,久未愈,必致痈脓。《千金》、范汪同。并出《甲乙经》第八辛卷。

范汪疗水肿方。

葶苈子一两,熬黑　甘遂一两,熬　吴茱萸四两

上三味,别捣异下筛,和以蜜,丸如梧子,服可至五丸。《经心录》云:服三丸,日三服。余同。

又葶苈丸,疗水肿方。

葶苈一升,熬　吴茱萸一升

十二味,各别捣筛合,以蜜和,更捣二万杵,药成。饮服二丸如梧实,不知增之,当以小便利及下为候。若下者,但可清旦一服。若不下,但小便利者,日可再三服。常将服肿消耳。一名二利丸。

又利小便,消水肿,郁李核丸方。

郁李核仁三分　松萝三分　海藻二分　桂心　大黄五分

葶苈五分,熬　黄连二分　通草一分　石韦一分,去毛

上九味,捣合下筛,和以蜜,丸如梧子。先食饮服七丸,日二,稍增以知为度。并出第二十八卷中。

又疗水肿,大槟榔丸方。

槟榔三两　桂心三两　附子二两,炮　栝楼三两　杏仁三两,熬,一方无　干姜二两　甘草二两,炙　麻黄三两,去节　黄芪三两　茯苓三两　厚朴二两,炙　葶苈三两,熬　椒目三两　吴茱萸五合　白术三两　防己二两

上十六味,下筛,蜜和。服如梧子大二丸,日三,不知,稍增至四丸,不知,又加二丸,不下,还服四丸,得小下为验。此疗老小水肿虚肿,大病后客肿作喘病,疗之佳。忌海藻、菘菜、猪肉、冷水、生葱、桃李、雀肉、大酢。《千金翼》有海藻二两。出第四十五卷中。

《小品》疗水肿方。

大豆三升

上一味,以水六升,煮令熟,出豆澄汁,更内美酒五升,微火煎如饧。服一升,渐增之,令小下。

又桃皮酒,疗水肿方。

桃皮三斤,削去黑取黄皮　女曲一升　秫米一升

上三味,以水三斗,煮桃皮令得一斗,以五升汁渍女曲,五升汁馈饭,酿如酒法,熟漉去滓。可服一合,日三,耐酒者增之。以体中有热为候。小便多者即是,病去便愈。忌生冷、酒、面、一切毒物。

又麝香散,疗水肿方。《千金》云:治妇人短气虚羸,遍身浮

肿,皮虚急。

麝香三铢　芫花三分,熬　甘遂三分

上三味,合下筛。酒服钱半边匕,老小钱边三分匕。亦可丸服之,强人如小豆十丸,老人五丸。《千金》有雄黄一味,并麝香各用六铢。《肘后》又有人参二分。

又疗水肿方,商陆膏方。

商陆根一斤,生者　猪膏一斤,先煎,可有二升

上二味,合煎令黄,去滓,以摩肿,亦可服少许。忌犬肉。《经心录》同。《千金》云:涂以纸覆之,燥即涂,不过三日愈。并出第一卷中。

《集验》疗水肿方。

黄犍牛尿一饮三升,若不觉更加服之,以得下为度。疗老小者,宁从少起,饮半,亦可用后方。

又疗水肿方。

猪肾一枚,分为七脔,甘遂一分,末筛为散,以粉肾,微火炙令熟,食之至三四脔,乃可止。当觉腹中鸣,转攻两胁下,小便利,去水即愈。若三四脔不觉,可食七脔令尽。《肘后》《经心录》、文仲同。并第六卷中。

《千金翼》疗水肿方。

葶苈子六两,生用　桂心二两

上二味,捣,蜜和丸。饮服十丸如梧子,日二。慎蒜、面、猪、鸡、油腻。出第二十卷中。

《必效》疗水肿方。

皂荚一挺,去皮子,炙　乌饧五两

上二味,以酒二升煮取六沸,绞去滓,顿服之。须臾即小便

二三升,肿消。忌一切肉及面、生冷、咸、酢食一周年。

又方

取苦瓠一枚

上一味,以水一石煮一炊久,去滓,煎汁令堪丸,如胡豆。一服二丸,当小便下,后作小豆羹饭。慎勿饮水效。并出第二卷中。

水病方七首

《千金》论曰:大凡水病难疗,差后特须慎于口味。又病水人多嗜食不廉,所以此病难愈。世有医者,随逐时情,意在财物,不本性命。病人欲食肉于贵胜之处,劝令食羊头、蹄肉,如此者,未见一愈者耳。又此病百脉之中,气水俱实,疗之皆令泻之使虚,羊头、蹄极补,那得瘳愈。所以治水药多用葶苈等诸药。《本草》云:葶苈久服令人虚,故水病非久虚不得绝其根本。又有蛊胀,但腹满不肿;水胀,胀而四肢面目俱肿。医者不善诊候,疗蛊以水药,疗水以蛊药;或但见胀满,皆以水药。如此者,仲景所云医杀之。今录慎忌如下。其疗蛊方俱在备急中。

丧孝、产乳、音乐、房室、喧戏、一切鱼、一切肉、生冷、酢滑、蒜、黏米豆、油腻并不得食之,亦不得用心。

上以前禁者,并具本方之下。其房室等,犹三年慎之,不复重发。不尔,瘥而更发,重发不可更疗。古方有十水丸,历验多利大便不利小便,所以不能述录也。

诸从腰以下肿,当利小便;腰以上肿,当发汗即愈。出第二十一卷中。

范汪疗水病方。

黄连末

上一味,以蜜和,捣万杵,丸如梧子。饮服二丸,可至三四丸。禁饮水并冷物。

又方

以苦酒一升饮之。一方取盐、豉各一撮,以饮饮之。一方取角木叶满虎口,捣取汁饮之。并出第二十八卷中。

崔氏疗水病方。

乌豆一大升,粒小者　桑根白皮五升,细切

上二味,以水五斗,和煮可一斗汁,滤去滓,于铜器中重汤煎如饧,可作丸即成。所患人每服取利小便为度,其小便复旧色,身上肿除,候体中热烦即服之。禁房及死牛马肉、油腻、面、酒等。经数日,得食羊头肉、兔肉。水病忌食羊头、蹄,此云得食,恐误也。

又疗水病,洪肿气胀,不消食方。

干香薷五十斤

上一味,细锉,内釜中,以水淹之,出香薷上数寸,煮使气两尽,去滓,清澄之,渐火煎令可丸。服五丸如梧子,日三,稍加之,以小便利为度也。无所忌。《经心录》同。

又疗水病身肿方。

鲤鱼一头极大者,去头尾及骨,惟取肉

上一味,以水二斗,赤小豆一升,和鱼肉煮,可取二升以上汁,生布绞去滓。顿服尽,如不能尽,分为二服,后服温令暖。服讫下利,利尽即瘥。慎牛肉、白酒、生冷、面、猪、鱼、油酪。药滓埋之,勿令人食。并出第六卷中。

《古今录验》疗水病方。

木防己八分　蜀大黄八分,锦文者,别捣　人参八分　杏仁

八分,熬紫色,别捣　葶苈子十分,熬

上五味,总和捣筛,蜜和为丸。先食后初服七丸如梧子,日再,日加一丸至十二丸,还日减一丸,至七丸,复渐加至十二丸,循环服之,以白饮服。若病人热多,加黄芩、茯苓各八分。如病人冷多,加厚朴八分。如病久心惊,加吊藤八分。忌酒、面、羊肉,其牛肉一色永断不得食,外禁酢物。得食鹅、鸭、獐、兔、鲤鱼、鳢鱼等肉。

又疗水病,牛黄桂枝丸方。

牛黄六铢,研　桂枝十二铢,又一方云桂六铢　牡蛎十二铢,熬,研　椒目十二铢,一方云海藻二十四铢,不须椒目　葶苈子半升,熬,一方云用一升

上五味,捣筛,蜜和,丸如梧子。饮服七丸,日再,小便利为度。忌生葱。并出第十一卷中。

十水方三首

《病源》:十水者,青水、赤水、黄水、白水、黑水、悬水、风水、石水、里水、气水也。青水者,先从面目,肿遍一身,其根在肝。赤水者,先从心肿,其根在心。黄水者,先从腹肿,其根在脾。白水者,先从脚肿,上气而咳,其根在肺。黑水者,先从脚足趺肿,其根在肾。悬水者,先从面肿,至足,其根在胆。风水者,先从四肢起,腹满大,目尽肿,其根在胃。石水者,先从四肢,小腹肿独大,其根在膀胱。里水者,先从腹满,其根在小肠。气水者,乍盛乍虚,乍来乍去,其根在大肠。皆由荣卫痞涩,三焦不调,腑脏虚弱所生。虽名证不同,并令身体虚肿,喘息上气,小便黄涩也。出第二十一卷中。

《古今录验》十水丸,疗十种水肿方。

肿从头诸书云脚起,名为白水,其根在肺,<small>椒目主之</small>;肿从面起,名为青水,其根在肝,<small>大戟主之</small>;肿从胸起,名为黄水,其根在脾,<small>甘遂主之</small>;肿从腹起,名为气水,乍实乍虚,其根在大肠,<small>芫花主之</small>;肿从股起,名为黑水,其根在肾,<small>玄参主之</small>;肿从头面起至足,名为悬水,其根在胆,<small>赤小豆主之</small>;肿从内起,坚块,四肢肿,名为石水,其根在膀胱,<small>桑根白皮主之</small>;肿从四肢起,腹大,名为风水,其根在胃,<small>泽漆主之</small>;肿从腹起,名为里水,其根在小肠,<small>巴豆主之</small>;肿从胸中气起,名为赤水,其根在心,<small>葶苈子主之</small>。

上十味,等分,随其病始所在,增其所主药,皆一分,巴豆四分去心皮,捣末,合下筛,蜜和丸。服如梧子三丸,得下为度,不下,日三。亦可散,未食服半钱匕,便利。明朝复服如法,再服病愈。禁饮,但得食干物耳。

又方

第一之水,先从面目,肿遍一身,名曰青水,其根在肝。<small>大戟主之。</small>

第二之水,先从心肿,名曰赤水,其根在心。<small>葶苈主之。</small>

第三之水,先从腹肿,名曰黄水,其根在脾。<small>甘遂主之。</small>

第四之水,先从脚肿,上气而咳,名曰白水。其根在肺气。<small>藁本主之。</small>

第五之水,先从足跗肿,名曰黑水,其根在肾。<small>连翘主之。</small>

第六之水,先从面肿,至足,名曰玄水,其根在胆。<small>芫花主之。</small>

第七之水,先从四肢起,腹满大,身尽肿,名曰风水,其根在胃。<small>泽漆主之。</small>

第八之水,四肢小,其腹肿独大,名曰石水,其根在膀胱。桑根白皮主之。

第九之水，先从小腹满，名曰里水，其根在小肠。巴豆主之。

第十之水，乍盛乍虚，乍来乍去，名曰气水，其根在大肠。赤小豆主之。

上十病，药皆等分，所病形同则倍之，捣合白蜜，丸如小豆。先食饮服一丸，日三，欲下病服三丸，人弱者以意节之。疗宿食饮，寒热温病。禁辛菜、猪肉、生鱼，不禁熟也。范汪、《千金翼》同。

又疗十水，大黄丸方。

大黄一分 硝石一分 大戟一分，熬 甘遂一分，熬 芫花一分，熬 椒目一分 葶苈一分

上七味，捣合下筛，以蜜和，丸如小豆。先食饮服一丸，日再，渐增，以知为度。范汪同。并出第十一卷中。

大腹水肿方五首

《病源》：夫水病皆由荣卫痞涩，肾脾虚弱所为。而大腹水肿者，或因大病之后，或积虚劳损，或新热食讫，入水自渍及浴，令水气不散，流溢腹外，三焦闭塞，小便不通，水气结聚于内，乃腹大而肿，故四肢小，阴下湿，手足逆冷，腰痛上气，咳嗽烦疼，故云大腹水肿也。出第二十一卷中。

《肘后》疗卒大腹痛病诸方。此病本由水来，应水字，而经方皆水为病，故施疾床。水病之初，先两目上肿起，如老蚕色，侠颈脉动，股里冷，胫中满，按之没指，腹内转侧有声，此其候也。不即疗，须臾身体稍肿，腹尽胀，按之随手起，则病已成，犹可疗，此皆从虚损大病，或下痢后，妇人产后，饮水不即消，三焦决漏，小便不利，乃相结，渐渐生聚，遂流诸经络故也。疗之方。

防己　甘草炙　葶苈子熬,各二两

上三味,捣筛,苦酒和丸。饮服如梧子三丸,日三,常将之,取消平乃止。忌海藻、菘菜。

又方

将服牛溺、商陆、羊肉臛及香薷煎等,在肿满条中。其十水丸诸大方在别卷。若止皮肤水,腹内未有者,服诸发汗药,得汗便瘥。然慎护风寒为急。

又方

牵牛子三分,熬　厚朴一分,炙

上二味,捣筛,强人服三菱角壳,弱人二壳,酒饮随意,枢筋。有水气病,水肿诸药不能瘥者,此方效验。出第一卷中。

《千金》疗大腹水肿,气息不通,命在旦夕者方。

牛黄二分,研　昆布十分,洗　海藻十分,洗　牵牛子八分,熬　桂心八分　椒目三分　葶苈六分,熬

上七味,别捣葶苈如膏,合丸如梧子。饮服十丸,日再,稍加,小便利为度。正观九年,汉阳王患水,医所不疗,余处此古方,日夜尿一二斗,五六日瘥,瘥后有他犯,因尔殂矣。计此即是神方。忌生葱。出第二十一卷中。

崔氏疗大腹水病,身体肿,上气,小便涩赤,脐深,颈上有两大脉动,唾稠不得眠睡,每肿先随脚肿,亦有在前头面肿,或大便涩者,服此药大佳。若先患大便利,脐凸,腹大胀,手掌平满,即不可服此药方。

大枣四十枚,饭蒸,剥去皮核　葶苈子五两,取苦者,熬令紫色　杏仁三两,熬令黄色

上三味,先捣葶苈子一万杵泻出之,乃捣杏仁三百杵讫,总

和合枣膏,捣一万杵,药成。平旦空腹服八丸,日晚食消更服五丸,以饭汁下之,三日后,每旦服五丸,日晚服三丸,丸如枣核。如大便利,未得服此药,若正服药次,忽患痢,即先食二三口饭,然后吃药。若痢过多,停药,即可烂煮小豆,勿以盐食之。忌咸黏、脂腻及大冷热物等,唯得食秔粟米饭及淡醋,不得吃稀粥,唯只得吃饭佳。如欲食粥,即稠煮,不得遣大便利。一方加萤火虫粪。并出第六卷中。

风水方八首

《病源》:风水者,由肾脾气虚弱所为也。肾劳则虚,虚则汗出,汗出逢风,风气内入,还客于肾,脾虚又不能制于水,故水散溢皮肤,又与风湿相抟,故云风水也。令人身浮肿,如裹水之状,颈脉动,时咳,按肿上凹而不起也,骨节疼痛而恶风是也。脉浮大者,名风水也。出第二十一卷中。

深师疗大风水,脉浮,浮为在表,其人或头汗出,表无他病,但下重,故知从腰以上为和,腰以下当肿及阴,难以屈伸,术防己汤方。

生姜三两　大枣十二枚,擘　白术四两　木防己四两　甘草二两,炙　黄芪五两

上六味,切,以水六升,煮取二升,分三服。喘者加麻黄,身重胃中不和者加芍药,气上冲者加桂心,下久寒者加细辛、防己、黄芪。为本服药欲解,当如虫行皮中状。从腰以下冷如冰,服汤后坐被上,又以一被绕腰温下,令得汗,汗出则愈也。忌海藻、菘菜、桃李、雀肉等。此本仲景《伤寒论》方。

又疗风水气,举身肿满,短气欲绝,大豆汤方。

大豆一升　杏仁一升,去尖皮,熬　黄芪二两　防风三两
白术五两　木防已四两　茯苓四两　麻黄四两,去节　甘草四
两,炙　生姜六两　清酒一升

上十一味,切,以水三斗,先煮豆取一斗,去滓,内酒及药,煮
取七升,分七服,一日一夜令尽,当下,小便极利,神验。忌大酢,
余忌同前。

又疗暴水、风水、气水肿,或疮中水,通身皆肿,香薷术丸方。

干香薷一斤　白术七两

上二味,捣术下筛,浓煮香薷取汁,和术为丸。饮服如梧子
十丸,日夜四五服,利小便极良。夏取花叶合用亦佳。忌青鱼,
余忌同前。

崔氏疗风水肿,毒气遍身方。

楮白皮三两　桑根白皮五两　橘皮一两　紫苏四两　生姜
四两　大豆三升

上六味,切,以水九升,煮取一升,绞去滓。分温为四服,与
三剂佳。百日内忌咸、酢。出第六卷中。

《古今录验》疗风水恶风,举身悉肿,脉浮不渴,欲自有汗而
无大热,越婢汤方。

麻黄六两,去节　生姜三两　甘草二两,炙　石膏半斤,碎
大枣十五枚,擘

上五味,切,以水六升,先煮麻黄再沸,去上沫,内诸药,煮取
三升,分三服。恶风,加附子一枚炮,风水加术四两,服如上法。
咳肺胀,加半夏五合洗,一服五合,稍稍增之。忌猪羊肉,余忌同
前。此本仲景《伤寒论》方,云里水,越婢加术汤主之。

又疗风水肿,症癖,酒癖方。

商陆根一斤,薄切

上一味,以淳酒二斗渍三宿。服一升当下,下者减从半升起,日三,服尽更合。不堪酒者,以意减之。忌犬肉。

又甘遂丸,疗人风水黄疸,体大如囊,面目皆合,阴肿如斗,正如霜瓜方。

甘遂二两,熬 葶苈子二两,熬 杏仁五十枚,熬 巴豆四十枚,去心皮,熬

上四味,下筛,蜜和,丸如大豆。一服三丸,饮下当吐,不知,可至五丸。禁野猪肉、芦笋。

又麻黄汤,疗风水,身体面目尽浮肿,腰背牵引髀股,不能食方。

麻黄五两,去节 桂心四两 生姜三两 甘草二两,炙 附子二枚,炮

上五味,切,以水一斗,先煮麻黄减二升,内药,煎取三升。一服一升,日三。忌同前。

水蛊方四首

《病源》:此由水毒气结聚于内,令腹渐大,动摇有声,常欲饮水,皮肤粗黑,如似肿状,名为水蛊也。出第二十一卷中。

《肘后》疗惟腹大动摇水声,皮肤黑,名曰水蛊方。

白茅根一大把,切 小豆三升

上二味,以水二升,煮取干,去茅根,食豆,水随小便下。

又方

鼠尾草 马鞭草各十斤

上二味,切,以水一石,煮取五斗,去滓更煎,余五升,以粉和

丸,饮服如大豆二丸,至四五丸。禁肥肉、生冷,勿食。并出第一卷中。

文仲疗苦惟腹大动摇水声,皮肤黑,名曰水蛊方。

鬼扇捣绞取汁,服如鸡子,即下水,更服取水尽。若渴,研麻子汁饮之良。《肘后》同。

又方

巴豆九十枚,去心皮,熬令黄　杏仁六十枚,去皮尖,熬令黄

上二味,捣相和,服如小豆一枚,以水下为度,勿饮酒佳。忌猪肉、芦笋。《肘后》同。并出于第五卷中。

卒肿满方六首

《肘后》疗卒肿满,身面皆洪大方。

灸足内踝下白肉际三壮瘥。《备急》同。

又方

香薷锉,煮令浓,及热以渍,亦可服之。

又方

商陆根一斤,刮去皮,薄切之,煮令烂,去滓,内羊肉一斤,下葱盐豉,亦如常作臛法,随意食之。肿瘥后,亦可宜作此,可常捣商陆与米中拌蒸作饼子食之。忌犬肉。《范汪方》云:数用愈。《经心录》《千金》同。并出第一卷中。

范汪疗卒肿满,身面皆洪大方。

用大鲤鱼一头,以淳苦酒三升煮之,令苦酒尽讫,乃食鱼,勿用酢及盐豉他物杂也。不过再作愈。《备急》同。《肘后》用淳酒。

又方

车下李核中仁十枚,研令熟,粳米三合,研令破,以四升水中

煮作粥,令得一二升服之,日三作,未消更增核。《肘后》《古今录验》同。并出第二十八卷中。

《备急》疗卒患肿满效方,曾有人忽脚趺肿,渐上至膝,足不得践地,诸疗不瘥方。

以蒴藋茎菜埋热灰中,令极热,以薄肿上,冷又易,一日夜消尽。出第三卷中。

肿入腹苦满方三首

《肘后》论:凡此满或是虚气,或是风冷气,或是饮气,此方皆疗之。肿入腹苦满急害饮食方。

大戟　乌翅　白术各二两

上三味,捣筛,蜜和,丸如梧子。旦服二丸,当下渐退,更服取令消乃止。

又方

葶苈七两　椒目三两　茯苓三两　吴茱萸二两

上四味,捣筛,蜜和,丸如梧子,饮服十丸,日三。忌酢物。

又方

鲤鱼一头重五斤者,以水二斗,煮取汁,去鱼　泽漆五两　茯苓三两　桑白皮切三升　泽泻五两

上五味,取四物内鱼汁中煮,取四升,去滓,分四服,小便当利,渐消也。忌酢物。并出第一卷中。

水通身肿方一十一首

《病源》:水病者,由肾脾俱虚故也。肾虚不能宣通水气,脾虚又不能制水,故水气盈溢,渗入皮肤,流遍四肢,所以通身肿

也。令人上气,体重,小便黄涩,肿处按之随手而起是也。出第二十一卷中。

《千金》麻子汤,主遍身流肿方。

麻子五升　商陆一斤,切　防风三两,切　附子一两,炮,破　赤小豆三升

上五味,先捣麻子,令熟,以水三斗,煮麻子取一斗三升,去滓,内药及豆,合煮取四升,去滓。食豆饮汁,日再,忌猪肉及冷水、犬肉。

又疗水气,遍身洪肿,百药不愈,待死者方。

大麻子一石,未入窖不郁悒者为佳　赤小豆一石,不得一粒杂

上二味,取新精者,仍净拣择,以水淘汰,曝令干,蒸麻子使熟,更曝令干,贮于净器中。欲服取五升麻子熬令黄香,惟须缓火,勿令焦,捣极细作末,以水五升,搦取汁令尽,净器密贮之。明旦欲服,今夜以小豆一升净淘渍之,至旦干漉去水,以新水煮,未及好熟,即漉出令干,内麻子汁中,煮令烂熟为佳。空腹恣意饱食,日三服。当小心闷,少时止。五日后小便数或赤,唾黏口干,不足怪之。服讫,常须微行,不得即卧。十日后,灸三里、绝骨下气,不尔,气不泄。尽服药后,五日逆不可下者,取大鲤鱼一头先死者,去鳞尾翅,以汤脱去滑,净洗,开肚去脏,以上件麻汁中,和小豆煮令极熟,作羹,下葱、豉、橘皮、生姜、紫苏,调和下药食之,始终一切断盐,渴饮麻汁。秋冬暖饮,春夏冷饮。常食不得至饱,止得免饥而已。慎房室、瞋恚、大语高声、酒、面、油酢、生冷、菜茹、一切鱼肉、盐酱、五辛。疗十十瘥,神验。并疗一切气病,服者皆瘥。凡作一月,日服之大良。麻子熟时多收,新瓮贮之,施人也。

又方

吴茱萸　荜拨　昆布　杏仁去尖皮两仁，熬　葶苈子熬

上五味，等分，捣，丸如梧子。气急，饮服五丸，勿令至利。食讫，饱闷气急，服之即散。

又苦瓠丸，主大水，头面遍身大肿胀满方。

苦瓠白瓤实捻如大豆粒

上一味，以面裹煮一沸，空腹吞七枚，至午当出水一升，三四日水自出不止，大瘦乃瘥。三年内慎口味也。苦瓠须好，无𤵜𤵜，细理研净者，不尔，有毒不堪用。

又方

苦瓠膜二分　葶苈子五分，熬

上二味，捣丸。服之，日五，丸如梧子。

又方

葶苈子熬　桃仁去皮尖，熬

上二味，等分，捣丸服之，利小便。一方用杏仁。

又方

大枣去皮核，七枚　苦瓠膜如枣核大

上二味，捣丸，一服三丸，日三。

又方

烧姜石令赤，内黑牛尿中令热。服一升，日一。并出第二十一卷中。

《千金翼》泽漆根汤，主水通身洪肿，四肢无堪，或从消渴，或从黄疸、支饮，内虚不足，荣卫不通，血气不化，气实皮肤中，喘息不安，腹中响响胀满，眼不得视方。

泽漆根十两　赤小豆二升　甘草二两，炙　鲤鱼一枚重五斤，

净去肠　麦门冬二两,去心　茯苓三两　人参二两　生姜八两

上八味,切,以水一斗七升,先煮鲤鱼、豆减七升去之,内药,煮取四升半,去滓。一服三合,日三,弱人二合,日再服。气下喘止,可至四合。晬时小便利,肿气减,或小溏下。若小便大利,还从一合始,大利止。若无鲤鱼,鲷音同鱼亦可用。若水甚不得卧,卧不得转侧,加泽漆一片。渴加栝楼二两。咳加紫菀二两、细辛一两、款冬花一两、桂心三两,增鱼汁二升。忌海藻、菘菜、酢物。深师同。出第二十卷中。

《古今录验》疗祖承郎水肿通身,众医不能疗,得此汤一剂,一夜小便五六升,即瘥。疗水咳逆气,通身流肿,短气腹满,昼夜倚壁不得卧,喉中水鸡鸣,白前汤方。

白前六分　紫菀二两　半夏五合,又方四两,洗之三十遍生泽漆根七合,切量,一方三两

上四味,切,以水一斗,内药,刻志水度,复加水七升,微火煎令至刻,去滓,次内药七种,白术二两、吴茱萸五合、桂心三两、人参一两、干姜一两,或生姜五两、栝楼五合、或六合,六物微火煮,取三升半,分三服。小便当利,或当溏下勿怪,气即低肿减。吕计方经传杨氏有验。忌羊肉、饧、桃李、雀肉、生葱。范汪同。一方有枣二十枚,擘。

又小消化水丸,疗水病,令通身微肿,腹大,食饮不消方。

芫花一两,熬　甘遂一两,熬　大黄一两　葶苈一两,熬　巴豆四十枚,去心皮,熬,研

上五味,合捣下筛,蜜为丸如梧子。一服一丸,不知稍增,以知为度。忌芦笋、野猪肉。并出第十一卷中。

水气肿臌胀方四首

数是四首

《千金翼》疗水气肿臌胀,小便不利,山琏治韦司业得瘥,司业侄云表所送,云数用神验,葶苈丸方。

葶苈子一升　羚羊肺一具,青羊亦佳,汤微煠,即薄切之,曝干,捣作末

上二味,以三年大酢,渍葶苈一伏时出之,熬令变色,熟捣如泥,和肺末,蜜和,捣作丸。食后一食久,服如梧子大四丸,麦门冬饮服之。喉中干口黏、妄语为候,数日小便大利即瘥。

麦门冬饮法。

麦门冬二十五枚,去心　米二十五粒

上二味,以三合半水煮之,米大熟,去滓,以下丸,每服常作。《千金》同。出第二十卷中。

《救急》疗水气腹臌胀硬,频试要效方。

葶苈子七两,熬　茯苓三两　吴茱萸二两　椒目三两,沉水者　甘遂五两

上五味,捣筛,蜜和,为丸如梧子大。以饮服五丸,日三服,不知稍加丸,以利为度。禁食如药法,并酢物。出第九卷中。

《古今录验》疗大水肿,腹如鼓,坚如石方。出胡洽。

葶苈一升,熬　椒目一升　芒硝六两　水银十二两

上四味,以水煮炼水银三日三夜,数益水,要当令黄白以合,捣药六万杵,自令相和如梧子。先食服一丸,日三,日增一丸,至十丸,不知,更从一丸始。病当从小便利。当饮好牛羊肉羹,昼夜五饮,当令补养。禁猪肉、生鱼、菜,勿忘饮浆水,渴饮羹汁。释僧

深所撰方云：炼水银一日一夜亦是也。水银用十两，芒硝用七两，如小豆，先食服二丸。文仲、陶氏、《集验》、范汪同。出第十一卷中。

水肿咳逆上气方三首

《病源》：肾主水，肺主气，肾虚不能制水，故水妄行，浸溢皮肤，而身体肿满，流散不已，上乘于肺，肺得水而浮，浮则上气咳嗽也。出第二十一卷中。

深师疗水咳逆上气，通身洪肿，短气胀满，昼夜倚壁不得卧，喉中水鸡鸣，大小便不通，不下食而不甚渴，白前汤方。

白前三两　紫菀四两　半夏一升，洗　生泽漆根一汁，切

凡四味，水一斗七升，煮取一斗汁，又内后药。

桂心三两　人参六分　大枣二十枚，擘　白术五两　生姜八两，一方干者二两　茯苓四两　吴茱萸五两　杏仁三两，去两仁皮尖，碎　葶苈二两　栝楼五合，一方十合

上十味，内前汁中，煮取三升，分四服，当得微下，利小便，气即下肿减。深云：增损用之若神。忌羊肉、饧、生葱、桃李、雀肉、酢物。出第十九卷中。

《古今录验》：夫水在五脏，令人咳逆喘上气，腹大响响，两脚肿，目下有卧蚕，微渴，不得安卧，气奔短气，有顷乃复，小便难少而数，肺病胸满隐痛宜利小便，水气迫肺，吸吸寒热，泽漆根汤方。

生鲤鱼一头，重五斤，粗锉　麦门冬二两，去心　甘草二两，炙　人参二两　茯苓二两　泽漆根八两，生者

上六味，切，以水一斗七升煮鱼，取一斗，去鱼以煮药，取四升。分服，日三，小便利为度，不利，增服之。大便如利，而小便未利者，增至四合。服一日，气即下，得安卧。有寒可内生姜八

两。深师同。

又防己煮散,疗水肿上气方。出许谏议。

汉防己三两　泽漆叶三两　石韦三两,去毛　泽泻三两　郁李仁五两　白术三两　丹参三两　赤茯苓三两　桑白皮三两橘皮二两　生姜十两　通草二两

上十二味,粗筛为散,以水一斗七合,内四方寸匕散,煮取八合,去滓,一服令尽,日三,大便利者一服,取小便利为度。许澄秘方。忌同前。《千金》同。出第十一卷中。

气兼水身面肿方四首

张文仲周大侯正大将军平公于礼患气兼水,身面肿垂死,长寿公姚僧垣处二方,应手即瘥,先服汤方。

桑根白皮四两　橘皮二两　海藻三两,洗去咸　茯苓　郁李仁碎,各四两　赤小豆一升

上六味,切,以水八升,煮取二升半,分三服,甚效。《古今录验》疗气水身肿胀满。姚大夫治燕公雍州录事于志光送云,从来知不能服汤,事较急,勿不努力服之。服此汤若微觉为益,频服三两剂,勿不服。此药甚易,必无逆忤。如不能服,可服后丸,丸迟不应急耳。

又方

橘皮五分　郁李仁十分　茯苓八分　葶苈六分,熬　防己桑根白皮各五分　甘遂四分,熬　苏子四合

上八味,捣下筛,蜜和丸。取穀白皮火炙焦黄煮饮,服十丸如梧子,日再服。若不得宣通,稍稍加,常以宣为度。渴者饮此方。老蒋公处与张大夫家效。忌酢物。

又方

灸丹田穴,在脐上二寸,灸三壮,疗水肿。女子禁灸。并出第五卷中。

《古今录验》疗气水身肿胀满方。

杏仁十分,去皮尖,熬　苏子五分　白前六分　昆布八分,洗去咸　李根白皮五分　橘皮二分　五味子六分　大麻仁五分,熬　茯苓八分　生姜八分,切,曝燥

上十味,捣筛,蜜和丸。粥清服二十丸如梧子,日再,稍稍加至三十丸。忌酢物。出第十一卷中。

水气方六首

范汪疗风虚水气肿,豆酒方。

大豆一升

上一味,以水四升,煮取二升汁,去豆,内美酒一升,合煎取一升。能随意饮之,日三,常令有酒气。当清酒作之。

又疗通身肿,皆是风虚水气,亦疗暴肿,蒲黄酒方。

蒲黄一升　小豆一升　大豆一升

上三味,以清酒一斗,煮取三升,去豆,分三服。

又疗肿患下水气,四肢肿聂聂动,木防己汤方。

木防己三两　甘草二两,炙　桂心二两　茯苓六两　黄芪三两　生姜二两　白术三两　芍药二两

上八味,切,以水八升,煮取三升二合,分为四服。有人患下是胃寒,加当归三两、人参二两半、龙骨二两,水一斗,煮取三升二合,分四服,相去二十里顿服。不下即不须内此三物也。忌海藻、菘菜、桃李、雀肉、生葱、大酢。并出第四十五卷中。

崔氏疗水气方。

葶苈子三两

上一味，以物盛于甑上蒸令湿，彻上即捣万杵，自堪为丸，不须蜜和，如不得，以少蜜和之。一服五丸，渐加之七丸，以微利为度，得利即停，不可多服，令人不甚能食。若气发又服之，得利气下定即停。此方疗水气无以加。萧驸马时任太常卿，患水肿，见在名医悉疗不瘥，惟服此丸得平复，故记。

又葶苈子疗水气极效方。

取葶苈子一合，熬令色黄，捣碎，别研如面，取大枣二十颗去核，以水一大升，煮枣取半升汁，去枣滓，内前件葶苈子，并枣汁于铜器中，缓火煎令堪成丸。平旦空腹顿服尽，必不能顿者，分为两服，得利两行瘥。至日午，宜食干饭，慎如药法。并出第六卷中。

《近效》疗水气方。

商陆根去皮取白者，不用赤色，切如小豆，一大盏

上一味，以水三升，煮取一升以上，烂即取粟米一大盏，煮成粥，仍空腹服。若一日两度服，即恐利多，每日服一顿即微利。不得吃生冷等。

皮水方三首

《病源》：肺主于皮毛，肾主于水。肾虚则水妄行，流溢于皮肤，故令身体面目悉肿，按之没指，而无汗也，腹如故，不满亦不渴，四肢重而不恶风是也。脉浮者，名皮水也。出第二十卷中。

深师疗皮水，如肿水气在皮肤中，四肢集集动，木防己汤方。

木防己三两　黄芪三两　桂心三两　茯苓六两　甘草二两，炙

上五味,切,以水六升,煮取二升,分再服。忌海藻、菘菜、生葱、酢物。出第十九卷中。

范汪皮水,一身面目悉肿,甘草麻黄汤主之方。

甘草二两,炙　麻黄四两,去节

上二味,以五升水先煮麻黄再沸,去上沫,乃内甘草煮得一升,绞去滓。适寒温先服一升,重覆之,日移二丈所当汗出,汗出勿复服,不汗乃复服,当慎护风寒,数日乃出入。忌海藻、菘菜。出第二十八卷中。

《古今录验》皮水,越婢汤加术主之方。

麻黄六两,去节　大枣十二枚,擘　白术四两　生姜三两,切
甘草二两,炙　石膏半斤

上六味,㕮咀,以水七升,煮麻黄一二沸,去上沫,乃内余药煮,取二升,绞去滓。适寒温服七合,日三。忌同前。范汪同。已上三方并本出仲景《伤寒论》。

水肿从脚起方四首

《病源》:肾者,阴气也。主于水,而又主腰脚。肾虚则腰脚血气不足,水之流溢,先从虚而入,故脚先肿也。出第二十一卷中。

《肘后》若肿从脚起,稍上进者,入腹则杀人,疗之方。

小豆一斛,煮令极烂,得四五斗汁,温以渍膝以下,日日为之,数日消尽。若已入腹者不复渍,但煮小豆食之。莫杂吃饭及鲑鱼、盐,又专饮小豆汁。无小豆,大豆亦可用。如此之病,十死一生,急救之。

又方

削楠及桐木,煮取汁以渍之,并饮少许,如小豆法。并出第

一卷中。

范汪疗水肿从足始,转上入腹则杀人,豚肝方。

生猪肝一具,煮如食法,细切,顿食令尽,不得用盐,可用苦酒。猪重五六十斤以上肝者,一顿啖尽;百斤以上猪者,分两服。《肘后》同。

又若但两足肿者方。

锉葱叶,煮令烂以渍之,日三四度良也。《集验》同。并出第二十八卷中。

水症方二首

《病源》:水症者,由经络痞涩,水气停聚,在于腹内,大小肠不利所为也。其病腹内有结块坚强,在两胁间,膨膨胀满,遍身肿,所以谓之水症。出第二十一卷中。

深师疗水症,腹内胸胁牢强,通身肿,不能食,海藻丸方。

海藻一两,洗　水银一两　椒目一两　芒硝一两　葶苈一两,熬　大黄一两　甘遂一两,熬　杏仁三十枚,去尖皮,熬　桂心一两　附子一两,炮　茯苓一两　大戟一两　松萝一两　干姜一两　巴豆三十枚,去心皮,熬

上十五味,下筛,蜜和。服如小豆二丸,日三,不知稍稍加之。忌猪肉、大酢、生葱、芦笋。范汪同。出第十九卷中。

范汪疗水肿大腹,水症丸方。

矾石十分,熬　蹰躅花十分　细辛十分　半夏十分,洗　藜芦十分　丹参十分　承露十分,承露是落葵　巴豆十枚,去心皮,熬　苦参十分　雄黄十分　大黄十分　芒硝十分　大戟十分　乌头二十分,炮　狼毒十分　野葛二分

上十六味，捣下筛，蜜和药成，以置肿上，并服如黍米三丸，日三。欲取下者服五丸。禁食生鱼、生菜、肥肉。千金不传，谓之千金丸。并出第三十五卷中。

水瘕方一首

《病源》：水瘕者，由经络痞涩，水气停聚，在于心下，肾经又虚，不能宣利溲便，致令水气结聚而成形。瘕在于心腹之间，抑按作水声，但欲饮而不用食，遍身虚肿是也。出第二十一卷中。

《古今录验》水瘕病，心下如数升油囊，渹渹作声，日饮三斗，不用食，但欲饮，久病则为瘕，坚有虾蟆鳖，疗之方。

取蓖麻成熟好者二十枚去皮，杯中研令熟，不用捣，水解得三合，宿不餐，清旦一顿服尽，日中许，当吐下青黄如葵汁，当囊结里，其病不尽，即三日更增服三十枚蓖麻如上法。若病如故复不尽，复增十枚服如上法，其以尽病根为限。药但去病，不令人闷乱。下病之后，慎不可饮，当五日断饮，止进白糜。关高方已试神良。范汪同。出第十一卷中。

石水方四首

《病源》：肾主水，肾虚即水气妄行，不依经络，停聚结在脐间，少腹肿大，鞭如石，故云石水。其候引胁下胀痛，而不喘是也。脉沉者，名曰石水；脉微大，亦曰石水。肿起脐下至少腹垂垂然，上至胃管则死不疗。出第二十一卷中。

《集验》膀胱石水，四肢瘦，腹肿方。

大豆五升　防己四两　桑根白皮切，三升　白术四两　泽漆叶切，三升　射干四两　穀白皮四两，一云切，三升上七味,切,以水一斗半,煮取六升,去滓,内好酒三升,更煎取五升,分五服,日再夜一,余煎明日服之。《千金》同。出第六卷中。

《千金》疗膀胱石水,四肢瘦,腹肿方。

桑根白皮六两　射干四两　泽泻五两　泽漆切,一升　茯苓四两　防己一两　黄芩四两　白术四两　大豆三升

上九味,切,以水五斗,煮大豆取三斗,去滓澄清,取汁一斗,下药煮,取三升,空腹温分三服。出第二十一卷中。

《集验》疗石水,痛引胁下胀,头眩痛,身尽热,灸法。

灸关元。

又灸石水法。

灸章门、然谷。

暴肿满方四首

《集验》疗暴患遍身肿满方。

大豆

上一味,捣筛为散。粥清服三方寸匕,日再。甚良验。

又疗身体暴肿如吹方。

巴豆三十枚,合皮㕮咀

上一味,以水五升,煮取三升,绵内汁中以拭肿上,随手减矣,日五六拭,勿近目及阴。范汪同。并出第六卷中。

《备急》疗身体暴肿满方。

榆白皮捣屑随多少,杂米作粥食,小便利即消。陶效方。出第三卷中。

《古今录验》泽漆汤,疗寒热当风,饮多暴肿,身如吹,脉浮数

者方。

泽漆二两,炙　知母二两　海藻二两　茯苓二两　丹参三两　秦艽二两　木防己二两　猪苓二两,去皮　大黄三两　通草二两　青木香二两

上十一味,切,以水九升,煮取三升,分三服。忌酢物。出第十一卷中。

气满胸急方八首

《古今录验》疗气忽发满胸急者方。

茯苓四两　杏仁四两　橘皮二两

上三味,切,以水六升,煮取二升。分作三服,日三。随小便下愈,饮尽更作。忌酢物。

又茯苓杏仁煎方。

茯苓四两　杏仁四两　橘皮三两　苏子一升,碎　甘草三两,炙　芍药四两　白前三两　五味子三两　生姜汁五合　蜜六合　竹沥二升

上十一味,切,以水九升,先煮诸药,取三升,去滓,内竹沥、生姜汁、蜜等,和搅,微火煎,取四升。一服四合,日再夜一。忌海藻、菘菜、酢物。

又方

甘遂三两,熬　茯苓四两　杏仁四两　泽漆叶三两,炙　黄芩四两　泽泻三两　郁李仁五两,碎　橘皮三两　朴硝四两

上九味,切,以水九升,煮取二升七合,分三服。忌酢物。

又方

桑根白皮切,二升　郁李仁一升,碎　赤小豆二升　橘皮三

两　苏叶三两　茅根切,二升

上六味,切,以水一斗,煮取三升,适冷暖,稍稍饮之。

又方

桑白皮四两　橘皮三两　茯苓四两　甘遂三两,熬　杏仁三两　泽泻三两　黄芩四两　赤小豆一升

上八味,切,以水九升,煮取二升半,分三服。忌醋物。一方甘草三两。

又方

羊肾一具,去脂,破　桑根白皮四两　茯苓四两　橘皮三两　李根白皮四两　黄芪三两　玄参三两　生姜四两

上八味,切,以水九升,煮取二升七合,分三服。忌醋物。

又方

猪肾一具,去脂,破　桑根白皮五两　茯苓四两　泽漆叶三两,炙　防己三两　泽泻三两　橘皮三两　大豆三升　甘遂三两,熬　郁李仁一升,碎

上十味,切,以水一斗三升,先煮肾、桑根皮、泽漆叶、大豆,取八升,去滓,内余药,煎取一升七合,分为三服。忌醋物。

又方

大枣三十枚,擘破　乌梅三十枚,打破

上二味,以水四升,煮取二升,内蜜和调,不得过甜,不得过酢,稍稍含咽之。并出第十一卷中。

虚热及先服石风水肿方三首

《集验》葱豆洗汤,疗虚热及服石热,当风露卧,冷湿伤肌,热阻在里,变成热风水病。心腹肿满,气急不得下头,小便不利,大

便难，四肢肿如皮囊盛水，晃晃如老蚕色，阴卵坚肿如升，茎肿生疮，臭如死鼠，此皆虚损，肾中有热，强取风冷，湿痹故也。内宜依方服诸利水药，外宜以此汤洗四肢讫，以葱豆膏敷之，别以猪蹄汤洗疮烂处及卵肿也方。

赤小豆一升　葱合青切，一升　蒺藜子一升，碎　菘菜子一升，春碎　蒴藋切，五升　巴豆一百枚，合心皮，打破

上六味，以水一石二斗，煮取四斗，以淋洗身肿处。《古今录验》同。

又猪蹄洗汤，疗丈夫服石有虚，因劳损热盛当风卧，伤于风湿，身变成热，风水肿病，腹满气急，四肢欲肿，小便不利，阴卵坚肿，茎肿生疮，赤烂臭如死鼠，名水疸，以汤洗之方。

猪蹄一双　黄柏五两，锉　蒴藋根切，三升　葶苈子五合　蒺藜子一升

上五味，以水三斗，煮取二斗，冷以洗之，日三。《古今录验》同。并出第六卷中。

《古今录验》葱白膏方，疗与前葱豆汤同。

葱青白切，半升　菘菜子半升　葶苈子半升，破　蒴藋切，半升　青木香二两，切　莽草一两，切　丹参切，半升　生蛇衔半升　蒺藜子一升，破

上九味，以猪肪五升煎之三沸，令水气竭，去滓，敷痛处。《集验》同。出第十一卷中。

三焦决漏水病方二首

深师疗三焦决漏，水在胁外，名曰水病。腹独肿大，在腹表，用大麝香丸，华佗方。

麝香三铢,研　雄黄六铢,研　甘遂十二铢,熬　芫花十二铢,熬

上四味,捣合下筛,和以白蜜,丸如大豆二丸。酒下,日三服,可至四丸。节饮食,禁肥肉、生菜之辈。有效。《千金》同。

《古今录验》疗通身手足面目肿,食饮减少,此是三焦决漏,精液不通,水气却行者,鲤鱼汤方。

鲤鱼重五斤者　茯苓六两　泽漆五两,炙　人参二两　杏仁一两　泽泻五两　甘草二两,炙

上七味,切,以水二斗五升,煮鱼取一斗半汁,内药煮取四升。未食服一升,日三,以小便利为度。年八十病大困,服此瘥。忌海藻、菘菜、酢物。并出第十一卷中。

男女新久肿方三首

范汪疗久肿、新肿方。

黑大豆一斗,清水一斗,煮之令得八升,去豆,以八升薄酒投中,更微火上煎,令得八升。一服之为佳,不能者,亦可分再三服。肿当随小便去。肿除后,渴难忍,要不可饮,慎之！出第二十八卷中。

《千金》疗男女新久肿,得恶暴风入腹,妇女新产上圊,风入脏,中如马鞭者,嘘吸短气咳嗽,大豆煎方。

大豆一斗,择令净,以水五斗,煮取一斗三升,澄清内釜中,以一斗半美酒内汁中,更煎取九升。宿勿食,日服三升。温覆取汗,两食顷当下,去风气肿减,慎风冷,十日平复也。除日合服之,若急不可待,逐急合服,无令六畜、妇人见之。肿瘥勿服之。神验也。亦可任性饮之,常使酒气相接。范汪并《翼》同。

又方

楮枝皮一大束,切,煮取汁,随多少酿酒,且服醉为佳,不过三日肿减。瘥后,可常服之。并出第二十一卷中。

水肿小便涩方三首

《广济》主下水气,若小便涩,水肿,气妨闷不能食,海蛤丸方。

昆布洗　橘皮　赤茯苓　汉防己　海蛤研　郁李仁　桑根白皮　泽漆炙　槟榔　杏仁去皮尖,各四分　大黄六分　葶苈子二十分,微火熬令黄

上十二味,捣筛,蜜和丸。饮服如梧子十五丸,日二服,加至二十五丸,以小便利为度。忌热面、冷滑、大酢。出第五卷中。

崔氏疗水肿盛满,气急喘咳,小便涩如血者方。

桑根白皮六两　泽漆叶切,二升,炙　白术二两　生姜四两　郁李仁六两　杏仁二两　橘皮二两　玄参三两

上八味,切,以水九升,急著火煮取四升,温分四服,相去六七里久。或利黄水三五升,及小便利为候,即瘥者可频服三四剂佳。忌桃李、雀肉、青鱼、酢等。出第六卷中。

《古今录验》疗男女心上胀满,胸背痛,食进少,面微似肿,小便如涩方。出姚大夫。

杏仁八分,熬　橘皮五分　苏子三合　防己五分　葶苈六分,熬　茯苓八分

上六味,捣筛,蜜和,为丸如小豆,细切桑根白皮煮为饮,用服此丸。初服十丸,日再,渐加至三十丸。《千金》同。出第十一卷中。

上气大便涩方二首

崔氏疗上气大便涩方。

葶苈子四两,熬　牵牛子一两,熬　杏仁二百颗　大枣四十枚,去皮　芒硝一两　牛酥一合

上六味,捣一万杵,更别著牛酥,乃更捣一万杵,空腹服八丸,用粥饮下药,先禁咸酱等物。

又疗上气大便秘涩方。

杏仁五两,熬　印城盐三两　干姜三两

上三味,捣筛,以酱汁和之,令得相著,作铤可长一寸余,如指大,两头尖,仍以薄绵裹之,于风日中曝令少干,内下部中,时易之,不过一两易,即有恶物下,气上即定,亦下食。内药痛时少须忍,如深内少顷亦不大痛,急出时物即出。痛忍之不得,后可便转,时出脓及恶物多,大便不涩停之。并出第六卷中。

水病杂疗方一十二首

《集验》疗水腹大脐平者法。

灸脐中,腹无文理者不可疗。

又水腹胀皮肿法。

灸三里、风水,灸解溪。并出第六卷中。

《千金翼》鲤鱼炙,主肿满方。

鲤鱼长一尺五寸,以尿渍令没一宿,平旦,以水从口中灌至尾,微火炙令微熟,去皮,宿勿食盐,顿服之,不能者再服令尽。神方。《肘后》、《备急》、张文仲、《千金》同。

又有人虚肥积年,气上似水病,眼似肿而脚不肿方。

榖楮叶八两

上一味,以水一斗,煮取六升,去滓,内米煮粥,亦当以水煮羹菜等皆用之。秋中多收,以拟经冬用,其水多少浓淡,任人勿拘。此方慎蒜、面、猪、鸡、鱼、油腻。重者三年服之永瘥,轻者一年。并出第二十卷中。

崔氏疗一切肿方。

取红蓝花熟揉,捣取汁服之,不过再三服便愈。服之多少,量肿大小而进花汁也。

又疗水肿已上少腹,连脐硬,气上闷方。

苦瓠子一两

上一味,以面如作馄饨法,其面勿著盐,作二七枚,汤中煮待浮,漉出及暖吞之。如不下,以汤汁下之。能禁生冷、酢滑及肉、油腻佳。若恐虚,煮牛乳服之。如此隔日作,渐加至三七枚,以小便利为候。小便若太多,即歇一二日,以腹肿消即止。

又疗水病瘥后,口中习习,热疮出方。

先以铁铛中著水一小斗,煮金器,不问多少,煎取二小升,出金,取金水著病人口中含良久,应欲言语有要事,方可吐出,勿咽之,杀药气。并出第六卷中。

张文仲羊胃汤,久病羸瘦,不生肌肉,水气在胁下,不能食,四肢烦热方。

羊胃一枚,切　白术一升,切

上二味,以水三斗,煮取九升。服一升,日三,三日尽,更作两剂,乃瘥。忌桃李、雀肉等。

《备急》《小品》小女曲散,疗利后虚肿、水肿者,服此药小便利得止肿亦消方。

女曲一升，生用　干姜　细辛　椒目　附子炮　桂心各一两

上六味为散，酒服方寸匕，不知，服二三匕，日三。产后虚满者大良。忌猪肉、生葱、生菜。出第三卷中。

《古今录验》疗水或下，不下则满溢，上之则虚竭，还复十无一活，桑酒方。

桑枝并心皮细锉，以水八升，煮取四升汁，以四升米酿酒，一服一升。

又疗脾胃水，面目手足胕肿，胃管坚大满，短气不能动摇方。

桑根白皮切，三升　桂心一尺　生姜三两　人参一两

上四味，切，以水三升，煮桑白皮得一升，绞去滓，内桂心等并饴十一两，煮之竭，得七合，消息更服，须臾当下，不尽复一升。忌生葱。

传效鲤鱼汤，疗水肿腹大，面目身体手足尽肿，喘咳短气，又胁满不得卧方。

鲤鱼一枚，重三斤　桂心三两　紫菀一两　木防己二两　黄芩一两　硝石二两　干姜二两　人参二两

上八味，切，以水一斗五升，煮鱼如食法，取汁一斗二升，出鱼，内药煮，取三升，去滓，先食温服一升，日三。忌生葱。并出第十一卷中。

第二十一卷

《天竺经》论眼序一首

陇上道人撰，俗姓谢，住齐州，于西国胡僧处授。

盖闻乾坤之道，惟人为贵；在身所重，惟眼为宝；以其所系，妙绝通神；语其六根，眼最称上。是以疗眼之方，无轻易尔。

叙眼生起一首

谢道人曰：夫眼者，六神之主也。身者，四大所成也。地水火风，阴阳气候，以成人身八尺之体。骨肉肌肤，块然而处，是地大也。血泪膏涕，津润之处，是水大也。生气温暖，是火大也。举动行来，屈伸俯仰，喘息视瞑，是风大也。四种假合，以成人身，父母精血，寔斯增长而精成者也。其眼根寻无他物，直是水耳。轻膜裹水，圆满精微，皎洁明净，状如宝珠，称曰眼珠，实无别珠也。黑白分明，肝管无滞，外托三光，内因神识，故有所见。凡人不解，谓眼有珠，喻若鱼之被煮，此事不然。夫鱼畜水陆之有目者，悉皆是水，无有别珠，直以汤火煎煮，水凝结，变自成珠，但看生鱼未被煮炙，岂有珠乂，直置死鱼，水已凝厚，论其活者，水亦轻薄。

出眼疾候一首

谢道人曰：夫人眼白睛重数有三，设小小犯触，无过伤损。但黑睛水膜止有一重，不可轻触，致败俄顷，深可慎之！凡人不究,谬据多重,或七或五,此皆是其妄说,一家成言耳。然眼之精微,水映轻薄,无所堪耐,易致诸疾,故学疗之者,事须安审,不可粗疏,恐致毁伤。患眼之家,自须谨慎,诸所禁忌,悉不应犯。若觉有疾,即宜早疗,当及其初,根脚未立,则易驱遣。若其久后,根盘四布,既成痼疾,虽复行疗,极难成效。且身禀四大,性各不同,是以治者,证候非一,冷热风损,疾生不同,伤劳虚实,其方各异,宜应察其元起,寻究本根,按法依源,以行疗救,不得谬滥措方。以干姜疗热毒之眼,以冷水疗风寒之目,非直冷热无效,盖亦致患俄顷。常见愚人,不识病源,直寻古方,轻欲立疗,或经有疾,遇药得愈,便以此法递相传授,都不知病有冷热之殊,虚实之异。或有道姑媿妪,为人求食,轻得有损,宁虑幽冥,良为病家,不别真伪,闻语便从,遂使应愈之病,增为痼疾,骊珠之眸,永成盲瞽,一何可哀! 故目有条贯,以示后人,皆苦眼无所因起,忽然膜膜,不痛不痒,渐渐不明,久历年岁,遂致失明,令观容状,眼形不异,惟正当眼中央小珠子里,乃有其障,作青白色,虽不辨物,犹知明暗三光,知昼知夜,如此之者,名作脑流青盲眼。未患时,忽觉眼前时见飞蝇黑子,逐眼上下来去。此宜用金篦决,一针之后,豁若开云而见白日。针讫,宜服大黄丸,不宜大泄,此疾皆由虚热兼风所作也。

眼疾品类不同候一首

谢道人曰:若有人苦患眼渐膜膜,状与前青盲相似,而眼中一无所有,此名黑盲,宜针刺服药。如瞳子大者,名曰乌风,如瞳子翳绿色者,名为绿翳青盲,皆是虚风所作。当觉急须即疗,汤丸散煎,针灸禁慎,以驱疾势。若眼自暗多时,不复可疗。此疾之源，皆从内肝管缺少，眼孔不通所致也。亦宜须初欲觉时，即须速疗之。若已成病，更不复可疗，亦无劳措意也。若因时病后，得眼生白障者，此名为翳也，为热毒所作，宜应速服汤丸，依法镰之，敷食翳散。若因病后生肉者，此为肤障也。后卷并无食翳散。通按：后方敷翳皆令翳除，食即除字意。

此是风热所作，宜服汤丸，钩割除之。若眼赤痒泪出者，为热虚风，服散煎除之。若见黑烟赤光，瞳子黑大者，为乌风劳水动，故宜服车前空青丸，以消息之。若眼忽尔赤痛者，此是天行眼痛，风热所作，故应宜早急疗之。不者，当生于翳，后难疗。若人眼痛，当黑珠生白翳，并黑子等大如米，如此之者，名为痛损眼，此不易可疗，勿轻犯触。但眼因破损，有物撞作翳障瘢痕者，悉不可疗，亦无劳措意。通按：劳水动三字疑有阙文。

眼将节谨慎法一首

谢道人曰：《五行》云：肝者，眼家之根本。此乃一家之同类而言无实，五脏六腑，悉皆相连，故欲疗眼，而审其虚实，察其由起，既识病源。宜先作内疗，汤丸散煎，事事分明，既服诸药，便须依方谨慎。凡欲疗眼，不问轻重，悉不得以风霜、雨水、寒热、虚损、大劳，并及房室、饮食禁忌，悉不得犯。若虚劳冷者，宜服补肝丸。出《千金翼》第十卷，十五味，在此卷下也。

若人患眼，不值明师，遇道姑麼姬，欺诈妄语，云犯神鬼，或以环钩，或复蒜熏，或火烧针熨，此皆不识病源而逆疗，包阴阳为益，实微动致伤。余见此途，内怀矜愍。学疗之者，勿习是方，非直疾势不除，亦自奇成蛊道。此法中文句疑昧，金别季校。

眼暴肿痛方一十首

谢道人疗眼暴肿毒痛不可忍,欲生翳方。

决明子一升　石膏四两,研　升麻四两,切　栀子仁一升　地肤子　芜蔚子各一分　苦竹叶切,二升　干蓝叶切,一升　芒硝二两　车前草汁一升二合　冬瓜子三升,为末

上十一味,以水二斗煮竹叶,取七升二合,去滓,内诸药煮取四升。分为四服,每服相去可两食间,再服为度。小儿减药,以意裁之。

又疗眼暴肿痛方。

苦竹叶一升　柴胡二两　蛇衔二两　黄连　白芒硝　细辛各一两

上六味,切,以水三升,煮取一升,去滓,温服之。忌猪肉。

又方

秦皮　黄连各一两　苦竹叶一升

上三味,切,以水五升,煮取八合,洗眼,与前方相类。眼忽肿痛盲,须煮秦皮作汤洗,是主疗也。忌猪肉。

又方

细辛　蕤核仁　卢盐各一两　决明子二两

上四味,切,以地骨汁煮取一升半,去滓,更以蜜一升半合煎,取一升半,与前方同。

又疗眼天行暴肿痒痛方。

地骨皮三斤,切

上一味,以水三斗,煮取三升,绞去滓,更内盐二两煎,取一升敷目。或加干姜一两。

又方

前胡三两　芍药　青葙子　决明子　细辛各二两　车前子五合　栀子　淡竹叶切,一升

上九味,切,以水九升,煮取三升,温分为三服。忌生菜。

又方

半夏一升,洗　生姜八两　前胡四两　枳实二两,炙　细辛一两　乌梅十二枚,擘

上六味,切,以水七升,煮取二升半,温分为三服。忌羊肉、饧、生菜。

又方

甘草一两,炙　粟米三合　甘竹茹鸡子大　芦根五两

上四味,切,以水八升,煮取二升七合,分为三服。忌海藻、菘菜。

又疗两眼痛,大黄汤方。

大黄四两　芍药五两　细辛　甘草炙,各四两　黄芩二两

上五味,切,以水七升,煮取二升半,温分为三服,甚妙。

又方

大黄八两,切

上一味,以水五升,渍之一宿,明旦绞取汁,分三服之。病甚多由脾实。以上忌油腻、生冷、房室、蒜菜、酒面等物。

目赤痛方二十一首

《病源》:凡人肝气通于目,若肝气有热,热冲于目,故令赤痛。出第二十八卷中。

《广济》疗目赤病及胎赤方。

以蟒蛤裹,置蜜二分,盐碌一分,夜卧,火炙暖著目眦,三四日瘥止。

又方

猪胆和盐碌五分,点眦效。

深师疗眼赤痛,除热,黄连煎方。

黄连半两　大枣一枚,切

上二味,以水五合,煎取一合,去滓,展绵取如麻子注目,日十夜再。忌猪肉。

《集验》疗目赤痛方。

甘竹叶二七片　乌梅四两,碎　大钱三文

上三味,以水二升,洗渍药半日,早向东灶煮之三沸,三上三下,取二合,卧以注目眦。

又疗目赤痛,洗眼方。

蕤核仁二十枚,碎　苦竹叶一把　细辛半两

上三味,以水三升,煮取半升,以洗眼,日三五度,甚妙。

《删繁》疗眼赤洗眼,竹叶汤方。

淡竹叶五合　黄连四枚　青钱二十文　大枣二十枚,去皮核
栀子仁七枚　车前草五合

上六味,以水四升,煮取二升,以洗眼,日六七遍。此方甚良。忌猪肉。

《千金》疗眼赤暗方。

杏未熟时杏仁汁一合　盐五两　青钱三文

上三味,合内瓷器中,封头勿令泄,百日后出,著四眦头,日二三。

《千金翼》疗赤眼方。

杏仁四十九枚,去皮尖,绢袋裹,饭底蒸之,承热绞取脂,以铜青、胡粉各如大豆,干姜、石盐各如半大豆许,熟研之,以鸡毛沾取掠眼中眦头,日三夜再。

又方

杏仁脂一合　盐碌如枣核大　印成盐三颗

上三味,取杏仁脂法,先捣杏仁如脂,布袋盛,蒸绞取脂,置密器中,内诸药,直坐著其中,密盖二七日。夜卧注目四眦,不过七度瘥止。

又疗赤眼,不问久近方。

硇砂三两,以酢浆坩器中浸,日中曝之三日,药著器四畔,干者取如粟大,夜著两眦,不过三四度永瘥。并石盐、石胆等分尤佳。并出第十一卷中。通按:坩乃坚土,或系粗瓦罐,如罂类也。

张文仲疗两眼热赤方。

东壁上土,帛细罗,内如豆大两眦中,令泪出,三五度即瘥。常用大效。《肘后》同。

又传效疗眼赤,无新久皆瘥,神验方。

石盐枣核大,人乳一枣许。置故铜碗中,以古钱十文研之,使青稠著碗底,取熟艾急抟一鸡子许,掘地作小坑子,坐艾于坑中烧,使烟出,以铜碗覆上,以土拥四边,勿令烟出,量艾燃尽即止,刮取著碗青药,每以半豆许,于蛤蝲中和枣核大人乳汁,研细,以绵缠杖头,注入两眦,夜即仰卧著之,至五六度必瘥,无石盐以白盐、无古钱以青钱替之亦得。《肘后》同。

《延年》疗眼赤热,不能得好瘥,此由肝中客热不绝方。

黄连三两　秦皮三两

上二味,切,以水三升,煮取一升五合,去滓。食后温服,分二服。如人行七八里服。《必效》同。

又疗眼赤，饮方。

前胡　黄连　秦皮　黄芩　栀子仁各三两　决明子二两半　蕤仁一两,碎　竹叶一升

上八味,切,以水六升,煮取二升五合,去滓,分三服,食后服之。忌猪肉。

又疗眼赤方。

蕤仁　黄芩　栀子仁　黄连　秦皮各二两　竹叶一升

上六味,切,以水五升,煮取一升六合,分三服。

又疗目赤热方。

前胡二两　防风　决明子　黄连　蕤仁各二两　竹叶一升

上六味,切,以水六升,煮取二升,分为五服。

又竹叶饮,主痰热眼赤头痛方。

竹叶一握　犀角屑　升麻　干葛各二两　黄芩　麦门冬各三两,去心

上六味,切,以水六升,煮取二升,分为三服。

又方

竹叶一握　麦一升,淘　地骨白皮三分

上三味,以水五升,煮取二升,以麦熟为度,食后分二服。蒋孝璋处此方。

《近效》疗眼赤痛,眼漠漠方。

硝石研末,于眼四角各点一粟许,须臾热泪出便睡,睡觉以浆水洗,又明目。

又疗赤眼及眼睛上疮方。

秦皮一大两,以清水一大升,于白瓷碗中浸,春夏一食久以

上,看碧色出,即以箸头缠绵,点下碧汁,仰卧点所患眼中,仍先从大眦中满眼著,微痛不畏,量久三五度饭间,即侧卧沥却热汁,每日十度以上著,不过两日瘥。忌酢、萝卜。李谏议近效方。

又敕赐源乾曜疗赤眼方。

生石蜜　朱砂光明者　石盐　芒硝　盐碌　石决明去粗皮,细研,各六分　菥仁三百颗　黄连宣州者　细辛各一两　乌贼鱼骨长二寸,去甲

上十味,捣筛,细研,欲著时,少少取白蜜和,置眼两大角中如绿豆许大,仍不避风日。惟破及枯,除此并瘥。万金不传。忌猪肉、生菜。

胎赤久赤方七首

《病源》:胎赤者,是人初生,洗目不净,令秽汁浸渍于眼,使睑赤烂,至大不瘥,故云胎赤。出第二十八卷中。

《千金》疗胎赤眼方。

取槐木枝如马鞭大,长二尺,齐头,麻油一匙,置铜钵中,且使童子以木研之,至瞑止。取夜卧时以涂目眦,日三度,瘥止。

崔氏疗三五十年眼赤并胎赤方。西域法。太常丞昌才道效。

生乌麻油半鸡子许,著铜器中,以细蛎石磨之,使述述不能研乃止　熟艾三升　杏仁一升,去尖皮　黄连一两　鸡粪一升　盐一合　乱头发如半碗许大

上七味,穿一坑,其形如瓶,口小里大,烧使干,别开一小风孔,以前药并艾等一重重布著坑内,状如灸炷,以火烧之,将前所磨铜器以盖坑口,烟尽,收取铜器上脂烟敷眼眦疮上,欲卧时著,胎赤三五十年者,不过三两日瘥。忌猪肉。

又方

胡粉六分　蕤仁四分

上二味,先研蕤仁使碎,内胡粉中,更熟研。又捣生麻子为烛燃使著,别取猪肪脂于烛焰上烧,使脂流下,滴入蕤仁、胡粉中,更研搅使均如饧,以绵缠细杖子内药内,承软点眼两眦。药须臾冷,还于麻烛上烧而用之。

又疗积年赤眼方。

取古字钱四十九文重著,又取石盐末填心孔中令满,以五月五日中,于石上用烈炭火烧令极赤,然后内一升酽醋中,以倾罂内,用四十九重纸封,一日去一重,去尽。然后用一黍米大点眼眦中,极效。并出第四卷中。

《必效》主眼风赤久胎赤方。

铜锇锣一尺以下面者一枚,著石盐末如杏仁许,油脂半鸡子许相和合盐,取柳枝如箸一握,急束齐一头,用研油脂三日,状如墨,取熟艾如鸡卵大,剜地作小坑,置几于下,安艾著火,合铜锇锣于上,其下仍令通气,火尽即成,常盖头。欲用时,以绵缠杖子头点取药著两眦头,每夜著即卧。苏六方云:顿用甚效。

又疗积年风赤眼方。

取生油、生猪脂、胡粉各等分,和研敷眼中,二日内赤总除。

《救急》疗久患风赤眼方。

黄连一两　大枣两颗,去皮核,细切　印成盐两大豆许

上三味,以井花水半升,内前件药搅,缓火煮,三分去一,以绵滤使尽,其余汁更缓火煎之,候药上有紫液起即是,更煎以物尽刮取,于合内贮之,勿使尘污。取用,一度取二大豆许,以人乳和之,置两眼眦头,从泪出,每著苦人咽喉即停。积年患赤眼者,

不过五度即瘥，及风胎赤皆瘥。亦不劳避风。每欲出时，口含盐水以洗之，甚良。忌猪肉。

目暴卒赤方六首

《肘后》葛氏疗目卒赤痛方。

以盐汤洗之。

又方

烧荆木出黄汁敷之。

又方

竹叶　黄连各一两　钱二七枚

上三味，以水三升，煎取二合，绵染敷眦，日五六度。忌猪肉。并出第二卷中。

《深师》疗眼忽赤痛方。

鲤鱼胆一枚　黄连二十一枚

上二味，和淹于饭下蒸之，熟去滓，涂目眦，五六度愈。忌猪肉。

《必效》疗眼暴赤方。

鸡舌香二十枚　干枣二十，擘　黄连二十枚，碎

上三味，以水半升，煎五六沸，澄取清点目中瘥。多著令人目明。忌猪肉。韦永传。

又目暴赤热毒方。

蕤仁一分，捣成膏　吴黄连一分　鸡子白一枚

上三味，以绵裹二味，内鸡子白中渍一宿，涂眼四五度，厚则洗之。

目痒方四首

《肘后》疗目卒痒且痛方。

削干姜令圆滑，内眦中，有汁，拭姜复内之，未尽易之。姚同。

又风目常痒泪出方。

以盐注眦中，瘥止。

文仲疗眼暗及风赤痒方。

煎成白盐三匙　乌贼鱼骨四枚，去甲

上二味，以清酢浆水四升，煎取二升，澄清，每旦及晚洗眼赤，去肤肉。单盐浆水煎之洗亦佳。

又疗风痒赤方。

黄连半两　丁香二七枚，碎　柏皮半两　藘仁二七枚　钱七文，古者

上五味，以水二升，煎取一升，去滓，绵缠杖点取著眼角，瘥止。《肘后》同。

目中风肿方五首

《病源》：目为肝之外候，肝虚不足，为冷热所干，故气上冲于目，外复遇风冷所击，冷热相搏而令脸内结肿，或如杏核大，或如酸枣之状。肿而因风所发，故谓之风肿。出第二十八卷中。

《肘后》疗目中风肿弄眼方。

矾石二钱，熬，末

上一味，以枣膏和如弹丸，以磨目上下，食顷止，日三。磨一作柔。姚同。

又方

取头垢著眦中亦得。

又方

枸杞根白皮　伏鸡子壳

上二味,等分,捣为末,著目上。

范汪疗目中风肿痛方。

取薤白刀截,仍以肤上令遍漠,皆瘥。薤头辛,痛者止之。

《集验》疗目中肿痛方。

捣枸杞汁洗之,日六七度。深师疗眼有热生翳。《肘后》同。

眼热碜痛赤肿方三首

《删繁》疗眼热眦赤,生赤脉息肉,急痛开不得,开如芒在眼碜痛,大枣煎方。

大枣十颗,去皮核　黄连二两　淡竹叶五合

上三味,以水二升,煎取一升,澄取八合,下枣、黄连,煎取四合,去滓,绵滤,细细点敷眼中。忌猪肉。

又车前草汤洗方。

车前草切,半升　干蓝五合　淡竹叶三两

上三味,切,以水三升,煮取二升,绵滤去滓,用上好盐半刀圭内汤中,搅令调,取冷,细细用洗眼。一刀圭者,准丸如两大豆大。《必效》同。

张文仲疗眼暴赤肿,碜痛不得开,泪出方。

黄连　黄柏　蕤仁　盐碌　芒硝各等分

上五味,捣筛,和如黍米大,内眦中。忌猪肉。

眼暗令明方一十四首

《千金》论曰：凡人年四十、五十以后，渐觉眼暗，至六十以后，还渐目明。疗之法：五十以前可服泻肝汤，五十以后不可泻肝。目中病可敷石胆散等药，无病不可辄敷散，但补肝而已。目病，肝中有风热，令人眼暗者，当灸肝俞五百壮，穴在明堂部中，及服除风汤、丸、散数十剂，当愈也。

凡生食五辛，接热食饮，刺头出过多，极目远视，夜读细书，不避烟火，博弈不休，日没后读书，饮酒不已，热食面食，抄写多年，雕镂细作，泣泪过度，房室无节，数向日月轮看，夜远视星火，月中读书，雪山巨睛视日，极目瞻视山川草木。

上十九件，并是丧明之由，养性之士宜熟慎之。又有驰骋田猎、冒涉霜雪、迎风追兽日夜不息者，亦是伤目之媒也。恣一时之浮意，为百年之痼疾，可不慎欤！可不慎欤！凡人从少时不自将慎，年至四十即渐渐眼暗。若能依此将慎，可得白首无他，所以人年四十已去，当须瞑目，非有要事，不可辄开，此之一术。护慎之极也。其读书、博弈等过度患目者，名曰肝劳。若欲疗之，非三年闭目不视，不可得瘥，徒自泻肝及作诸疗，终是无效也。人有风邪，多必眼暗，先攻其风，而暗自瘥。出第六卷中。

《广济》主令明目方。

三月中取新杏仁研脂，绞取汁一升，石盐两大豆大，铜器盛之，取铜古钱二七文，浸之二七日，绵注目中，夜洗眼用。出第五卷中。

《小品》疗眼漠漠，黄连洗汤方。

黄连三两　秦皮二两　蕤仁半两

上三味,㕮咀,水三升,煮取一升半,绞去滓,适寒温以洗目,日四五度。又加升麻二两,加水煎之。忌猪肉。

《集验》明目,令发不落方。

十月上巳日,取槐子内新罂中,封口三十日,洗去皮。初服一枚,再服二枚,至十日服十枚,满十日却从一起。《千金》云:从月一日一枚,二日二枚,每日加一枚计,十日服五十五枚,一月日服一百六十五枚,一年服一千九百八十枚,小月减六十枚。此疗主明目,令发不白,好颜色,长生。旧病、冷人勿服。《肘后》云扁鹊方。

《删繁》疗肝虚寒,目眕眕视物不明,稀视生花,防风补煎方。

防风 细辛各二两 芎䓖 白鲜皮 独活各三两 甘草炙 橘皮去脉,各二两 大枣二七枚,去核 甘竹叶一升,切 蜜五合

上十味,切,以水一斗二升,煮取四升,去滓,下蜜更煎两沸。分为四服,日三夜一服。若是五六月,燥器贮,冷水藏之。忌海藻、菘菜、生菜。《千金》、崔氏同。出第十一卷。

《千金》补肝散,疗男子五劳七伤明目方。

地肤子一斤,阴干 生地黄七斤,取汁

上二味,捣地肤末和汁,曝之令干,更捣为散,酒服方寸匕,日三。

又方

白瓜子七升,绢袋盛,搅沸汤中三遍讫,以酢五升渍一宿,曝干,捣下筛,酒服方寸匕,日三,久服佳。

又神曲丸,主明目,百岁可读细书方。

神曲四两 磁石二两,烧,研 光明朱砂一两,研

上三味,末之,蜜和,丸如梧子。饮服三丸,日三。常服益眼力,众方不及,学者须知此方神验,尝宝秘之。忌生血物。并出

第六卷中。

《千金翼》泻肝汤,主脏中痰实热冲眼漠漠暗方。

苦竹根八两　半夏四两,洗　干蓝　茯苓　枳实炙　白术各三两　杏仁二两,熬　干地黄二两　细辛二两　甘草二两,炙

上十味,切,以水一斗二升,煮取二升七合,分三服。

又补肝丸,主明目方。

地肤子　蓝子　蒺藜子　车前子　瓜子　菟丝子　茺蔚子　青葙子各二分　决明子三合　细辛　桂心　萤火虫各三分　大黄八分　黄连六分

上十四味,捣筛,蜜和,为丸如梧子。饮服十五丸,日三,加至三丸。前方有白术,名泻肝;此方有大黄,名补肝。通按:前将节谨慎中云,虚劳冷者宜服补肝丸,岂有虚冷而可服大黄乎?

又主眼暗方。

蔓菁子一斗,净洗

上一味,以水四升煮,自旦至午,去汁易水又煮,至晚去汁易水又煮,至旦曝干,以布袋贮之。一度捣三升,以粥饮服三方寸匕,日三服,美酒等任性所便。并出第十一卷中。

《延年》令目明方。

滤疗香取黍米一粒内目眦中,当有水出,并目中习习然引风出状,即明之候也。常以日申时敷之,若似痛,以冷水洗之即定。以申时敷药者,为其目至日下,便漠漠暗如有物,即以药内中,泪出,以熟帛拭之,以水洗讫,便豁然明也。此香以单主百病,服之益人,胜石乳也。本云:是外国用之,明目甚验。天竺沉香中出此。

《必效》洗眼汤,去热气,漠漠视物不见,并翳方。

秦皮　黄柏皮　蕤仁各三分　细辛二分　茺蔚子三分　黄

连四分　古铜钱七文

上七味，切，以水二升，煮取八合，平旦洗目。忌生菜。

又青葙子丸，主眼风暗有花方。

青葙子　槐子　覆盆子　地肤子　薪蓂子　车前子各五分

上六味，捣筛，蜜和，丸如梧子，日服十五丸。忌五辛、猪鸡牛羊肉、鱼、蒜、面、酢。

《近效》疗眼中一切诸疾盲翳，天行风冷热，胎赤泪出，常漠漠不多见物，惟不疗睛破，余悉主之方。

石胆一两，光明者　波斯盐绿一两，色青，阴雨中干不湿者是　真石盐二两　硇砂二分，以上四味各别研　秦皮三两　蕤仁三两，研三日　乌贼鱼骨一两，去上甲，别研　细辛一两　防风三两　马蹄决明二两，七孔者，仍以暖水洗，去上细皮，数过用　铅丹一两　黄连三两

上十二味，草石药合捣筛，惟似粉，仍以重绢罗重筛讫，以白蜜于火上微暖，去上沫，取下清者，和之作块，更捣千杵，以油蜡纸裹之，亦取瓷瓶子盛贮，勿使见风，可得多年不败。每欲著，以两米许，硬和少许蜜，稀捣如熟面，以篦子头分置两眼眦，至夜仰卧枕之，合眼至明，不漱口，含清浆和一豆许盐，盐消吐洗眼，不避风日。未瘥之前，忌食面、羊肉、酱果子、生菜、齑汁、苜蓿、莴苣，惟羊头蹄肝冷盐下，余并不得食，至著后复更七日慎之，过此一任与食。每日一度著药，甚妙。

失明方六首

《肘后》疗积年失明不识人方。

七月七日取蒺藜子，阴干捣筛，食后服方寸匕。

深师疗失明,主一岁、二岁、三岁、四岁,拭目中无他病,无所见,如绢中视,决明散方。

马蹄决明二升

上一味,捣筛,以粥饮服方寸匕。忌鱼、蒜、猪肉、辛菜。

《千金》补肝散,疗目失明漠漠无所见方。

青羊肝一具,去上膜,薄切之,以新瓦盆子未用者净拭之,内肝于中,炭火上炙令极燥,脂汁尽取之,别捣决明子半升,蓼子一合,熬令香,下筛,三味合和更筛。以饮汁食后服方寸匕,渐加至三匕,不过两剂。能一岁服,可夜读书。

又补肝散,疗三十年失明方。

细辛　钟乳研　茯苓　云母粉　远志去心　五味子

上六味,各等分,捣作散。饮服五分匕,日三,加至一钱匕。忌生菜、大酢。

又方

胡麻一石,蒸三十遍,末之,日服一升良。

又方

三月采蔓菁花,阴干末之,空腹以井花水服方寸匕,久服长生、目明,可夜读细书。并出第六卷中。

青盲及盲方六首

《病源》:青盲者,谓眼本无异,瞳子黑白分明,直不见物耳。但五脏六腑之精气,皆上注于目。若脏虚有风邪痰饮乘之,有热则赤痛,无热但内生障,是腑脏血气不荣于睛,故外状不异,只不见物而已,是谓之青盲。《养生方》云:勿塞故井水渎,令人耳聋目盲。又云:正月八日沐浴,除目盲。出第二十八卷中。

深师疗青盲方。

猪胆一枚，一味微火煎之，可丸如黍米，内眼中食顷良。

又黄牛肝散，疗青盲积年方。

黄牛肝一具　土瓜根三两　羚羊角屑，三升　蕤仁三两　细辛六两　车前子一升

上六味药，合肝于瓶中，春夏之月封之十五日，冬月封之二十日，出曝干，捣下筛，酒服方寸匕。忌肉、鱼、五辛、生菜等。

又疗肝脏病，眼青盲，内或生障，恶风赤痛，补肝散方。

干姜六分　甘遂三分　桂心　茯苓　附子炮　黄连　甘草炙　当归　干漆熬　贝齿烧　猪苓　白术各五分　干地黄八分　丹参六分　防风七分　黄芪六分

上十六味，为散。酒服方寸匕，日三服。忌海藻、菘菜、生菜、猪肉、冷水、桃李、雀肉等。

又疗肝气之少，眼视眈眈，面目青，眼中眵泪，不见光明，调肝散方。

细辛　柏实各二两　蕤仁　甘草炙，各一两　羊肝一具，去脂膜，炙干

上五味，捣为散，以酒服方寸匕，甚良。忌同前。

又疗眼盲脑痛方。

鲤鱼脑并胆等分，调以注目眦，日三，良。《肘后》疗雀目。

《必效》蔓菁子散，主青盲瞳子不坏者，治十得九方。

蔓菁子六升，蒸之，看气遍合甑下，以釜中热汤淋之，即曝干，如是三度讫，捣筛。清酒服二方寸匕，渐加至三匕。阴雨日勿合，散坏。百日克愈神效，甚良。

雀目方四首

《病源》：人有昼而睛明，至暝则不见物，世谓之雀目。言其如鸟雀，暝便无所见也。出第二十八卷中。

《广济》疗雀目，地肤子丸方。

地肤子五两　决明子一升

上二味，捣筛，米饮和丸，每食后以饮服二十九至三十丸。

又雀目，至暮无所见者，柏皮散方。

老柏白皮四两　乌梅肉二两，熬　细辛　地肤子各四两

上四味，捣筛为散。每食后清酒服二方寸匕，日三四服瘥。

崔氏疗雀目方。

七月七日、九月九日取地衣草，净洗阴干，末之。酒和服方寸匕，日三服。一月即愈。出第四卷中。

《千金翼》疗眼暮无所见方。

猪肝一具，细切，以水一斗煮熟，置小口器中，及热以目临上，大开勿闭也，冷复温之，取瘥为度。出第十一卷中。

目肤翳方一十四首

《病源》：阴阳之气，皆上注于目，若风邪痰气乘于腑脏，腑脏之气，虚实不调，故气冲于目，久不散，变生肤翳。肤翳者，明眼睛上有物如蝇翅者即是。又此言肝脏不足，为风热之气干之，故令目睛上生翳。翳久不散，渐渐长，侵覆瞳子。出第二十八卷中。

深师疗眼翳方。

胡粉注翳上，以疗三年翳。

又疗眼黑翳覆瞳子肤起方。

贝子四枚,烧　空青一两　矾石一两,熬汁尽

上三味,末,取如黍米注翳上,日二。

又主眼翳方。

书中白鱼末,注少许于翳上。

《千金》疗目赤及翳方。

乌贼鱼骨去甲,铅丹等分,合研细,和白蜜如泥,蒸之半食久,著少许四眦中瘥。

又去翳方。

贝齿十枚烧,细筛末,取胡豆著翳上,日再。正仰卧,令人敷之,炊一石米久乃拭之。息肉者,加真珠如贝子分等,研如粉。

又疗目翳障白膜落方。

雄雀屎、人乳和研,以敷上,当渐渐消烂,良妙。《肘后》并《翼》同。

又洗眼汤,疗热出攻眼,生障翳方。

秦皮　黄柏　决明子　黄芩　黄连各三分　蕤仁五分　栀子仁七枚　大枣五枚

上八味,切,以水一升,煮取六合,洗目,日二瘥。忌猪肉。

《千金翼》真珠散,主白翳覆瞳睛,不见物方。

光明朱砂二分,研　贝子五枚,炭烧,末之　白鱼七枚,炙干姜末,半分

上四味,捣为末,相和研之如粉,以熟帛三筛之。仰卧,遣人以小指爪挑取少许,将敷眼中。亦主白肤翳风泪。忌生血物。

又七宝散,主目翳经年不愈方。

白真珠一分　珊瑚一分　紫贝一分　马珂一分　朱砂二分　琥珀一分　蕤仁二分　决明子一分　石胆一分

上九味,捣下筛极细。敷目中如小豆,日三,大良。忌生血物。并出第十一卷中。

崔氏疗翳五十年不瘥方。

贝齿一枚,烧　豆豉三十枚　三年苦酒三升

上三味,先渍贝齿三宿,消尽,乃内豉,微火煎如胶,取三合药置筒中,夜卧时著如小麦大于眦头,明日以汤洗之,十日愈。

又疗眼中翳少轻者方。

取枸杞及车前子叶等分,手中熟挼,使汁欲出,又别取桑叶两三重裹之,悬于阴地经宿,乃摘破桑叶取汁,细细点目中,不过三五度,翳自当烂。

又翳如重者方。

取楮白皮曝干,合作小绳子如粗钗脚许,火烧作灰,待冷随便以灰点翳上,不过三五度,翳自当烂。张右司送。并出第四卷中。

《延年》疗眼热晕,白翳覆瞳子方。

车前子九分　决明子　黄连各九分　黄芩　秦皮　玄参　沙参　瞿麦　地骨皮　蕤核仁各七分　蓝实九分

上十一味,捣筛,蜜和,丸如梧子。食后饮服二十丸,渐加至三十丸,瘥止为度。忌猪肉。

谢道人疗眼翳欲尽,微微犹有者,敷此散方。

珊瑚　虎珀　玉屑　曾青　紫贝　朱砂　伏鸡子壳去白皮

上七味,各等分,研,重筛为散。仰卧以米许置翳上,四五度。忌血物。

晕翳方四首

《病源》：五脏六腑之精华，皆上注于目。目为肝之外候。肝藏血，血气不足则肝虚，致受风邪。风邪抟于精气，故精气聚生于白睛之上，绕于黑睛之际，睛彩昏浊，黑白不明，审谓之目晕。

《延年》主眼热，晕翳覆瞳子方。

柴胡三两　茯苓　枳实炙　决明子　瞿麦各三两　黄连别渍　甘草炙　蕤仁各二两

上八味，切，以水一斗，煮取二升七合，去滓，分再服。忌海藻、菘菜、猪肉、酢物。

又方

黄连　决明子　车前子各九分　黄芩　沙参　人参　地骨皮　蕤仁　瞿麦　茯神各七分　秦皮　甘草　泽泻各五分

上十三味，捣筛，蜜和，为丸如桐子。饮服二十丸，日再服为度。

又疗眼因赤瘭后翳晕方。

决明子六两，碎　黄连　蕤仁各六两　黄柏四分　盐碌三分

上五味，捣末，更研极细，取少许内目中，日三四度。忌猪肉。

又方

秦皮一两

上一味，以水一升五合，煮取七合，澄清，决明用渍散，内目中，一如前法。并出第四卷中。

生肤息肉方八首

《病源》：息肉淫肤，此由邪热在脏，气冲于目，热气攻于血脉，蕴积不散，结而生息肉，在于白睛肤睑之间。即谓之息肉淫肤也。

《肘后》疗目中生肉，稍长欲满目，及生珠管方。

贝齿　真珠分等

上二味，并研如粉，拌令和，以注肉上，日三四度良。

《小品》疗眼肤肉生覆瞳子者方。

取针烧令赤烁著肤上，不过三烁缩也。有令人割之三复生，不如烁之良。

《删繁》疗肝热不止，冲眼为眦赤脉息肉，闭痛不开，但热势彭彭不歇，及目睛黄，洗肝干蓝饮方。

干蓝切　车前子　苦竹叶切，各三升　秦皮三两　细辛　决明子　蕤仁　山栀子　升麻　芍药各三两

上十味，切，以水二斗，煮干蓝取一斗，去滓，取清八升煮药，取一升，下芒硝，三两沸去滓，分再服。忌生菜。

《千金》疗眼中息肉方。

驴脂、石盐末，和，以注眦，即瘥。

《千金翼》矾石散，主目翳及胬肉方。

矾石上上白者，内如黍米大于翳上及努肉上，即令泪出，以绵拭之，令得恶汁尽，日一，其疾逐恶汁尽，日日渐自薄便瘥。好上上矾石，无过绛，矾色明净者。慎如疗眼常法。

崔氏疗人眼热冷肤肉暗方。

光明朱砂一两，研　硇砂一两，研　浆水一大升

上三味，以五月五日合，置铜器中，日曝使干，用刀子刮取，

以新帛裹之，每夜眠时，著一米许安眼，四眦各一米尽。一月间内外暗者皆愈。忌生血物。出第四卷中。

《必效》疗眼热胬肉及赤痒方。

黄连一两，碎　竹叶一两，切

上二味，以水一升半，煎取半升，置铜器中，汤上煎似稀饧止，卧时点眼中，热泪出，即瘥止。

谢道人疗眼风热生赤肉方。

大黄二两　黄芩一两　甘草炙　人参　地骨　白皮　决明子各三两　防风　石胆　地肤子　黄连　兔肝各一两　车前子一升　萤火虫一两枚

上十三味，捣筛为散，以鲤鱼胆一合和丸，饮下十五至三十丸。忌猪肉、海藻、菘菜。

目风泪出方六首

《病源》：目为肝之候，若被风邪伤肝，肝气不足，故令目泪出。其汤熨针石，别有正方，补养宣导今附于后。

《养生方导引法》云：以鼻内气，左手持鼻，除目暗泣出。又云：端坐伸腰，徐以鼻内气，以手持鼻，除目暗泪出。又夫五脏六腑皆有津液，通于目者为泪。若脏气不足，则不能收制其液，故目自然泪出。亦不因风而出不止，本无赤痛。并出第二十八卷中。

深师疗眼泪出，鸡舌香丸方。

鸡舌香二铢　黄连六铢　干姜一铢　蕤仁一百枚　矾石二铢，熬

上五味，捣为末，以枣膏和，丸如鸡距，以注眼眦。忌猪肉。

又疗眼白翳泪出，鸡距丸方。

干姜三分　蕤仁三十枚　鸡舌香十枚　黄连二铢　胡粉四

铢　矾石五铢,熬

上六味,捣末,以枣膏丸如鸡距,注眼大眦,日再。忌猪肉。

又疗风泪出,眼痒痛,散方。

贝齿十枚,烧　决明子　黄连　细辛　干姜各一分

上五味,捣下筛,以指爪取如麻子注眦中,日再三。夏月加干姜一分。眼痛,以三指撮,二合水煮三沸,去滓,以汁洗之良。何汉寿用甚有效验。

《集验》疗目中风寒泪出,眦赤痒,乳汁煎方。

黄连三分　蕤仁二分　干姜四分

上三味,捣散,以乳汁一升,渍药一宿,明旦于微火上煎得三合,绵绞去滓,取如米,内眦中。

崔氏疗目泪出方。

苦酒一斗　古钱一百五十文

上二味,以苦酒渍钱,微火煎取三升,去钱,滤取汁更煎,取七合,渐渐点著眦中,甚良。

又疗目中烟泪出,不得开,即刺痛方。

取石盐如大豆许,用内目中习习,去盐,以冷水洗,数日瘥。并出第四卷中。

眯目方八首

《广济》疗眯目,甑带灰方。

取少许甑带烧作灰,水服方寸匕,立出。《肘后》同。

又疗眯不出,淫肤,瞿麦散方。

瞿麦　干姜各二分

上二味,为散,以井花水服方寸匕,日三,不过三眯出。

又疗眯目,猪膏塞鼻方。

以猪膏如半鸡子裹鼻孔中，随眯左右著鼻中，以噏之，即便仰卧，须臾不知眯处。

又麦芒入目不出方。

煮大麦汁注眼中，即出良。

《肘后》疗目萃芒草、沙石辈眯不出方。

磨好书墨，以新笔点注目中瞳子上。

又方

盐、豉各少许著水中，临目视之即出。并出第一卷中。

深师疗目痛及眯忽中伤，因有热瞙者方。

取地肤白注目中。

《千金翼》主眯目不明方。

椎羊鹿筋擘之，内口中熟嚼，著睑上，以手轻接之。若有眯者，二七过接便出之。视眯当著筋，出即止。未出者，复为之如此法。常以平旦日未出时为之，以瘥为度。出干以好蜜注四眦头，鲤鱼胆亦佳。若数接目痛，可间日接之。出第十一卷中。

肝气不足方二首

《千金翼》补肝汤，主肝气不足，两胁拘急痛，寒热，目不明，并妇人心痛，乳痈，膝胫热，消渴，爪甲枯，口面青方。

甘草炙　防风各三两　乌头二两，炮　大枣二十枚　细辛
柏子仁　茯苓各二两　蕤仁　桂心各一两

上九味，切，以水八升，煮取三升，分为三服。忌海藻、菘菜、猪肉、生葱菜、酢物。

又补肝汤，主肝气不足方。

甘草炙　黄芩　人参　桂心各二两

上四味，切，以水六升，煮取二升，分三服。忌生葱，余同。

肝实目痛方二首

《删繁》疗肝实热目痛,胸满急塞,泻肝前胡汤丸方。

前胡　秦皮　细辛　栀子仁　黄芩　升麻　蕤仁　决明子各三两　芒硝三两　苦竹叶切,一升　车前草切,一升

上十一味,切,以水九升,煮取三升,去滓,内芒硝,分为三服。《千金》同。

又疗肝实热,或眼痛热不止,生地黄煎方。

生地黄汁一升　玄参汁五合　蜜五合　车前汁五合　升麻细辛各二两　芍药　栀子各三两,切

上八味,切,以水五升,煮升麻等四物,取一升五合,去滓,下生地黄等汁,蜜沸成煎,分五六服。

眼杂疗方二十首内缺二方

《广济》疗客热冲眼,赤痛泪出,决明汤方。

决明子　升麻　枳实炙　柴胡　黄芩　芍药各一两　栀子十四枚　竹叶一升　车前草四升　甘草一两,炙

上十味,切,以水九升,煮取二升五合,去滓,内芒硝。温服,分为三服。忌海藻、菘菜。

又疗先服石热冲上,眼赤方。

黄连　苦参　槐子各八两　蕤仁　决明子　黄芩各二分麦门冬六分,去心　葳蕤　大黄各六分

上九味,捣筛,蜜和,丸如梧子。食后,以蜜水下二十至三十丸。忌猪肉。

《肘后》疗目卒痛,珠子脱出,及有青翳方。

越燕矢　真丹　干姜各等分

上三味,末如粉,以少许著目中翳上,良妙。

《小品》疗眼风结肿合,或眼生翳,人口吹之,睛中牵引疼痛,白睛赤起,或黑变黄,从下上覆半睛者,秦皮汤方。

秦皮洗 黄连各二分 黄柏三分 大枣五枚 蕤仁二分

上五味,切,以水二升,煮取一升,以洗眼。忌猪肉。

《集验》疗眼暗,热病后失明方。

以羊胆生,旦暮各一枚吞之。

又疗风眼烂眦者方。

竹叶四分 柏白皮六分 黄连四分

上三味,切,以水二升,煎取五合。稍稍滴两眦,日三度。忌猪肉。

《删繁》疗肝阳气伏邪热,喘逆闷恐,眼视无明,狂悸非意而言,竹沥泄热汤方。

竹沥一升 麻黄 大青 栀子 人参 玄参 升麻 茯苓 知母各三两 石膏八两,碎 生姜四两 芍药四两 生葛八两

上十三味,切,以水九升,煮取二升,去滓,下竹沥更煎三五沸,分三服。忌酢物。

《千金翼》芜菁子,主明目,益肌肤方。

芜菁子三升,净淘,高著水煮二十沸,出著水盆中淘之,令水清,接取以别釜煮之,水尽即添益,时尝,看味美,沥出曝干。

上一味,捣末,酒饮等任意,和服三方寸匕,日惟服七合,饱食任性酒服,即服无限时。慎生冷。百日身热疮出,不久自瘥。

又疗目赤口干唇裂方。

石膏一斤 生地黄汁一升 赤蜜一升 淡竹叶五升

上四味,以水一斗二升煮竹叶,取七升,去滓,入石膏,取一升半,下地黄汁、蜜,取三升,细细服之。忌芜荑。并出第十一卷中。

文仲陶氏疗数十岁曀眼烂眦方。

摘葫叶中心一把著铛中，水五升煮，用小板覆上，穿作孔，以目临上，疮当痛，食顷出泪一升，便即瘥。

《必效》朱砂散，主人眼中有黑白花，逐眼上下方。

光明砂六分，研　地骨白皮五分　车前子三分　龙脑香六分　决明子五分

上五味，捣筛，细研如粉，少少敷之。

《近效》疗热风暴赤，睑烂生疮，或碜或疼，或痒或痛，久患虚热，远视不明，喻若隔绢看花，或服石乳发动，冷热泪出，白睛赤红肿胀，泪裹眼珠，皆是肝膈实热，肾脏已虚。宜先服竹叶饮子治之，然后可点药。凡患眼有连睛疼痛者，皆不得以辛辣药点之，幸请细意详思，不得措手。比见投方点药，未曾试验，各说异能，竞施众疗，微有疼障似翳者，或有庸人不审眼珠厚薄，乃将针穿豆爪甲摩之，伤败非一。今辄附数方，百无一失，且服之不令吐痢，点药不痛不疼，将摄即有所凭，疾苦岂能不愈。如前病状，宜服此竹叶饮子，除风客热暴，碜涩疼痛，睛赤目黄，冷泪热泪，兼理石乳天行眼疾方。

竹叶一握　干葛三两　地骨白皮　荠苨各五两　甘草三两，炙

上五味，切，以水二大升，煎取半升，去滓，内车前子三两，分三服，一日令尽，皆食后服之良。不过三剂，眼中疼痛歇，次得点药，一无疼痛，神效。前方亦须敷药，抽热毒风，不然恐寻经脉入眼，热深入亦难瘥也。又取羊肝一具，或猪肝亦得，猪肉精处亦堪取三斤，皆须破作手许大片，厚薄亦如手掌，候其疼处，或从眼后连耳上头，或有从眉向上入头掣痛者，火急新汲水中渍，令极冷，贴其疼痛脉上及所患部分，候肝或肉稍暖彻则易之，须臾间其肝肉等并熟如煮来者，岂不是热毒之候出也。此即损眼之祸。

又恐三辰斋忌之月无肉，以大豆还作四五替，如渍肝肉法，更互熨之。其疼痛忽连鼻中酸辛者，并是难瘥之候，亦宜急觅吴蓝茎叶，捣如泥敷痛处，亦有瘥者，十得三四。凡是此患，不宜久忍，痛若深入于眼中，渐成痼疾。

又疗眼睛不疼，亦不痛，上下睑赤风痒生疮，泪多者，宜点此药方。

蕤仁四十九枚，去赤皮，研　胡粉如棋子许大，上火烧，看赤交如金色

上二味，各别研，取好真酥如杏核许大，都一处和，研令匀，入龙脑香如大豆许大三粒，研令消，宜油帛裹，或铜合子盛之，勿泄气伤风，则不堪用。或有小儿胎赤，并宜用此方。且不疼痛，亦不损眼。大人久患赤痛烂疮者，宜先取盐花，或好白盐一方寸匕，醋浆水，不用纯酢，中中者一大升，煎盐三五沸，绵滤取汁，欲夜卧，先以清水洗眼，次以盐汤洗之，拭令眼干，次以爪甲挑取麻子许多药，涂眼大、小眦，任眼开合，须臾少泪出，眼中凉冷，状若人吹，不经三日内其赤便瘥，视物渐明。恐眼中忽有到睞毛刺眼者，速令一人以镊子摘去之，否则令眼泪多磣痛。若不除之，涂药终无益耳。

又凡目疾，不问少长男女等，所忌有五：一房室，二面、酒，三目冲风冷霜雪、向日远视，四哭泣嗔怒，五终身不用吃生五辛、荞麦、葵菜。若因疾犯者，则疾深难疗，幸细意将慎，百无一失，故具五忌也。

又疗眼赤肿热疼，泪出烧人皮肉不可堪忍；或石乳发动，连睛疼闷，乍歇乍发，头痛增寒，睑赤疮烂，无所见物，白膜覆黑珠；或因天行斑毒，入眼无所见者，一切药并不可著，惟宜用此法甚验，万无失一方。

千岁蔂汁,一名蘡薁藤汁也。不问春秋冬夏,此采其茎,削去上苍皮,粗细如大拇指大者即得,截断,可长六七寸,取一铜器,或瓷器,中盛水三五升,渍之一食顷,其头白乳汁出,可长半寸许,取此汁将。为细末,以小杖子挑取如黍米,注目眦,任眼开,其翳然渐消,落人耳中塞湿者,曝令干,如穀叶法。注□□如小粟许,每夜一两上注之甚良。此方夏侯拯处传。

又疗眼中一切诸疾,青盲翳者,天行风赤,无端忽不见物,悉主之。此方兵部侍郎卢英所传,价重千金。

石胆研　波斯盐碌研　石决明　乌贼鱼骨去甲　铅丹　细辛　浓沙各三分　蕤仁三两,碎　防风三两,末　秦皮二两,支马蹄决明二两,净

上十一味,捣散及研,避风煮,以白蜜炼,滤使净,和讫,于臼中更捣五七千杵,以油蜡纸重裹之,重合盛,勿令见风,可致百年不败。合之,不欲见虫大与鸟雀、妇女及孝子、秽恶之类,仍取腊月合之。有患,取米粒,更和上蜜如稀饧,夜卧点之。冲风行亦不畏。每日点,以瘥即止。夏侯拯处传。

又凡自天行病后,皆不得食葵、热面、生五辛、荞麦、鱼脍,毒物伤目,就中更犯房室,加之疼痛连眉,乍疼乍痒,鬓边脉掣,微似憎寒,愚医不晓,遂妄针灸,兼服补药,因兹失明。或有先服英乳之人,亦同斯疾,宜即将理,不得妄服汤丸,甘苦酸辛,须知冷热,只如肾风虚损,瞳人胀大无翳,而便失明。假如肝脏热风,筋膜连睛生薄浮翳,宜服甘平苦味之药,辛酸温热入口,发其风毒,惟宜敷薄膏散,热气自除,少饮汤方摄理,不盈三剂,日渐痊愈。吐痢汤、针灸不得妄施。宜服后方,疗天行从因犯食毒失明,两鬓脉掣热疼,兼头痛憎寒,天阴即发,及先食英乳者方。

前胡三两　生麦门冬五两,去心　竹叶一握　甘草二两,炙

栀子二七枚　干葛　葳蕤三两　漏芦各三两

上八味，切，以水三大升，煮取一大升，分作三服，神验良。
忌海藻、生菜。

又猷鼠土膏，疗眼疼，脉掣连耳，热疼不可堪者方。

取日中猷鼠土二升　青木香一两　大黄五两　白蔹三两
寒水石六两

上五味，捣筛为散，用熟新白酒和如稠饧，当痛掣处摩之，如
手掌许敷之，干即易，至平旦至午即止，神效无比。

又眼有倒睫毛，或折在睑中聚生，刺人白睛，惟觉痒闷，渐赤
膜起，连上下睑，多赤生疮。若掣刺黑睛，则泪出似白翳出。若
刺著瞳人，令眼疼痛磣涩，不欲见明，连鼻酸痛，兼脑掣疼，此多
损伤，宜速救疗，其法如下。

若欲疗之者，皆取平晨日未出之际，令一眼明人把镊子拔
之，去倒睫毛，勿使毛断，连根去之。下手十减八九，疼痛立止。
至夜点前千岁虆汁，三五日将息，方得平复。点首生男乳汁良。
若点辛辣之药，从此伤败，实可痛哉！慎风寒、日月光及烟火、房
室、五辛。一月内即瘥。

又凡是黑睛及瞳仁莹薄有疮翳，皆不可用辛辣及温药洗之，
并是害眼之兆，宜用秦皮汤洗之方。

秦皮一两　栀子仁二七枚　淡竹叶一握

上三味，切，绵裹，以水一升半著铜器中，煎三五沸，以绵滤
取洗眼，切须净器物盛之。夏侯拯录用。

第二十二卷

耳聋方二十二首

《病源》:肾为足少阴之经,而藏精气,通于耳。耳,宗脉之所聚也。若精气调和,则肾气强盛,耳闻五音。若劳伤血气,兼受风邪,损于肾脏而精脱,精脱者则耳聋。然五脏六腑十二经脉,有络于耳者,其阴阳经气有相并时,并则有脏气逆,名之为厥。厥气相搏,入于耳之脉,则令聋。其肾病精脱耳聋者,其候颊颧色黑,手少阳之脉动而气厥逆,而耳聋者,其候耳内辉辉焞焞也。手太阳厥而耳聋者,其候聋而耳内气满。《养生方》云:勿塞故井及水渎,令人耳聋目盲。其汤熨针石,别有正方,补养宣导,今附于后。

《养生方导引法》云:坐地交叉两脚,以两手从曲脚中入,低头叉项上。治久寒不自温,耳不闻声。又云:脚著项上,不息十二通,必愈大寒不觉暖热,久顽冷患,耳聋目眩。久行即成法,法身五六不能变。出第二十九卷中。

《广济》疗耳聋方。

生地黄长一寸半,肥者　杏仁七枚,去皮,熬令黄色　巴豆七枚,去皮,熬令黄　印成盐两颗　发灰半钱匕

上五味,捣碎,研堪丸,如蕤核仁大。用发薄裹内耳中,日一易,耳内当痛,有水出即去。当直以发塞耳,耳内黄水出,痛甚,不得更著。若未瘥,还依前著药取瘥。《千金翼》同。

又疗耳聋不闻人语声方。

松脂四分　巴豆二分,去皮心,熬　麻子仁二分　蜡二分
薰陆香一分　石盐二分

上六味,捣如膏,丸枣核大,内耳中,三日一易,取瘥。

《集验》疗耳聋方。

杏仁去皮尖,熬　葶苈子熬　盐末各等分

上三味,捣研,以少许猪脂和,合煎,以绵裹塞耳。

又方

附子炮　瓜子　杏仁去皮,熬,各等分

上三味,捣,以绵裹塞耳中。

《千金》疗耳聋方。

淳醋微火煎附子五六宿,削令可入耳,以绵裹塞耳中,取瘥。

又方

巴豆十四枚,去皮心,熬　炼成松脂二分

上二味,合捣,丸如黍米,簪头著耳中,以瘥为度。

又方

以竹筒盛鲤鱼脑,蒸之令烊,以灌耳中。

又方

雄黄、硫黄各等分,绵裹塞耳中,数月闻。

又方

取铁烧令赤,投酒中饮之,仍以磁石塞耳中,瘥。

又方

蓖麻子一百粒,去皮　大枣十九枚,去皮核

上二味,捣,丸如杏仁,内于耳中,二十日差。

又方

芥子捣碎,以男乳和,绵裹塞耳,取瘥。

又方

作泥饼子,厚薄如馋饱,覆耳上四边,勿令泄气,当耳孔上以刺泥饼,穿作一小孔,于上以艾灸之百壮,候耳中痛不可忍则止。顷侧耳泻却黄水出尽,即瘥。灸时泥干,即数易之。

又方

截箭竿竹二寸,内耳中,以面拥四畔,勿令泄气,灸箭上七壮,取瘥。并出第六卷中。

崔氏疗耳聋方。郑少卿云频用。

波律膏一蚬壳,无,以大麻脂一合,小器中煎,取一蚬壳替之 枫木脂半两,无以薰陆香替,以乳头香更佳 松脂半两,研 巴豆三七枚,去皮,熬,研 蜡如弹丸大 通按:波律膏疑即胡桐泪

上五味,先捣松脂、巴豆一千杵,次下大麻油令熟,丸如枣核大,一头尖,通中作孔。以绵裹塞耳,数日一易,更互塞之,取瘥,不得并塞。出第四卷中。

《备急》疗耳聋,菖蒲根丸方。

菖蒲一寸 巴豆一枚,去皮心

上二味,合捣可丸,分作七丸,以绵裹塞耳中,日别一丸,取瘥。《肘后》同。

又菖蒲散方。

菖蒲二两 附子二两,炮

上二味,捣筛,以苦酒和,丸如枣核许,绵裹,卧即塞耳中,夜一易之,十日有黄水出便瘥。《肘后》、《千金》、崔氏。

又方

磁石 菖蒲 通草 薰陆香 杏仁去皮,熬 蓖麻子去皮 松脂等分

上七味,捣筛,以蜡及鹅脂和丸,稍长作,以钗脚子穿中心为孔,先去耳中垢,然后内药,日再。初著痒及作声,月余即瘥。殿中候监云非常良验。《肘后》同。

《救急》疗耳聋方。

真昆仑青木香一两碎,以苦酒浸一宿,胡麻油一合,微火上缓煎之,三上三下,以绵滤去滓,以点耳孔中,以瘥为度。

《必效》疗耳聋方。

以好神明膏如枣核许,内耳中,日一度,频著以瘥,三五日以篦子挑耳中塞,或痒取瘥。亦治虫入耳中。

又方

取杏仁七枚,去皮,捶碎,为三分,以绵裹,各于中著一裹盐如小豆许,以器承于饭甑中蒸之,候饭熟出一裹,令患耳者侧卧,和绵捻以油汁入耳中,久又以一裹准前捻之,瘥为度。

又方

鸡矢白半升,熬令黄色　乌豆一升,熬令爆声绝

上二味,先取无灰酒二升,及热以沃之良久,滤去滓,分温服,厚取汗,其耳如鼓鞞勿讶。

又疗耳聋神验方。

取纯乌羊新湿粪,和杏子脂、石盐末。

上三味,研,满耳孔中塞,勿令风入,干即易之,乃至七日、二七日,耳内有声渐大,即以苇筒长二寸内耳孔,裹四畔,以面塞,勿令气出,以面薄饼子裹筒头,以艾灸上,从第一度灸三壮为始,耳内即有乌塞干脓出,未间,内裹满疼痛即出之,即瘥。但有塞即须挑却,还依前法,乃至一日两日瘥,即停,以后常用乱发塞之,甚验。

风聋方三首

《病源》：足少阴之经，宗脉之所聚，其气通于耳。其经脉虚，风邪乘之，风入于耳之脉，使经气否塞不宣，故为风聋。风随气脉行于头脑则聋，而时头痛，故谓之风聋。出第二十九卷中。

崔氏疗耳风聋，牙关急不得开方。

取八角附子二枚，酽酢渍之二宿，令润彻，削一头内耳中，炙上十四壮，令气通耳中，即瘥。出第四卷中。

《古今录验》疗风聋年久，耳中鸣，鱼脑膏方。

生雄鲤鱼脑八分　当归六铢　菖蒲六铢　细辛六铢　白芷六铢　附子六铢

上六味，㕮咀，以鱼脑合煎，三沸三下之，膏香为成，滤去滓，冷，以一枣核大内耳中，以绵塞之，取瘥。

又方

附子　菖蒲各等分

上二味，捣，以绵裹塞两耳中，取瘥。

耳聋有脓方三首

《千金》疗耳聋有脓方。

乌贼鱼骨去甲，炙　釜底墨各二分　附子四分，炮　禹余粮一分　龙骨二分　伏龙肝二分

上六味，捣末，取皂荚子许大，绵裹内耳中，日一易，取瘥。有虫者，加麝香一豆大。

又方

捣桂末，以鱼膏和，塞耳中，不过三四度。并出第六卷中。

《必效》耳聋有脓方。

鲤鱼肠一具,切　酢三合

上二味,合捣,以布裹,塞耳两食顷,当闷痛,白虫出,更著新者,虫尽乃止,取瘥。无新者,择去虫,还可用,良。《千金》同。

久聋方五首

《病源》:足少阴肾之经,宗脉之所聚,其气通于耳。劳伤于肾,宗脉虚损,血气不足,为风邪所乘,故成耳聋。劳伤甚者,血气虚极,风邪停滞,故为久聋。出第二十九卷中。

《广济》疗风聋三十年无所闻方。

蓖麻子五分　杏仁四分,熬　桃仁四分,去皮,熬　巴豆一枚,去皮,熬　石盐三分　附子一分,炮　薰陆香一分　磁石四分,研　菖蒲四分　蜡八分　通草二分　松脂二两半

上十二味,先捣菖蒲、石盐、磁石、通草、附子、薰陆香成末,别捣蓖麻子等四味,乃内松脂、蜡捣一千杵,可捻作丸,如枣核大,绵裹塞耳中,日四五度,抽出别捻之,三日一易,以瘥为度。《千金翼》云:日一易之。

《肘后》疗二三十年聋方。

取故铁三十斤,以水七斗渍之三宿,取其水以酿七斗米,用曲如常法,酒熟,出酒一斗,取引针磁石一斤研末,置酒中三宿,乃可饮之,取醉,以绵裹磁石塞两耳中,好覆衣衾卧,酒醒良久去磁石,即闻人语声也。饮尽更为,以瘥为度。甚良。《千金》同。

又方

茱萸　巴豆去皮,熬　干姜各等分

上三味,捣末,以葱涕和,以绵裹塞耳,食顷干去之,更和塞

之,如此五日,当觉病去无苦,八九日便闻人语,取瘥止。常以发塞耳,慎避风。

又方

柘根三十斤,锉之,以水煮,用酿酒如常法,久而服之,甚良。

《古今录验》疗三十年聋方。

天雄一分　鸡子一枚　附子一枚

上三味,捣末,取鸡子开一孔,取黄和药,却内鸡子中,封合其头,还令鸡覆之,药成,以绵裹塞所聋耳中,取瘥为度。

耳鸣方六首

《病源》:肾气通于耳,足少阴肾之经,宗脉之所聚。劳动经血,而血气不足,宗脉则虚,风邪乘虚随脉入耳,与气相击,故为耳鸣。诊其右手脉寸口,名曰气口,以前脉浮则为阳,手阳明大肠脉也;沉则为阴,手太阴肺脉也。阴阳俱虚者,此为血气虚损,宗脉不足,病苦耳鸣嘈嘈,眼时妄见花,此是肺与大肠俱虚也。左手尺中名曰神门,其脉浮为阳,足太阳膀胱脉也;虚者膀胱虚也。肾与膀胱合病,苦耳鸣,忽然不闻,时恶风。膀胱虚则三焦实也。膀胱为津液之府,若三焦实,则克消津液。克消津液,故膀胱虚也。耳鸣不止,则变成聋。出第二十九卷中。

《广济》疗耳鸣,塞耳丸方。

巴豆二枚,去皮,熬　桃仁去皮,熬,二枚　松脂大豆许

上三味,捣作二丸,绵裹塞耳中。

又疗耳鸣沸闹方。

吴茱萸　巴豆去皮,熬　干姜　石菖蒲　磁石　细辛各一分

上六味,捣末,以鹅膏和少许,以绵裹塞耳中,以盐五升,布

裹蒸之,以熨耳门,令其暖气通入耳内,冷复易之,如此数用。瘥后,常以乱发卷以塞耳中,慎风。

《肘后》疗耳中常鸣方。

生地黄截断塞耳,日十易之,以瘥。一云纸裹,微火中煨之用良。出第四卷中。

《千金》疗耳鸣聋方。

当归　细辛　防风　附子　芎藭　白芷各六铢

上六味,末之,以雄鲤鱼脑和煎,三上三下,膏香,去滓,以裹核许塞耳中,以绵裹之。鱼脑用六合,微火炼之。

又方

通草　细辛　桂心各三分　菖蒲四分　附子一分　矾石一分　当归　甘草各二分　独活六分　葱涕半合

上十味,捣末,以白鹅膏半合旋旋和,以绵裹枣核大塞耳中,日三,取瘥。忌如常。

又疗耳聋,鸣如流水声,久不治成聋方。

生乌头净洗,削如枣核大,以塞耳中,日一易之,三日愈。亦疗痒及卒风聋。并出第六卷中。

聤耳方一十首

《病源》:耳者,宗脉之所聚,肾气之所通。足少阴,肾之经也。劳伤血气,热乘虚而入于其经,邪随血气至耳,热气聚则生脓汁,故谓之聤耳。出第二十九卷中。

《广济》疗聤耳痒有脓不止,菖蒲膏方。

菖蒲一两　狼毒　附子炮　磁石烧　矾石熬汁尽,各一两

上五味,捣筛,以羊髓和如膏,取枣核大塞耳中,以瘥为度。

又疗聤耳脓血出方。

取车辖脂,绵裹塞耳中瘥。《肘后》同。《千金》治虫入耳。

又疗聤耳方。

黄连　龙骨　白蔹　赤石脂　乌贼鱼骨各等分

上五味,捣末,以绵裹塞耳中,每著,以绵缠拭之著药。

《肘后》疗聤耳,耳中痛,脓血出方。

取釜月下灰,吹满耳令深,日三易之,每换即以篦子去之,然后著药,取瘥为度。《千金》云:灶下灰薄耳中。

又方

附子末,以葱涕和灌耳中,取瘥,单葱涕亦佳。侧卧令入耳中。出中卷。

又方

桃仁熟捣,以故绯绢裹塞耳中,日三易,以瘥为度。《千金》同。

又方

黄连　附子炮,各等分

上二味,捣末,以少许微微吹入耳中,每著药,先拭恶物,然后吹之。

又方

釜月下墨末,以猪膏和,绵裹内耳中,日再。

《集验》疗聤耳出脓水,散方。

矾石　乌贼鱼骨　黄连　龙骨

上四味,捣末,以枣核许绵裹塞耳中,日再。

《千金》疗聤耳出脓方。

黄矾石　乌贼鱼骨　黄连　赤石脂各一两

上四味,捣末,以绵裹枣核大内耳中,取瘥止,日二。《翼方》

用龙骨,无赤石脂。出第六卷。

耳卒疼痛方三首

《病源》:凡患耳中策策痛者,皆是风入于肾之经也。不治,流入肾,则卒然变脊强背直成痉也。若因痛而肿生痈疖,脓溃邪气歇则不成痉。所以然者,足少阴为肾之经,宗脉之所聚,其气通于耳,上焦有风邪,入于头脑,流至耳内,与气相击,故耳中痛。耳为肾候,其气相通,肾候腰脊主骨髓,故邪流入肾,脊强背直。出第二十九卷中。

《肘后》疗耳卒疼痛方。

蒸盐,以软布裹熨之,取瘥良。

《备急》疗耳疼痛有汁出方。

熬杏仁令焦黑,捣如泥作丸,以绵裹内耳中,频易之瘥。

《广济》疗耳卒疼痛,求死者方。

菖蒲　附子各一分

上二味,末,以麻油和,以点耳中,立止。《肘后》、崔氏同。

耳卒肿方二首

《肘后》疗耳卒肿出脓方。

矾石烧末,以苇管吹耳中,日三四过,或以绵裹塞耳孔内,取瘥。

《备急》疗耳卒肿方。

栝楼根削可入耳,以腊月猪脂煎之三沸,冷以塞耳中,取瘥,日三作,七日愈。《肘后》治卒得风觉耳中怳怳者。

通耳中脓方二首

《广济》疗耳脓水通耳,矾石散方。

吴白矾八分,烧汁尽　麻勃一分　青木香二分　松脂四分

上四味,捣末,先消松脂,后入药末,可丸如枣核,净拭以塞耳中,取瘥。

又疗通耳脓水出方。

吴白矾八分,烧令汁尽,末　红蓝花胭脂四十枚

上二味,和粉,净拭耳中,以粉粉之,每拭然后著药。

虫入耳方九首

《广济》疗虫入耳肿,不闻人语声,有脓血出方。

黄芪四分　干姜一分　蜀椒一分

上三味,捣末,以生地黄捣取汁和,用绵裹枣核大塞耳中,日三夜一,以瘥止。

《肘后》疗百虫入耳方。

苦酒渍椒灌之,即出。

又方

温汤灌耳中。

又方

捣蓝青汁,以灌之。

《千金》疗虫入耳方。

取桃叶火熨,以塞耳,卷之入中。《肘后》同。

又方

以葱涕灌耳中,即出。并出第六卷中。

崔氏疗虫入耳方。

若甲虫入耳者,以火照之,手打木入,勿令损之,即向明出之。或蛐蜓诸虫入耳,以酢灌之,或麻油、或人尿亦佳,或酢酪更妙。

《备急》疗虫入耳方。

以铜钱二七枚,以猪膏煎之,用将灌耳。

又方

以两刀于耳前相敌作声,虫即出走。

蜈蚣入耳方三首

《肘后》疗蜈蚣入耳方。

以木叶裹盐炙令热,以掩耳上即出,冷复易之,验。

又方

闭气满即吐之,复闭准前,以出为度。或死耳中,徐徐以钩针出之。若积久不出者,取新豚肉炙,向耳中拓之,以出为度。

《千金》疗蜈蚣入耳方。

炙猪肉掩耳,即出。《集验》《小品》同。出第六卷中。

蛐蜓入耳方三首

《肘后》疗蛐蜓入耳方。

熬胡麻捣,以葛囊盛枕之,虫闻香则自出。

又方

以水银大豆许泻耳中,欹卧空耳,向下击铜器,叩齿十下,即出。蛐蜓呼为土蛄,似蜈蚣黄色细长是也。

《备急》疗蛐蜓入耳,神效方。

以牛酪满耳灌之,即出,当半消。若入腹,空腹食好酪一二升,即化为黄水,不尽更服,神效。《肘后》同。

飞蛾入耳方二首

《肘后》疗飞蛾入耳方。

先大吸气,仍闭口掩鼻呼气,其虫随气一口出。

又方

闭气,以苇管极吹之,即出。

蚁入耳方二首

《肘后》疗蚁入耳方。

烧陵鲤甲末,以水和灌之,即出。

《备急》疗蚁入耳方。

炙猪脂安耳孔上,即出。或两边。

耳杂疗方八首

《广济》疗耳鸣或聋,渍酒方。

菖蒲一斤　通草一斤　磁石一升,碎,绵裹

上三物,切,以绢袋盛,清酒二斗浸之,春夏三日,秋冬五日,温服三合,渐加之至五合以下。丸药亦甚良。

又疗两耳肿,脓水出,不闻人语声方。

黄芪　升麻　犀角屑　栀子各六分　玄参八分　干蓝　芍药　人参各四分　大黄八分　青木香　黄芩　芒硝各六分

上十二味,捣筛,蜜和丸。食后少时,以枸杞根汤下二十丸,渐增之,忌如常。

又疗两耳肿方。

青木香　防己　芍药　玄参　白蔹　大黄　芒硝　黄芩各八分　赤小豆十分　紫葛八分

上十味,捣散,以榆木白皮捣汁和之,涂布帛上,贴肿取消。

《千金》疗卒聋方。

细辛一分　菖蒲一分　杏仁三分　曲末三分

上四味,捣筛,研杏仁合之如脂,枣核大,以绵裹塞耳中,日一易,小瘥,二日一易。夜去之,旦即著。

又底耳方。

烧黄矾捣末,绵裹塞耳中,二三日即瘥。

又疗耳干耵聍不可出方。

烂捣自死蚯蚓,取汁灌耳,不过数灌,即挑出之。并出第六卷中。

《千金翼》赤膏,主耳聋齿痛方。

丹参五两　蜀椒一升　大黄　白术　细辛　芎䓖各一两大附子十枚　干姜二两　巴豆十枚,去心　桂心四寸

上十味,锉,以苦酒渍一宿,以猪膏三斤煎,三上三下,药成去滓,可服可摩。耳聋者,绵裹膏内耳中。齿冷痛,著齿间。诸痛皆摩。腹内有痛,以酒服一枣许大。咽喉痛,吞一枣核大一枚。出第十一卷中。

崔氏疗风气及腰脚,并耳聋方。

磁石十二两,碎　石菖蒲四两　通草三两　瞿麦二两　山茱萸三两　白术三两　独活四两　芎䓖二两　薯蓣三两　甘草二两,炙　附子二两,炮　桂心三两　生姜五两　杏仁二两,去皮尖,熬,碎　茯神二两　人参　前胡各三两　葱白切,一升　竹叶一握　石膏二两,碎

上二十味,切,以水一斗四升,煮取二升半,去滓,分三服,宜向暮服之,令尽。慎如常法,五日禁食羊肉。

鼻中息肉方一十一首

《病源》:肺气通于鼻,肺脏为风冷所乘,则鼻气不和,津液壅塞,而为鼻齆。冷抟于血气,停结鼻内,故变生息肉。其汤熨针石,别有正方,补养宣导,今附于后。《养生方导引法》云:端坐伸腰,徐徐以鼻内气,以右手捻鼻,除目暗,泪苦出。徐徐闭目吐气,鼻中息肉、耳聋亦能除。又云:东向坐不息三通,以手捻鼻两孔,治鼻中息肉。出第二十九卷中。

《肘后》疗鼻中塞肉不通利方。

矾石一两,烧　通草半两　真珠一两

上三味,末,以绵裹如枣核内鼻中,日三易之。有加桂心、细辛各一两,同前捣末,和使用之。

又方

陈瓜蒂捣末,以敷塞肉上,取瘥。

又方

矾石烧　胡粉熬,各等分

上二味,末之,以青羊脂和,涂塞肉上,以瘥。

又方

细辛、瓜蒂各等分,末,以吹鼻中,须臾涕出,频吹之即瘥。《千金方》以絮裹如枣大,塞鼻中,须臾通。张文仲亦治鼻齆不闻香臭。

《小品》疗鼻中塞肉,通草散方。

通草半两　真珠六铢,碎　矾石一两,烧　细辛一两

上四物,捣末,以绵裹如枣核,沾散如小豆,并绵头内鼻中,

日三,取瘥。《千金》同。

《千金》疗鼻中息肉方。

灸上星二百壮,入发际一寸。又夹上星两傍相去三寸,各百壮灸之,取瘥。出第六卷中。

《千金翼》衄鼻,鼻中息肉不得息方。

矾石三分,烧　藜芦二分　瓜蒂二七枚　附子二分,炮

上四物,捣末,芦管吹小豆许于鼻孔中,或以绵裹塞鼻中,日再,以瘥为度。一方加葶苈半两。出第十一卷中。

崔氏疗鼻中息肉,不闻香臭方。

烧矾石末,以面脂和著鼻中,数日息肉随药出。《千金》同。

《必效》疗鼻中清涕,生塞肉方。

细辛六分　附子五分,炮　甘遂六分　通草五分　干姜四分
吴茱萸三合　桂心四分

上七味,捣筛末,蜜丸如杏仁,绵裹塞鼻,卧时著,即涕出,日三,避风,以瘥为度。或以帛裹头,甚良妙。

《古今录验》疗鼻中息肉,通草散方。

通草　细辛　䕡茹　雄黄研　皂荚去皮子,各一分　白矾二分,烧　矾石三分,泥裹烧半日,研　藜芦三分,炙　地胆三分,熬
瓜蒂三分　巴豆十枚,去皮　䕡茹三分　地榆三分

上十三味,捣筛末,以细辛、白芷煎汤,和散敷息肉上,又以胶清和涂之,取瘥。

又疗鼻中息肉方。

生地胆一枚　细辛　白芷末

上三味,以地胆押取汁,和药以涂贴息肉上,取消。亦只以地胆汁于竹筒中盛,当上灌之,即消。无生者,干即酒煮汁用之。

鼻齆方五首

《病源》:肺主气,其经手太阴之脉也。其气通于鼻。若脉脏调和,则鼻气通利,而知香臭。若风冷伤于脏腑,而邪气乘于太阴之经,其气蕴积于鼻者,则津液壅塞,鼻气不宣调,故不知香臭,而为鼻齆也。出第二十九卷中。

《千金》疗鼻齆方。

甘遂　通草　细辛　附子炮,各一分

上四味,捣末,以白雄犬胆丸少许,内鼻中瘥。崔氏同,云卒热涕出四五升愈。

又方

皂荚炙,末如小豆,以苇管吹鼻中。

又方

以干姜末吹之。又蜜和塞之。

又方

以铁碌一云镰,磨石取末,以猪脂和,绵裹塞鼻中,取瘥止。

又方

伏面临床前,以新汲水淋玉枕上,取瘥。并出第六卷中。通按:玉枕,脑后也。

肺寒鼻齆方二首

《删繁》疗肺寒损伤气咳,及多唾呼声鼻塞,干枣补肺煎方。

枣肉二升,取膏　杏仁一升,去尖皮,研　酥一升　姜汁一升
蜜一升　饧糖一升

上六味,依常微火煎,每服一匙,瘥止。

又疗鼻塞有清涕出方。

细辛　蜀椒汗　桂心　芎䓖　吴茱萸各三分　皂荚炙,屑,二分　附子八分,炮

上七味,切,以苦酒渍一宿,以猪脂一斤煎,以附子色黄膏成,以绵裹内鼻中,兼以摩顶。

鼻窒塞不通利方七首

《小品》疗鼻中窒塞,香膏方。

白芷　当归　芎䓖　细辛　辛夷　通草　桂心　薰草各三分

上八味,㕮咀,以苦酒渍一宿,以猪膏一升煎,以白芷色黄成膏,滤去滓,取少许点鼻中,或绵裹内鼻中,以瘥止。《千金》无桂心,不用薰草,用莽草。

《千金》鼻塞多年,不闻香臭,清水出不止方。

取当道车辗过蒺藜一把,捣,以水三升煎令熟,先仰卧,使人口含一合,灌鼻中,不过再,大嚏,出一两个息肉似烂虫,即瘥。一方用黄连各二两。

又疗鼻窒,气息不通方。

小蓟一把

上一味,以水三升,煮取一升,去滓,分服。

又方

绵裹瓜蒂末少许,塞鼻中。并出第六卷中。

《古今录验》疗鼻中不通利窒塞者,香膏方。

当归　芎䓖　青木香　细辛　通草　蕤核仁　白芷各二分

上七味,切,以羊髓微火煎,白芷色黄膏成,去滓,以小豆许内鼻中,日再,以瘥为度。《千金》有莽草,无青木香。云:大热鼻

中赤烂者,以黄芩、栀子代当归、细辛。

又疗人鼻塞不通,皂荚散方。

皂荚一分,炙,去皮子　细辛　辛夷　蜀椒　附子炮,各等分

上五味,捣末,以少许吹鼻中,或以绵裹塞之,即通。

又疗鼻窒塞不得喘息,皂荚散方。

皂荚去皮子,炙　菖蒲各等分

上二味,末,以绵裹塞鼻中,暮卧之时,乃著甚良。

鼻塞常清涕方二首

《病源》:夫津液涕唾,得热即干燥,得冷流溢不能自收。肺气通于鼻,其脏有冷,冷随气入乘于鼻,故使津涕不能自收。出第二十九卷中。

《肘后》疗老小鼻塞,常有清涕出方。

杏仁二分　附子二分　细辛一分

上三味,切,以苦酒拌,用猪脂五两煎,成膏去滓,以点鼻中即通。又以摩囟上佳。

《必效》疗鼻塞多清涕方。

细辛　蜀椒　干姜　芎䓖　吴茱萸　皂荚去皮尖　附子各三两　猪膏一升三合

上八味,切,㕮咀,以苦酒浸一宿,以猪脂煎,候附子色黄去滓,膏成凝,以绵裹少许导鼻中,并摩顶。

鼻生疮及疳虫蚀方九首

《病源》:鼻是肺之候,肺气通于鼻,其脏有热,气冲于鼻,故生疮也。《养生方导引法》云:踞坐,合两膝张两足,不息五通,治

鼻疮。出第二十九卷中。

《千金》疗蛋虫蚀鼻生疮方。

烧铜箸投酢中,以涂之。

又方

绵裹人屎灰,夜卧著之。

又方

烧祀灶饭末,以敷之。

又方

烧牛狗骨灰末,以腊月猪脂和,敷之瘥。

又方

烧杏仁,压取油敷之。又乳和敷。

又方

取乌牛耳垢敷之良。

又方

烧故马绊末敷之。

又方

取牛鼻头津敷之良。并出第六卷中。

《必效》疗鼻内热气生疮,有脓臭,并有虫方。

矾石一两,烧　生地黄三两　苦参一两

上三味,切,以水八合,煮取三合,以绵滤之,微微点鼻中,日三五度,瘥止。

牙疼方八首

《广济》疗牙疼,巴豆丸方。

巴豆十枚,去皮心,熬,研如膏　大枣二十枚,取肉　细辛一

两,末

上三味,相和,研为丸,以绵裹著所疼处咬之,如有涕唾,吐却,勿咽入喉中,日三瘥。

崔氏疗牙疼方。

乌头　独活　郁李根白皮各一大两

上三味,切,绵裹,以好酒一大升半渍一宿,缓火煎取一升,去滓。看冷热渐含,良久即吐却,含取瘥。齿痛不问风虫,无不瘥。必须含吐之,不可咽却也。有毒恐伤人。单用乌头、独活亦瘥。

又方

令患人所患牙齿啮宅东南桑枝一条,教三姓人于桑枝灸三炷,一炷咒之曰:东方有虫子,不食五谷,专食牙齿,三姓灸齿痛,蝎虫自然死。一咒一再拜,即合灸人、患人等还,不得回头更看之。

张文仲疗牙疼验方。

独活五分　莽草二分　细辛二分　附子一枚

上四味,切,以苦酒五合浸,以铜器中温之稍热,含良久,吐却汁,未瘥更含之,勿咽汁。欲食以暖水漱口,甚良。

《救急》疗牙疼方。

莽草　细辛　枳根皮各三两　椒一合,汗

上四味,切,以水一升,煮取半升,细细含之十度,永不发。药有毒,不得咽之。含了,以暖水三五度嗽口讫,以胡桐律一豆著痛齿上,风痛、虫食并瘥。

《必效》疗牙疼方。

取皂荚子捣末,以绵裹如弹子大两颗,于酽酢中煮热彻,于牙疼处啮之,冷即易,日三五度,以瘥为度。

又方

取桃、李、槐并白皮各等分，以酒煮含之，取定。

姜君疗牙疼方。

白杨皮一握　地骨皮一两　椒二七枚　杏仁二七枚，去皮

细辛一两　生地黄二两，碎　好盐一合　苍耳子二两，碎

上八味，切，以酒二升，煎六七沸，去滓含之，冷即吐却，别

含，以瘥为度。

齿痛方一十一首

《病源》：手阳明之支脉入于齿。齿是骨之所终，髓之所养。若风冷客于经络，伤于骨髓，冷气入齿根则齿痛。若虫食齿而痛者，齿根有孔，虫在其间。此则针灸不瘥，敷药虫死，痛乃止。其汤熨针石，别有正方，补养宣导，今附于后。

《养生方导引法》云：常向本命日，栉发之始，叩齿九通，阴咒曰：大帝散灵，五老反真，泥丸玄华，保精长存，左回拘月，右引日根，六合清炼，百疾愈。因咽唾三过，常数行之，使齿不痛，发牢不白，头脑不痛。又云：东向坐，不息四通，琢齿二七，治齿痛病。大张口琢齿二七，一通二七。又解，四通中间，其二七大势，以意消息，瘥病而已，不复疼痛。解病鲜白不鬑，亦不疏离。久行不已，能破金刚。又云：东向坐不息四通，上下琢齿三十六下，治齿痛。出第二十九卷中。

《广济》疗齿痛及落尽，石胆敷方。

取石胆研，以人乳汁和，以敷齿痛上或孔中，日三两度。止痛后生齿，百日复故。齿生止，每以新汲水漱令净。

《集验》疗齿痛方。

鸡屎白烧灰末,以绵裹置齿痛上咬咋之,瘥。

又方

芎䓖 细辛 防风 矾石烧,令汁尽 附子炮 藜芦 莽草

上七味,各等分,捣筛为末,以绵裹弹丸大,酒渍熨所患处,含之勿咽汁。《千金》同。

又方

独活三分 黄芩 芎䓖 当归 荜拨各二两 丁香一两

上六味,切,以水五升,煮取三升,去滓,微微含漱良久,吐却更含。

又方

含白马尿,随左右含之,不三五日瘥。张文仲、《备急》同。并出第六卷中。

张文仲疗齿疼痛方。

烧牛膝根末,以绵裹著齿痛处含之。

又方

蜀椒 矾石各一两

上二味,以水一升,煎取六合,去滓含之。漱口吐却,勿咽之。

备急疗齿痛方。

胡菜子五升,应是胡荽子也。以水五升,煮取一升,含吐之。谨按:《本草》菜耳,一名胡荽,杀疥湿蟨,封疔肿。此治齿痛相近,即非是胡菜子也。

又方

马夜眼如米许,以绵裹著痛孔中,断根源也。通按:马夜眼,未详何物。

《古今录验》疗齿痛方。

取杨柳细白皮,卷如指大,含嚼之,以汁渍痛齿根,数过即瘥。

又方

独活三两　芎䓖二两　当归二两　荜拨二两　黄芩二两
甘草二两　细辛二两　鸡舌香一两

上八味,切,以水五升,煮取三升,去滓,含之取瘥。《千金》
无甘草。

齿疼方六首

《千金》疗齿疼方。

灸外踝下高骨前交脉三壮。

又方

以绳量手中指至掌后一横文,又折为四分,量文后当臂中,
灸一壮,随左右取之。

又方

鸡屎白以醋渍煮,稍稍含之瘥。

又方

生地黄一节　蒜一瓣

上二味,捣,以绵裹著痛处咬之,勿咽汁,汁尽吐出,日日为
之,瘥止。

又方

含驴尿须臾止。并出第六卷中。

姜生疗齿疼方。

附子一分　胡椒　荜拨各二分

上三味,捣末,著齿痛上,又以散用蜡和为丸,置齿痛孔上,
取瘥止。

牙齿疼痛方八首

《病源》：牙齿痛者，是牙齿相引痛。牙齿是骨之所终，髓之所养。手阳明之支脉入于齿，若髓气不足，阳明脉虚，不能荣于牙齿，为风冷所伤，故疼痛也。又有虫食于牙齿，则齿根有孔，虫居其间，又传变余齿，亦皆疼痛。此则针灸不瘥。敷药虫死，痛乃止。出第二十九卷中。

《广济》疗牙齿疼痛，牙断肿痒，齿根宣露方。

肥松节四分　细辛二分　蜀椒二分　胡桐律四分

上四味，切，以清酒四升，煮十沸，承热含之，冷即吐却，更含瘥止。

又疗牙疼齿痛方。

取槐白皮一握，切

上一味，以酢一升煮，去滓，著盐少许，适寒温含，日三易之。

《备急》姚氏疗牙齿疼痛方。

取枯竹，烧竹一头，以注钱上，得汁多著齿上，即瘥。

《必效》疗牙齿疼痛方。

防风　附子　蜀椒各二两　莽草一两，炙

上四味，捣筛为散，温清酒一盏，和少许含，勿咽汁，以酒漱口，十年患亦瘥止。

又方

独头蒜煨之，乘热截一头以熨痛上，转易之，亦主虫痛。

又矾石散，疗牙齿疼痛，风龋虫食，挺根出，齿已落者方。

矾石烧令汁尽　藜芦炙　防风　细辛　干姜　白术　椒汗
甘草炙　蛇床子　附子炮，各八分

上十味，捣筛为散，温酒半升，内散方寸匕，搅调含之，漱吐勿咽之，日三度瘥，百日齿已落者还生，每食时，更以空酒漱去药气，然后吃食。

又疗牙齿疼，肉宣露，风疼效方。

莨菪子捣末，绵裹著痛上，吐却汁，勿咽之良。

又方

独活十两　生地骨白皮切，三升　细辛一两　枫柳皮一两　甘草二两，炙

上五味，切，以水五升，煮取一升，细细含勿咽，冷即吐之。

䘌齿方五首

《病源》：齿䘌者，是虫蚀齿至断，脓烂汁臭，如蚀之状，故谓之䘌齿。出第二十九卷中。

《广济》疗䘌齿，石黛散方。

五月五日干虾蟆烧灰、石黛、甘皮各等分，捣末，以敷齿上，取瘥。

又疗䘌齿及口疮虫食，紫蓝灰方。

取紫蓝烧作灰，以涂敷之，日三五度，取瘥为度。

又疗䘌齿并虫，积年不瘥，从少至老方。

雀麦一名牡姓草，似牛尾草，一味苦瓠叶三十枚，净洗，露一宿，平旦取草屈长二寸，广一寸，厚五分，以瓠叶裹缚，作五六十裹子，以三年酢渍之，至日中，以两裹火中炮令极热，内口中齿外边熨之，冷更易。取铜器以水内中，解裹于水中洗之，即有虫长三分，老者黄色，少者白色，多即二三十枚，少即一二十枚。此方甚妙。《千金》同。

《必效》近贵胜共敷蜃齿方。

细辛 当归 甘草炙 蛇床子各一两 青葙子三两

上五味,捣,以绵裹如大豆,著齿上,日三,勿咽汁,瘥止。
《肘后》同。

又蜃齿方。韦给事处得之。

每见月拜咒云:月阿姑,蜃齿虫枯,月阿姨,蜃齿虫死,以瘥
即止。

齿风疼痛方三首

张文仲疗头面风,口齿痛不可忍方。

椒一合 莽草十叶,熬 白术 雀李根郁李根也 独活 芎
藭各二两 细辛 防风各一两

上八味,切,以酒三升,煮三五沸,去滓,含之,以瘥为度。勿
咽汁。《千金》无白术。

《救急》疗齿风动痛方。

苍耳一握,以浆煮,著盐含之。

《古今录验》疗齿中风,疼痛齲肿,芎藭汤方。

细辛一两 芎藭二两 附子一两,炮

上三味,切,以水六升,煮取二升,去滓,含之少许,冷即吐
却,日三四度,勿咽汁。

齲齿方七首

《病源》:手阳明之支脉入于齿,足太阳脉有入于颊,遍于齿
者。其经虚,风气客之,络揣齿间,与血气相乘,则断肿热气,加
之脓汁出而臭,侵食齿断,谓之齲齿,亦曰风齲。《养生方》云:朝

夕琢齿,齿不龋。又云:食毕,当漱口数过。不尔,使人病龋齿。出第二十九卷中。

《广济》疗龋齿痛方。

五月五日虾蟆烧作灰　石黛　甘皮　细辛　白鸡屎　麝香　干姜　熏黄

上八味,各等分,以薄绵裹少许,内虫齿孔中,日三易之,瘥。

《集验》疗龋齿方。

取松脂锐如锥,注龋孔内,须臾龋虫缘松脂出。

又方

煮鸡舌香汁含之瘥。

《千金》疗龋齿及虫齿方。

白附子一分　知母一分　细辛五分　芎䓖三分　高良姜二分

上五味,末,以绵裹少许著龋上,勿咽汁,日二三。亦治口气。

又方

取白马悬蹄少许塞孔中,日三度,即瘥止。《翼》同。并出第六卷中。

张文仲疗龋齿方。

以郁李根白皮切,水煮浓汁含之,冷易之,当吐虫出。

《备急》龋齿方。

皂荚炙,去皮子,末,少许著齿痛上瘥。

齿虫方五首

《病源》:齿虫是虫食于齿,齿根有孔,虫在其间,亦令齿疼痛。食一齿尽,又度食余齿。《养生方》云:鸡鸣时,常叩齿三十六下,长行之,齿不蠹虫,令人齿牢。又云:朝未起,早漱口中唾,满口乃吞之,辄啄齿二七过,使人丁壮有颜色,去虫而牢齿。又云:人能常服玉泉,必可丁壮妍悦,去虫牢齿,谓口中唾也。出第二十九卷中。

《小品》疗齿虫,腐棘刺漱汤方。

腐烂棘针二百枚,即是枣木刺朽落地者,用一物,以水二升,煎取一升,含之即瘥。日四五度,以瘥为度。

《删繁》疗龋齿虫方。

莨菪子三合,青钱七文,烧令赤,取小口瓶子,可令口含得者,将钱内瓶子中,取莨菪子一撮安钱上,令爆烷声,仍以水少许淋钱上,即气出,用熏齿,冷止,三合药尽为剂。虫食、龋齿、风痛并用。《千金》同。

又疗虫齿痛,椒汤方。

蜀椒一两 矾石半两 桂心一两

上三味,以水三升,煮取一升,去滓,含之,漱齿勿咽汁,甚良。

又附子塞虫孔丸方。

附子一枚炮末,以蜡和之为丸,准齿虫孔大小内之,取瘥止。

《必效》杀齿虫方。

雄黄末,以枣膏和为丸,塞牙孔中,以膏少许置齿,烧铁篦烙之,令彻热,以瘥止。一方有附子一枚。

风齿方四首

《病源》:手阳明之支脉入于齿,头面有风,阳明之脉虚,风乘虚随脉流入于齿者,则令齿有风,微肿而根浮也。出第二十九卷中。

《集验》疗风齿疼肿闷方。

莽草二两

上一味,以水五升,煎取三升,含漱之,勿咽汁。

又方

椒二十粒　枳根皮　莽草　细辛　菖蒲　牛膝各二两,切

上六味,切,以水四升,煮取二升,去滓,细细含之,以瘥为度。未瘥,更作取瘥。

《备急》疗风齿疼刺肿方。

煮独活含之良。

又疗风齿肿,杉叶汤方。

杉叶三两　芎䓖　细辛各二两

上三味,切,以酒四升,煮取二升半,稍稍含之,取瘥,勿咽之。

风齿根出方二首

《广济》疗热风,齿断肉欲尽根出,恐是疳虫食断,及耳鼻疼痛方。

石黛五分　细辛　棘刺　菖蒲　香附子　当归　青木香　胡桐律　干姜各四分　青葙子六分

上十味,捣为散,以半钱匕绵裹,就齿痛处含之勿停,瘥止,服后丸方。一方无细辛,有鸡舌香。

丸方。

苦参八分　大黄　黄芩　枳实各六分　地骨皮六分　玄参八分　黄连八分

上七味,捣筛,蜜为丸。食后少时,以浆水服一十五丸,日再服,至二十丸,增减自量之。忌蒜、面、猪肉。

风齿口臭方二首

《广济》疗风齿口气臭,芎䓖汤方。

芎䓖三两　当归三两　独活四两　细辛　白芷各四两

上五味,切,以水五升,煮取二升,去滓,含漱,日三五度,取瘥。

齿败口臭方。

取芎䓖煮一味,含之。

牙齿风龋方三首

《延年》疗牙齿风龋方。

鼠粘子

上一味,捣,以水四升,煮取二升半,滤去滓,适寒温含之,冷吐,别含取瘥。

又方

薏苡根四两,切

上一味,以水四升,煮取二升,含,冷易之。

又方

郁李根白皮切,四两　细辛一两　盐一合

上三味,切,以水四升,煮取二升半,去滓,内盐,含之取瘥。

牙齿疼风虫俱疗方五首

《广济》疗牙齿疼痛,风虫俱瘥方。

独活　防风各四两　芎䓖　细辛　当归各五两　沉香八分

鸡舌香　零陵香各五两　黄芩十分　升麻八分　甘草六分,炙

上十一味,捣筛,烊蜡少许,丸如小豆,以薄绵裹当痛上,含

有汁，咽亦无妨。口臭气尤妙。

又疗齿痛，不问虫风者方。

熏黄一两　莽草一两　腊月羊脂　蜀葵茎两枝

上四味，捣熏黄等为末，消羊脂，以葵茎蘸脂，点药末，注齿痛处孔中，日三五度，每令葵茎热用之良。

又疗牙齿疼虫痛，含汤方。

肥松脂三两　皂荚一枚，去皮子，炙令黄　石盐七枚

上三味，切，以水二升，煮取八合，去滓，温含，冷吐之，即瘥止。

崔氏疗牙齿隐隐痛，无问风虫，摇动齿，齗脚宣露，含此药效，其齗便生方。

取细柳枝捋去皮，锉一升炒之，内大豆一升，和柳枝更炒，以豆炮声尽，于垍器盛之，以清酒三升渍之，经三日，含之，频吐即无妨，两剂无不愈，其齗亦生。出第四卷中。

《必效》疗风虫疼痛方。

取屋间蜂窠一枚，炙　椒七粒

上二味，以水一升，煎取半升，含之。或齗肿，勿怪之。

风冲牙齿摇动方二首

《延年》疗风冲牙齿摇动方。

车下李根白皮郁李根也，三两，切　苍耳子三合，碎

上二味，以水三升，煮取二升，含之良。

又方

芎藭三两　细辛一两　防风二两　薏苡根三两

上四味，切，以水六升，煮取三升，去滓，含漱齿，日三五度，瘥止。

疳虫食齿方一十首

《千金》凡齿断宣露,多是疳䘌及月蚀方。

以角蒿烧灰,夜涂齿断间使满,不过两三度即瘥。慎油腻、沙糖、干枣及桂,切忌之。

又方

每旦以盐一捻内口中,以暖水含,和盐揩齿百遍,可长为之,口齿牢密。

又凡人好患齿病,多由月蚀夜食饮所致,识者特宜慎之,所以日月蚀未平复时,特忌饮食,小儿亦然方。

蚯蚓粪水和作稠泥团,以火烧之令极赤,末之如粉,以腊月猪脂和,敷齿断上,日三,即瘥止。

又疳虫食齿根方。

伏龙肝置石上,著一撮盐,须臾化为水,以面展取,待凝厚,取以内病上。

又方

以皂荚去皮,炙末,涂上,虫即出。

又方

纯麻子烛烬研,以井花水和敷之。

又方

黑殺羊脂　莨菪子各等分

上二味和,先烧锄銎使赤内其中,烟出,以布单覆头,令烟入口熏之。并出第六卷中。

张文仲疳虫方。

大酢一升,煮枸杞白皮一升,取半升含之,虫即出。

姜生论云:齿断虚软,而无脓血。又口䵵,其齿断触著,即脓血出。又口痁,其齿断不触,自然脓血出。又口瘘,其齿断上有小孔,如蜂窠形。又齿痁,其骨脆,烂其齿断,唇口吻变作白色,或作青紫黑色者,是急痁之状,死不过旬日,宜急疗之。先看唇颊边有赤白黑脉处,即须以针针去恶血,便烧铁箆烙之,如此变即定。或附齿有黄色物,如烂骨状,名为食床。凡疗齿看有此物,先以钳刀略去之,然后依方用药,其齿断内附著齿根者,形如鸡子膜,有如蝉翼缠著齿者,亦须细看之,不尔,其齿断永不附著齿根也。病状如前,后方自有委曲也。

又雄黄膏,疗齿中痁疮、䵵瘘、虫蚀牙齿,口里之疾皆疗之。其膏以十二月合,即得一年用,不尔难久停方。

好牛酥五大两　蜜蜡半两　雄黄一小两,研　朱砂二分,研　藁本半大两　藜芦二分　杏仁四分,去皮尖　芎藭　白芷　鳗鲡鱼　升麻各三分

上十一味,以酥中煎诸药,鱼令黄色,去鱼煎三上三下,入蜡煎,沫尽膏成,收器中,搅勿住手,凝定,以本方即诸药并为末,不去滓甚良。

又升麻揩齿方。

升麻半两　白芷　藁本　细辛　沉香各三分　寒水石六分,研

上六味,捣筛为散,每朝杨柳枝咬头软,点取药揩齿,香而光洁。一方云:用石膏、贝齿各三分,麝香一分,尤妙。

齿痛有孔方四首

《备急》疗牙齿有孔方。

莨菪子数粒,内齿孔中,以蜡封之,即瘥。

《古今录验》疗齿痛有孔，不可食饮，面肿，莽草汤方。

莽草七叶　蜀椒九个

上二味，以浆水二升，煮取一升，适寒温含满口，冷即吐之，日二三含之。《千金》同。

又疗齿龋痛有孔方。

取雄雀屎，以绵裹内齿孔中，日二易之。

姜生疗齿有孔方。

附子二分，炮去皮　蜜蜡五分

上二味，相和为丸，塞齿孔中，即瘥。忌冷水、油腻。

齿挺出及脱落方五首

《广济》疗齿牙风挺出疼痛，郁李根汤方。

郁李根五两　芎䓖二两　细辛二两　生地黄四两

上四味，以水六升，煮取二升半，去滓，先以盐汤漱口，然后温含之，冷即吐，更含取瘥。

崔氏疗牙齿挺出，疼痛不可忍方。

羊肾脂二合　泔淀二合　牛粪绞取汁，一合　甘草半两，生用，末之　青黛　熏黄半两，末

上六味，相和，铜器中微火煎五六沸，取东引桃枝如箸大六枝，以绵缠头，点取药，更互热烙齿断际，隔日又烙之，不两三度，看好肉生，以瘥乃止。欲烙时，净刮齿牙根上，然后为之，不尔肉不生。十余日忌生冷、酢、酒、肉、陈臭，一年禁油。

又疗痟湿，牙齿脱落，刺唇穿破，及下部侵蚀，并痔蜃齿悉疗之方。顾参军授甘家秘之。

青黛二两　雄黄研　朱砂研　莨菪子熬　青矾石　黄矾石

白矾石并烧令汁尽　附子炮　苦参　甘草炙　藜芦炙　细辛
麝香研,各一两

上十三味,捣筛为散,有前齿疾,稍稍著病上,日二三。湿䘌
者,以井花水,平旦抄取半钱匕,水中服之,兼以薄绵裹如枣核
许,著蚀虫䘌处,日三,瘥止。下部中湿䘌蚀之,以苦参、甘草作
汤,和半钱匕灌之,良。并出第四卷中。

张文仲疗齿根欲脱落方。

取生地黄捣,以绵裹贴齿根,常含之甚妙。

《备急》比见患齿风,伤齿挺出一分者方。

长地黄尤妙,更不复发。

齿间血出方三首

《病源》:手阳明之支脉入于齿,头面有风,而阳明脉虚,风挟
热乘虚入齿龂,抟于血,故血出也。出第二十九卷中。

《千金》齿间血出者方。

竹叶浓煮,著盐含之,冷吐。

又方

童子小便温含之,冷吐,血即止。并出第六卷中。

《备急》疗齿疼痛,龂间血出,神验方。

好盐熬,每夜封齿根上,沥水尽,乃扣齿一二百遍,即瘥。忌
枣、沙糖等。

齿血不止方四首

《千金》疗齿血不止方。

刮生竹皮以苦酒渍之,令其人解衣坐,使人含噀其背三遍,

仍取茗草浓煮汁,含之漱咽,终日为之。

又疗齿断间津液血出不止方。

生竹茹四两,醋浸一宿,含之。

又方

细辛二两　甘草二两,炙

上二味,醋一升煮,夜含之,及热尤良。

又方

矾石一两烧末,以水二升煮,先拭血,乃含之。并出第六卷中。

齿肿方二首

《千金》疗齿根肿方。

松叶一把　盐一合

上二味,以好酒三升煮,取一升含之,冷吐,瘥即止。

又疗齿肿痛及虫方。

黄芩　甘草　桂心　当归　细草　蛇床子各一两

上六味,切,以浆水七升,煮取三升,去滓含之,日三夜一,良。并出第六卷中。

牙疼痛及虫方三首

《必效》疗牙风疼方。

取东墙下朽骨,削之如疼牙齿许大,于煻灰中煨烧令热,于所痛处啮之,冷即易之。

又牙虫痛并虫蚀方。

以水煮露蜂房、细辛各等分,含之,即瘥止。

又疗牙疼及头,牙断风肿,口急不开,面目虚肿皆顑起者方。

蒴藋五两,以水五升,煮取四升,去滓　蜀椒一两　吴茱萸
独活　乌贼鱼骨　桃胶各一两　桂心半两　酒一合

上八味,切,以水二升,煮取八合,投蒴藋汁及酒更煎,取一
小升,去滓,含之就病处,日三,以瘥止为度。

牙齿杂疗方七首

《集验》疗齿楚痛方。

生地黄　桂心

上二味,合,以含嚼,咽汁无妨。《千金》同。

《删繁》疗心虚寒,口气臭冲人,又虫齿痛,芎䓖散方。

芎䓖八分　白芷七分　甘草五分,炙　桂心四分　杜蘅四分
当归五分

上六味,捣筛为末,以酒和方寸匕服之,日二服。

《千金》疗酒醉,牙齿涌血出方。

烧钉赤,炷血孔中即止。

又疗齿痛方。

当归　桂心　甘草炙,各二两　矾石六分,烧

上四味,切,以浆水二升,煮取一升,含之,日五六,瘥止。

张文仲疗齿痛,风引肿摇动发作,不疗虫蚀尽方。

矾石烧　干姜　藜芦　蛇床子　甘草炙　细辛　蜀椒　防
风各一两

上八味,捣散,以一钱匕和温酒二合含之,勿咽汁,冷令吐
出,日三度,瘥止。齿落自复生,甚效。

又疗历齿稍碎坏欲尽方。

矾石如枣大,以绵裹含之,取瘥。

《古今录验》疗牙齿根摇,拟欲堕者,齲齿方。

取生地黄绵裹含之,微嚼,候汁味尽弃之,乃更含之。

紧唇方一十三首

《病源》:脾与胃合,胃为足阳明,其经脉起鼻,环于唇,其支脉入络于脾。脾胃有热,气发于唇,则唇生疮,而重被风邪寒湿之气抟于疮,则微肿湿烂,或冷或热,乍瘥乍发,积月累年,谓之紧唇,亦名渖唇。出第三十卷中。

《广济》疗紧唇,水银膏方。

水银　熏黄研　青矾研　苦参各二两,末　绛绯一方　乱发一鸡子大　细辛三两,末

上七物,以绯裹发,用麻油一斤,蜡二两,先煎苦参、细辛,以绯发消尽,入水银、石药及蜡,候膏成,收凝定,以敷病上,取瘥为度。水银和石药两味研令尽,入煎之。

又疗紧唇疮久不瘥,石硫黄膏方。

石硫黄研　白矾烧　朱砂研　水银　麝香　黄柏末,各一分

上六味,和水银研于瓷钵中,以水银尽,用腊月猪脂和如泥,先拭净,涂之,日三五,以瘥为度。甚良。

《小品》疗紧唇方。

以白布缠作烛,著空斧中烧布,斧刃有汗出,以指历取,涂病上,取瘥。《千金》同。

《千金》疗紧唇方。

灸虎口,男左女右,七壮。

又方

灸承浆三壮,良。

又方

青布烧灰,酒服之。又以脂和涂。

又方

以蜡片炙贴之,一宿瘥。

又方

炙松脂贴上。

又方

先灸疮,烧蛇皮灰以敷之。并出第六卷中。

崔氏疗紧唇方。

取膝头垢,绵裹烧敷之。

又方

取屠儿肉几上垢,烧涂之。

又方

烧人屎灰敷之。

又方

马芥亦名刺芥,捣取汁,日曝令浓,先揩唇,使血出,以药匕涂之,亦疗刺风。并出第四卷中。

沉唇疮烂方五首

《肘后》疗沉唇常疮烂方。

以五月五日鲤鱼血,墨和涂。

《集验》疗沉唇、紧唇方。

以青布卷烧,炷著斧上,取汁涂之良。《千金》同。

又方

取乱发、蜂房、六畜毛烧作灰,以猪脂和如膏敷。《千金》同。

又方

鳖甲及头垢,烧灰敷之。《千金》同。

又方

矾石烧末,和胡粉敷之瘥。

唇疮方三首

《肘后》疗唇疮方。

以头垢敷之,日三。《千金》同。

又方

以东壁土敷之。

《千金》疗唇疮方。

胡粉敷之。

口疮方一十一首

《广济》疗口疮煎方。

龙胆　黄连　升麻　槐白皮　大青各二两　苦竹叶一升
白蜜半升

上七味,切,以水五升,煮取一升,去滓,下蜜煎之,涂口疮瘥。

又疗口舌生疮,含煎方。

升麻　大青　射干各三两　栀子　黄柏各一升　蜜八合
蔷薇白皮五两　苦竹叶一升,切　生地黄汁,五合　生玄参汁,五
合,无用干者二两

上十味,切,以水六升,煎取二升,去滓,入生地黄汁、蜜,煎
成一升如饧,细细含之,取瘥即止。

又心脾中热,常患口疮,乍发乍瘥,积年不瘥方。

升麻八分　大青　枳实炙　甘草炙,各六分　苦参七分　黄

连八分　生干地黄八分

上七味,捣罗,蜜丸,以水服二十丸,日再,忌如常法。

《集验》疗口疮方。

升麻　黄柏　大青

上三味,切,以水煮含之,冷吐,瘥止。

又方

芦根四两　黄柏　升麻各三两　生地黄五两

上四味,切,以水四升,煮取二升,去滓含,取瘥。含极冷吐却,更含之。

《千金》疗口疮不歇,生牛膝漱口煎方。

生牛膝　生蘘荷根各三两　刺柏叶一两

上三味,锉,绵裹,以酒三升渍一宿,微煎一两沸,含之。

《必效》口疮方。

黄芩　芍药　羚羊角屑　黄柏　大青　苦竹叶各二两　升麻三两

上七味,切,以水七升,煎取二升,去滓,内蜜二合,搅含,冷吐,以瘥止。《肘后》同。

《古今录验》疗口疮汤方。

细辛　甘草　桂心各三两

上三味,切,以酒一升,煮取六合,含之。

又黄芩汤,疗口疮,喉咽中塞痛,食不得入方。

黄芩　黄连　甘草炙　黄柏各一两

上四味,切,以水三升,煎取一升,含之,冷吐,取瘥。

又方

大青四分　山栀子　黄柏各一两　白蜜半升

上四味,切,以水三升,煮取一升,去滓,下蜜,更煎一两沸,含之,取瘥止。

又升麻散,主口疮方。

升麻六分　黄柏六分

上二味,捣末,以绵裹含之。

口疮久不瘥方二首

《千金》疗口疮不瘥,入胸中生疮,三年以上不瘥方。

蔷薇根浓煮汁,含之,又稍稍咽之,三日三夜瘥。冬取根,夏取茎叶。

又方

以角蒿灰涂之,一宿知,二宿瘥,勿咽汁,取瘥为度。

又论云:凡患口疮及齿,切禁油面、酒、酱、酢、腻、干枣,瘥后七日断之弥佳。若不久慎,寻手即发,发而更疗,其瘥稍迟。慎之!慎之!蔷薇根、角蒿为口疮之神药,人皆不知之。

口吻疮方四首

《病源》:足太阴为脾之经,其气通于口。足阳明为胃之经,手阳明为大肠之经,此二经并夹于口。其腑脏虚,为风邪湿热所乘,气发于脉,与津液相抟,则生疮,常湿烂有汁,世谓之肥疮,亦名燕口疮。出第三十卷中。

《千金》疗口吻疮方。

楸白皮及湿贴之,数易取瘥。

又方

掘经年葵根欲腐者弥佳,烧灰以敷之。

又方

白杨枯枝铁上烧一头,取热涂之。本方云疗燕吻。

又方

以新炊饭了,甑唇及热熨之,三十下,三两度瘥止。

口干燥方五首

《删繁》疗口热干燥,甘草丸方。

甘草六分,炙　人参六分　半夏六分,洗　乌梅肉六分　枣膏十分

上五味,捣筛四味,枣膏相和,入蜜丸如弹子,含之瘥。《千金》同。分两小异。

《千金》疗口干,除热下气方。

石膏五合,碎

上一味,以水三升,煎取二升,入蜜二升,煮取二升,去滓,稍稍含咽之,瘥止。

又口干方。

猪肪脂鸡子大,擘,纳醋半升渍一宿,绞汁服之,取瘥为度。

又方

酸枣一升,去核　酸石榴子五合　干葛三两　乌梅五合,去核　麦门冬四两,去心　覆盆子三合　甘草炙　栝楼三两

上八味,捣,以蜜丸,含如枣核大,润为度。

张文仲主口干方。

干枣肉三两　甘草炙　杏仁　乌梅二两

上四味捣,以蜜和丸如枣核含,以润瘥止。

口臭方九首

《千金》疗口中臭方。

桂心　甘草　细辛　橘皮各等分

上四味,捣筛,以酒服一钱匕,瘥止为度。

又方

甘草五两　芎䓖四两　白芷三两

上三味,捣筛,以酒服方寸匕,日三,三十日口香。

又方

浓煮细辛含之,久却吐,甚良。

又方

橘皮五分　桂心三分　木兰皮四分　芎䓖六分,一云枣四十个

上四味,捣筛,以酒服方寸匕,日再服。一方无芎䓖,亦可以枣丸含化。

又方

大豆熬令焦,以醋沃,取汁含之。

又方

细辛　豆蔻

上二味等分,捣末煮,含之,甚良。

又方

栀子　甘草炙,各三分　细辛五分　桂心二分　芎䓖四分

上五味,捣筛,蜜丸,食后服七丸,日再,瘥止。

又方

芎䓖　白芷　橘皮　桂心各四分　枣肉八分

上五味,捣筛四物,以蜜和枣肉为丸,食后服十丸。又含之,以瘥为度。此方甚验。

《古今录验》疗口臭方。

甘草二两,炙　细辛二两,末

上二味,临卧,三指撮以酒服之,甚良。《千金》同。

舌论一首

《删繁》：舌者，主心、小肠之候也。舌重十两，长七寸，广二寸半，善用机衡，能知五味。凡有所啖，若多食咸，则舌脉凝而变色；多食苦，则皮藁而外毛拔；多食辛，则舌筋急而枯干；多食酸，则舌肉腆而唇揭；多食甘，则舌根痛而外发落。又曰：心欲苦，肺欲辛，肝欲酸，脾欲甘，肾欲咸，此五味内合五脏之气也。若脏热则生疮，唇揭赤色。若腑寒则舌本缩，而口噤唇青。寒宜补之，热宜泻之，不寒不热，依腑脏调之。

舌本缩口噤方二首

《删繁》疗舌，小肠腑寒应舌本缩，口噤唇青，独活解噤膏方。

独活　芎䓖各三两　天雄一两，炮　防风一两　蜀椒二合　莽草十叶　细辛　桂心各一两　苦李根皮三两　猪肪二升

上十味，㕮咀，绵裹，以苦酒一升淹渍一宿，以猪肪微火煎之，去滓膏成，凝以绵裹少许，口含于舌下压之，取瘥，日三度易之，此方甚良。

又生艾叶薄法。

无生艾叶者，取干者捣之，以水淹一升已来，熟捣以帛涂之，于寒处上封裹之，以瘥为度。

舌上疮方二首

《千金》云：舌上疮不得食，舌本强，颈两边痛，此因心虚热所致，疗之方。

柴胡　升麻　栀子仁　芍药　通草各四两　黄芩　大青　杏仁去尖皮　生姜各三两　石膏八两

上十味,切,以水一斗,煎取三升半,分四服,日三夜一。

又疮舌上疮方。

猪膏一斤　蜜二升　甘草如指节三寸

上三味相和,煎相得,即含枣许咽之,日三,瘥止。

咽喉舌诸疾方七首

《千金》喉舌诸疾方。

松子　苦芥子

捣,以苦酒和贴上。

又方

麦面,以苦酒和涂之,痛止。

《小品》疗喉诸病方。

鸡子一枚破,以黄白搅,吞之瘥。

文仲疗咽喉舌诸方。

爪耳下张口解间突处痛,爪勿止,两三食久,即得咽喉开。

又方

随所近左右,刺手中指爪甲下,令血出,当先缚中指令血聚,刺之。

《备急》疗急喉咽舌病者方。

随病所近左右,以刀锋裁刺手大指甲后爪中,令血出即愈。

又方

病人卧急,爪其蹑心,随所近左右,以瘥为良。

通按:一本咽喉舌诸疾方七首,与前不同,今附录之。

《千金》乌翣膏,喉咙者,脾胃之候,若脏热喉则肿塞,神气不通方。

生乌翣十二两　升麻三两　通草　羚羊角　芍药各二两　蔷

薇根切,一升　生地黄切,五合　猪脂二斤　艾叶六铢,生者犹佳

上九味,㕮咀,绵裹,苦酒一升淹浸一宿,内猪脂中,微火煎,取苦酒尽膏不鸣为度,去滓,薄绵裹,膏似杏仁大,内喉中细细吞之。

又方疗喉痹。

以牛角烧,研末,酒服方寸匕。

又方疗喉痹痹卒不语。

煮大豆汁吞之。

又方疗喉痹燥肿连颊,吐气数者,名马喉痹。

马鞭草一握,勿见风,截去两头,捣汁服之瘥。

又方疗舌肿。

以醋和釜底墨,厚敷舌上下,脱皮更敷,消息取瘥。

又方疗舌胀。

用雄鸡冠血,盏盛浸舌,咽下即缩。

《肘后》疗舌上出血如钻孔者。

煎香薷汁,服一升,日三,服尽。

口唇舌鼻杂疗方一十四首

《广济》疗疳虫蚀唇鼻齿口,及余处皆效方。

石硫黄研　干漆熬　文蛤烧作灰

上三味,各等分,绢筛之,每用减取胡桃大,麝香枣核大,研和,先拭上恶物血等,然后敷之,日三。

《肘后》疗唇里忽生丸核稍大方。

以刀锋决之,令血出瘥。

《删繁》疗舌主心脏热,即应舌生疮裂破,唇揭赤,升麻泄热煎方。

升麻三两　射干三两　黄柏切,一升　苦竹叶切,五合　大

青三两　生芦根　蔷薇根白皮各切一升　生玄参汁,五合　生地黄汁,五合　赤蜜八合

上十味,切,以水四升,煮七味,取一升,绞去滓,下诸汁蜜等,候成煎,放冷,以绵取之,封贴舌上含之,细细咽之,以瘥为度,良。《千金》同。

《千金》疗舌上有疮四五,孔大如簪者,出血如涌泉,此心脏病,治方。

戎盐五分　黄柏　黄芩各五分　人参一分　甘草二分,炙　大黄三分　桂心二分

上七味,捣末,蜜和丸,以饮服十丸,渐增之,或烧铁篦烙孔上。

又疗膀胱热不已,口舌疮咽肿,升麻煎方。

升麻　大青　黄柏各二两　蔷薇根　射干　玄参各四两　蜜五合

上七味,切,以水七升煮六味,取一升,去滓下蜜,煎成含之,以瘥即止。

又疗口傍疮方。

乱发灰、故絮灰、黄连末各等分,以敷疮取瘥。《翼》中有干姜。

又疗唇边生疮,连年不瘥方。

以八月蓝叶十斤捣汁,澄取淀,以敷之。

又疗唇舌忽生疮方。

烧鸡舌香末,绵裹敷之,取瘥。

又疗唇黑肿痛痒不可忍方。

取大钱四文,于石上磨似泥,或干用腊月猪脂和涂之瘥。

又方

以竹弹弓弹之,要恶血出瘥。

又疗远行唇口面皲破方。通按：无皲字，一本作皵，音均，坼裂也。

煎腊月猪脂敷之瘥。

又疗冬月唇干坼血出方。

捣桃仁，以猪脂和涂。

张文仲疗舌强不能言方。

矾石　桂心各一两

上二味，捣末，敷舌上瘥。

《必效》疗舌忽然粗满口方。

以釜下煤和盐等分，以涂舌肿令遍，沥清水涂之，取瘥止。

通按：一本有后六方，今附录之。

《千金》疗口疮白漫漫方。

取桑树汁，先以发拭口，次以汁涂之。

又疗口中及舌上生疮。

烂捣黄柏含之。

又疗重舌，舌上生疮，涎出。

以蒲黄末敷之，不过三度瘥。

又疗舌无故出血不止。

用槐花炒，为末，掺上立止。

又疗鼻中外查瘤脓血出者。

正月取鼠头烧灰，和腊猪膏敷之。

又疗咽喉闭塞，口噤方。

用雄雀粪研末，每服温水调灌半钱匕，立瘥。

第二十三卷

瘿病方一十八首

《病源》:瘿者,由忧恚气结所生,亦由饮沙水,沙随气入于脉,传颈下而成之。初作与瘿核相似,而当颈下也,皮宽不急,垂捶捶然是也。恚气结成瘿者,但垂核槌捶然无脉也。饮沙水成瘿者,有核瘰瘰然无根,浮动在皮中。又云:有三种瘿。有血瘿,可破之;息肉瘿,可割之;有气瘿,可俱针之。《养生方》云:诸山水黑土中出泉流者,不可久居,常食令人作瘿病,动气增患。出第三十一卷中。

《肘后》疗颈下卒结,囊渐大欲成瘿,海藻酒方。

海藻一斤,去咸　清酒二升

上二味,以绢袋盛海藻,酒渍,春夏二日,一服二合,稍稍含咽之,日三,酒尽更以酒二升渍,饮之如前,滓曝干末,服方寸匕,日三,尽更作,三剂佳。崔氏、文仲同。

又方

昆布、海藻等分末之,蜜丸,含如杏核大,含稍稍咽汁,日四五。并出中卷。

深师疗瘿方。

桂心　昆布洗　海藻洗　甘草炙　白面熬,各三分　龙胆草　海蛤研　土瓜根　半夏洗　吴茱萸　牡蛎熬,各一两

上十一味,为散。酢浆水服五分匕,先食,日三,十日知,尽药愈。节食盐、羊肉、饧、生葱、菘菜。

又方

海藻二分,洗 龙胆草二分 昆布二分,洗 土瓜根二分 半夏二分,洗 小麦面二分,炒

上六味,为散。先食,酒服方寸匕,日三,二十日知,三十日愈。忌羊肉、饧。并出第二十九卷中。

《小品》:瘿病者,始作与瘿核相似。其瘿病喜当颈下,当中央不偏两边也。乃不急腲然,则是瘿也。中国人息气结瘿者,但垂腲腲无核也。长安及襄阳蛮人,其饮沙水喜瘿,有核瘰瘰耳无根,浮动在皮中。其地妇人患之,肾气实,沙石性合于肾,则令肾实,故病瘿也。北方妇人饮沙水者,产乳其于难,非针不出,是以比家有不救者,良由此也。

疗瘿方。

小麦一升

淳苦酒一升,渍小麦令释,漉出曝燥,复渍使苦酒尽,曝麦燥,捣筛。以海藻三两别捣,以和麦末令调,酒服方寸匕,日三。禁盐、生鱼、生菜、猪肉。《肘后》、崔氏、《备急》云疗三十年瘿疾。《集验》、文仲、范汪等同。出第十卷中。《肘后》用海藻五两。

《集验》疗瘿酒方。

是水雨经露出柳根三十斤

上以水一斛,煮得五斗,同米三斗酿之,酒成,先食服一升,日三。范汪同。出第四卷中。

崔氏海藻散,疗瘿方。

海藻八两,洗去咸汁 贝母二两 土瓜根二分 小麦曲二分,炒

上四味作散,酒服方寸匕,日三。

又方

秫米三升,依酒法炊

上一味,取圆叶白杨皮十两,去上苍者,慎勿令见风,细切,以水五升,煮取二升浓汁,渍曲末五两,用前件秫米依酒法酘之,熟讫,封塞一七日,然后空腹服一大盏,日再服,三日内即效,神验无比。并出第四卷中。

张文仲《隐居效验》疗瘿方。

昆布洗　松萝各三分　海藻五分

上三味,捣,蜜丸如杏核大,含咽津,日三夜二,大佳。《备急》《肘后》同。

又疗瘿,司农杨丞服效,第一方。

昆布六分,洗　海藻七分　松萝　干姜　桂心各四分　通草五分

上六味,捣筛,蜜丸如梧子。一服吞七丸,即住在颈下瘿处,欲至食时,即先饮少酒,下却丸子后进食。禁酢、蒜、盐、酪、臭肉、仓米等。若瘿大者,加药令多,取瘥。

又第二方。

昆布洗　海藻洗,各一斤

上二味,细切,好酒五升,浸七日,量力取数服,酒尽以酒更浸两遍,药力尽。当以此酒下前丸药益善。《备急》《肘后》同。

又方

小麦三升

上以三年米酢三升,渍麦曝干,干更浸,使酢尽,又曝干,捣筛为散,别捣昆布为散。每服取麦散二匕,昆布散一匕,旦饱食讫,清酒和服之。若不能饮酒者,以水和服亦得,服尽即瘥。多

服弥善,无所禁,但不用举重,及悲啼烦恼等事。《肘后》《备急》
《集验》同。

又含丸方。

槟榔三两　马尾海藻三两,洗　昆布三两,洗

上三味,末之,蜜丸如鸡子黄大,每日空腹含一丸,徐徐令津
液取汁咽之。忌盐。并杨丞方服验。《肘后》《备急》同。并出第
六卷中。

《救急》疗瘿要切方。

鼠粘草根一升,汤洗

上细切除皮者一升一物,以水三升,煮取一升半。分温三
服,服相去如人行四五里一服。宜顿服六剂,病即瘥。一方削除
皮细切,取三大升,捣筛为散,蜜和,丸如梧子,一服二十丸,日再
服之,稍稍加至三十丸,以无灰酒进之。出第五卷中。

《古今录验》疗气瘿方。晋州熙公奏徐公方。

问荆一两,出海岛　羖羊靥五具,去脂,炙　白蔹　椒目　甘
草炙,各一分　小麦曲末二两,熬

上六味,捣筛为散,羊靥一种别捣为末,相和,好浆浸,更捣
作丸如小枣大,一服五丸,无禁。

又方

羊靥一百枚,暖汤浸去脂炙,大枣二十枚去皮,作丸服。忌
慎如常药法。

又方

取羊靥一具,去脂含汁,汁尽去皮,日一具,七日含便瘥。

又疗瘿海藻散方。

海藻十分,洗　昆布一两,洗　海蛤一两,研　通草一两　松

萝洗　干姜　桂心各二两

上七味,下筛,酒服一钱匕,日三。出第四十一卷中。《肘后》无干姜,有白蔹。

气瘿方一十首

《广济》疗气瘿气,胸膈满塞,咽喉项颈渐粗,昆布丸方。

昆布二两,洗去咸汁　通草一两　羊靥二具,炙　海蛤一两,研　马尾海藻一两,洗去咸汁

上五味,蜜丸如弹子,细细含咽汁。忌生菜、热面、炙肉、蒜、笋。

又疗冷气筑咽喉噎塞,兼瘿气,昆布丸方。

昆布八分,洗　干姜六分　犀角六分,屑　吴茱萸四分　人参八分　马尾海藻四分,洗　葶苈子六分,熬　杏仁八分,去皮尖,熬

上八味,捣筛,蜜丸如梧子,空腹以饮服。忌生冷、粘食、陈臭等。余忌同前。

又疗气妨塞方。

昆布三两,洗　松萝　通草　柳根须各三两,近水生者

上四味,捣筛,蜜丸如弹丸大,以海藻汤浸,细细含之,咽尽勿停。忌举重、生嗔、忧悲等。

又疗瘿细气方。

昆布十二分,洗　马尾海藻十分,洗　杏仁八分　通草　麦门冬去心　连翘子各六分　干姜　橘皮各六分　茯苓八分　松萝三两

上十味,捣末,以袋盛含之,乃以齿微微嚼药袋子,汁出入咽

中,日夜勿停。有问荆加四分佳。忌嗔及劳、油腻、粘食。并出第二卷中。

深师苏子膏,疗气瘿方。

腊月猪脂一升　苏子　桂心　大黄　当归　干姜　橘皮　蜀椒汗,各三分

上八味,切,以水六升,煮取二升,去滓,内猪脂,消尽服瘥。忌生葱。出第二十九卷中。

崔氏云:凡水瘿、气瘿可瘥,石瘿不可治。疗气瘿方。

平旦手挽瘿令离项,掐其下根,脉断愈。一日一度掐。易愈者七日,如难瘥者三七日愈。

又方

昆布二两,洗　海藻二两,洗　龙胆草一两　马刀半两,炙　海蛤半两,研　大黄一分　熏黄半两

上七味,捣,蜜丸如梧子大。破除日以绵裹一丸含咽津,朝暮空腹服。忌五辛、猪肉。

又方

海藻二两,洗

上一味,以淳酒四升,渍二宿,漉去滓,细细暖含咽之,尽即更造,取瘥为度。范汪同。并出第四卷中。

《必效》主气瘿方。

白头翁半两　昆布十分,洗　海藻七分,洗　通草七分　玄参　连翘各八分　桂心三分　白蔹六分

上八味,捣筛,蜜丸如梧子五丸,若冷用酒服。禁蒜、面、猪、鱼、生葱。出第五卷中。

《古今录验》疗瘿有在咽喉初起,游气去来,阴阳气相抟,遂

停住喉中前不去,肿起如斛罗,诸疗不瘥,小麦汤方。

小麦三升　昆布二两,洗去咸　厚朴炙,一两　橘皮　附子炮　海藻洗,各二两　生姜五两　半夏洗,五两　白前三两　杏仁一百枚,去尖皮

上十味,切,以水一斗,煮取三升半。分五服,相去一炊顷。忌猪肉、饧、羊肉、冷水。出第四十一卷中。

五瘿方八首

深师五瘿丸方。

取鹿靥以酒渍,炙干,再内酒中更浸,炙令香,咽汁,味尽更易,十具愈。《千金翼》同。出第二十九卷中。

范汪疗五瘿方。

昆布三两,洗　海蛤二两,研　松萝二两　海藻三两,洗　通草　白蔹　桂心各二两

上七味,作散,酒服方寸匕,日三。《千金翼》同。出第四十二卷中。

《千金》疗石瘿、劳瘿、泥瘿、忧瘿、气瘿方。

海藻洗　龙胆草　海蛤研　通草　昆布洗　礜石烧　松萝各三分　小麦曲四分,熬　半夏洗,二分

上九味,作散,酒服方寸匕,日三。禁食鱼、猪肉、五辛、生菜、羊肉、饧。十日知,二十日愈。

又方

菖蒲二两　海蛤研,一两　白蔹一两　海藻洗,一两　松萝一两　桂心一两　椒汗,一两　羊靥百枚　半夏一两,洗　续断一两　神曲三两　倒挂草一两

上十二味,捣作散,以羊、牛髓和,为丸如梧子,日服三丸。忌羊肉、生葱等。《翼》同。

又方

小麦面一升　特生礜石一斤,烧　海藻一斤,洗

上三味,以陈酢一升,渍小麦面,曝干更渍,令酢尽干,各捣下筛。每服两方寸匕,日四五服,含乃咽之。忌同前,及大诵大语、吹火用气。《翼》、深师用小麦面一斗,余同。并出第二十五卷中。

《千金翼》五瘿方。

海藻一两,洗　昆布洗　半夏洗　细辛　土瓜根　松萝各一两　白蔹　龙胆草各二两　海蛤二两　通草二两

上十味作散,酒服方寸匕,日再。忌羊肉。余忌同前。

又方

昆布二两,洗

上一味,切如大指,酢渍,含咽汁,尽愈。

又方

海藻一斤　小麦面一斤

上二味,以陈酢一升溲面,曝令干,复渍,令酢尽作散。酒服方寸匕,日三。忌怒。出第十一卷中。

灸瘿法一十三首

《千金》灸诸瘿法。

灸肩髃左右相宛宛中,男左十八壮,右十七壮;女右十八壮,左十七壮。再三,以瘥止。

又法

灸风池百壮,风池夹项两边,两穴两耳上发际中。通按:此

条《千金》、《圣济》作灸风池百壮,又灸两耳后发际百壮,乃是两条,然《明堂》无发际穴。

又法

灸大椎百壮,两边相去各一寸半,小下垂,各三十壮。

又法

灸颈冲,颈冲在伸两手直向前,令臂著头,对鼻所住处灸之,各随年壮。凡灸五处九穴。《翼》、深师并同。通按:颈冲即臂臑穴,在肘上七寸,其灸五处九穴即风池、发际、大椎、大杼、颈冲五处,共九穴也。

又瘿上气并短气方。

灸肺俞一百壮。

又瘿上气胸满法。

灸云门五十壮。

又瘿恶气方。

灸胸堂百壮。

又瘿恶气法。

灸天府十五壮。

又瘿劳气法。

灸冲阳,随年壮,在肘外屈横纹头是。据此是曲池穴,冲阳在足跌上五寸。

又疗瘿法。

灸天瞿三百壮,横三间寸灸之。

又瘿气面肿法。

灸通天五十壮,在耳上二寸。

又灸瘿法。

灸中封,随年壮,在两足跌上曲尺宛宛中。并出第二十五卷中。

又灸瘿法。

灸耳后发际,有一阴骨,骨间有一小穴,亦有动脉,准前灸,大效。以上穴所在,具三十九卷《明堂》中。出第六卷中。

瘤方三首

《肘后》云:皮肉中忽肿起,初如梅李,渐长大,不痒不痛,又不坚强,按之柔软,此血瘤也。不疗乃至如盘,大则不可复消,而非杀人病尔,亦慎不可破。方乃有大疗,今如觉,但依瘿家疗,疗若不消,更引别大方。出中卷。

深师疗瘤脂、细瘤方。

吴茱萸一分　矾石烧　芎䓖　当归　大黄　黄连　芍药
白蔹　黄芩各二分

上九味,合捣下筛,和鸡子涂著细故熟布上,随瘤大小薄厚贴之,燥辄易之,著药当熟作脓脂,细细从孔中出,探知脓血尽,著生膏。若脓不尽,复起故也。生肉膏方如下。

又生肉膏,疗痈瘤溃漏,及金疮百疮,悉疗之方。

真当归　附子炮　甘草　白芷　芎䓖各一两　薤白一两
生地黄三两

上七味,㕮咀,以猪膏三升半合,微火煎白芷地黄,去滓,稍以敷疮上,日三良。《千金》并同。出第二十九卷中。

《千金》云:凡肉瘤勿疗,疗则杀人,慎之!慎之!出第二十五卷中。

《千金翼》疗瘤病方。

獐、鹿二种肉,割如厚脯,火炙令热,拓掩,可四炙四易,痛脓便愈,不除更炙新肉,用之良。出第二十四卷中。

白瘤及二三十年瘤方三首

《千金翼》白瘤方。

先极搔刮,以绳缚之即愈。又取东向木空中水,热刮瘤上洗之,日三,即愈。

又方

白矾　硫黄等分

上二味,末,以酢和封上。并出第二十四卷中。

《千金》陷肿散,主二三十年瘤瘿及骨瘤、石瘤、肉瘤、脓瘤、血瘤,或大如杯盂升斗,十年不瘥,致有漏溃,令人骨消肉尽,或坚或软或溃,令人惊惕,寐寤不安,体中掣缩,愈而复发,疗之方。《千金翼》云陷麦散。

乌贼鱼骨一分　白石英二分　石硫黄一分　紫石英二分
钟乳三分,研　干姜一两　丹参三分　琥珀一两,研　大黄一两
附子一两,炮　胡燕屎一两

上十一味,为散,贮以韦囊,勿令泄气。若疮湿即敷之,若疮干无汁者以猪膏和敷,日三四,以干为度。若汁不尽者,至五剂、十剂止,勿措意不作也。著药令人不疼痛。若不消,加芒硝二两益佳。忌猪肉。出第二十五卷中。《翼》无燕屎。

喉痹方二十一首

《病源》:喉痹者,喉里肿塞痹痛,水浆不得入也。人阴阳之气出于肺,循喉咙而上下也。风毒客于喉间,气结蕴积而生热,故喉肿塞而痹痛。脉沉者为阴,浮者为阳,若右手关上脉阴阳俱

实者,是喉痹之候也。亦令人壮热而恶寒,七八日不治则死。其汤熨针石,别有正方,补养宣导,今附于后。

《养生方导引法》云:两手拓两颊,手不动,搂肘使急,腰内亦然住定,放两肘头向外,肘膊腰气散尽势,大闷始起,来去七通,去喉痹。出第三十卷中。

《广济》疗喉痹急疼,闷妨不通方。

马兰根切,一升 升麻三两 瞿麦二两 射干十两 犀角二两,屑 通草二两 玄参三两

上七味,切,以水八升,煮取二升,去滓,细细含咽,一日令尽,得破脓。慎热面、炙肉、蒜。

又疗喉痹方。

马蔺子八分 牛蒡子六分

上二味,捣为散。每空腹以暖水服方寸匕,渐加至一匕半,日再。并出第二卷中。

《肘后》疗喉痹者,喉里肿塞痹痛,水浆不下入,七八日即杀人,疗之方。

巴豆一枚,开其口

上一味,以绵裹极坚,令有绳出外,以巴豆内鼻中,随肿左右,时时吸气,半日许即瘥。无巴豆,用杏仁以塞耳如之。文仲、范汪同。

又方

熬杏仁熟捣,蜜丸如弹子,含咽其汁,亦可捣杏仁末,帛裹含之。《小品》、文仲、《备急》、范汪同。

又方

矾石一两,水三升渍,洗手足。

又方

生地黄汁二升,蜜二升合,微火煎之,取二升,稍稍含之。

又方

射干　当归各三两

上二味,切,以水三升,煮取一升,稍稍含之,吐去更含。

又方

剥葫塞耳鼻孔,日再易之,有效。

又方

菖蒲根嚼,烧秤锤令赤,内一杯酒中,沸止饮之。文仲、《备急》同。

又疗喉痹方。

射干一片,含咽汁。

又方

升麻断含之,喉塞亦然。

又方

桔梗三两

上一味,切,以水三升,煮取一升,顿服之。忌猪肉。

又方

取芥子捣碎,以水及蜜和涬,敷喉下,燥辄易。

又敷用神效方。

桔梗　甘草炙,各一两

上二味,切,以水一升,煮取服,即消,有脓即出。忌猪肉、海藻、菘菜。《备急》同。

又疗垂死者方。

捣马蔺根一握,少以水绞取汁,稍稍咽之,口噤以物拗灌之,神良。

《古今录验》鸡子汤,疗喉痹方。

半夏末方寸匕

上一味,开鸡子头去中黄白,盛淳苦酒令小满,内半夏末,著中搅令和,鸡子著刀子镮令稳,炭上令沸,药成,置杯中,及暖稍咽之,但肿即减。忌羊肉、饧。《肘后》、文仲同。此与仲景苦酒汤同。半夏不可作末,剖之可也。

又疗喉痹塞,射干丸方。

射干二两 豉三合 芎藭 杏仁去尖皮,各一两 犀角一两,屑 升麻二两 甘草一两,炙

上七味,捣下筛,蜜和,丸含之,稍稍咽津,日五六。忌海藻、菘菜。

又射干汤,疗喉痹,闭不通利而痛,不得饮食者,若闭喉并诸疾方。

当归二两 升麻一两 白芷三两 射干 甘草炙 犀角屑 杏仁去尖皮,各一两

上七味,切,以水八升,煮取一升半,分服,神良。忌海藻、菘菜。出第二十九卷中。

《近效》疗喉痹方。

大附子一个,刮去皮,作四片

上一味,以蜜涂,火上炙稍热,即含咽汁,甜尽又取一片准前含。如已作头即脓出,如未作头立消。神验。忌猪肉、冷水。

又方

朴硝一两,细细含咽汁,一食顷瘥。

又若肿全盛,语声不出者方。

大附子一枚，炮裂，削去皮，切如豆

上一味，含一块咽汁，半食间即瘥。乌头亦得。忌猪肉、冷水。

咽喉中闭塞方三首

《广济》疗咽喉中塞，鼻中疮出及干呕，头痛，食不下方。

升麻 通草 黄柏 玄参各八分 麦门冬十分，去心 竹茹
前胡各六分 芒硝十分

上八味，切，以水八升，煮取二升五合，去滓，内消，温分三
服，服别如人食顷。自利去消。

又方

生鸡子一颗，开头取白去黄，著米酢拌，煻火煨，沸起擎下，
沸定更三度成就，热饮酢尽，不过一二即瘥。并出第二卷中。

《近效》疗喉痹喉咽塞，喘息不通，须臾欲绝，神验方。

马蔺根叶二两

上一味，切，以水一大升半，煮取一大盏，去滓，细细吃，须臾
即通。络石草亦疗，煎法分两亦同。

喉舌生疮烂方八首

《肘后》疗喉口中及舌生疮烂方。

含好淳苦酒即愈。文仲、《备急》同。

又方

酒渍蘘荷根半日，含漱其汁。

又方

杏仁二十枚 甘草一寸 黄连一分

上三味，末，绵裹含之。《千金》同。

又方

矾石二两,烧去汁　黄连一分,末

上二味,同研,内口中,令布疮上。

又方

黄连一两

上一味,切,以水三升,煮取一升,稍稍含,冷吐。忌猪肉、冷水。

张文仲疗口中及舌生疮烂方。

取牛膝根酒渍,含漱之。无酒者,但亦取含之。《肘后》同。

又方

锉黄柏含之。《肘后》同。并出第七卷中。

《备急》疗喉中及舌生疮烂方。

锉蔷薇根浓煮汁,含漱之。冬用根,夏用枝叶。文仲、《肘后》同。出第四卷中。

咽喉生疮方四首

《广济》疗咽中生疮,吐血不下食方。方怡云口此方,余用已验,但不大便者先看轻重消息下之,后用此方。

生地黄五两　青竹茹　玄参　鸡苏各二两　茯苓　升麻　麦门冬去心,各三两

上七味,切,以水八升,煮取二升五合,去滓。分温三服,服相去如人行七八里,不能多服,含细细咽亦得。忌生冷、热面、炙肉、油酢。出第五卷中。

《千金》疗口中塞及咽喉不利生疮,口燥膏方。

猪膏一斤　白蜜一斤　黄连一两

上三味,合煎去滓,搅令相得。含如半枣,日四五度。

又疗热病口烂，咽喉生疮，水浆不得入，膏方。

当归　射干　升麻各一两　附子半两，炮　白蜜四两

上五味，切，以猪膏四两先煎之，成膏下著地，勿令大热，内诸药，微火煎，附子色黄药成，绞去滓，内蜜，复上微火煎，令相得，盛器中令凝。取如杏子大含之，日四五度，稍稍咽之。并出第六卷中。

《古今录验》升麻汤，疗咽喉生疮方。

甘草一两，炙　升麻　石膏碎　牡丹皮各一两

上四味，切，以水七升，煮取三升，一服七合，日三。忌海藻、菘菜。出第二十九卷中。

咽喉肿方五首

《肘后》咽喉卒痛肿，食饮不过方。

用薤一把，捣敷肿上，冷复易之，用苦酒和亦佳。范汪同。

又方

吞薏苡仁子二枚。

《延年》疗喉中热肿方。

鼠粘根切，一升

上一味，以水五升，煮取三升，去滓，分温三四服。忌蒜、面。出第十九卷中。

《古今录验》羚羊角豉汤，疗喉痛肿结，毒气冲心胸方。

豉一升半　犀角一两，屑　羚羊角屑，一两　芍药三两　升麻四两　杏仁一两，去尖皮　栀子七枚　甘草炙，一两

上八味，切，以水七升，煮取一升半，去滓，分三服。忌海藻、菘菜。

又五香汤,疗诸恶气喉肿结核方。

沉香二两　薰陆香一两　麝香二分,研,汤成下　青木香二两　鸡舌香二两

上五味,以水五升,煮取一升半,去滓,分三服。并出第二十九卷中。

喉卒塞痛及卒毒攻痛方三首

范汪疗卒喉中塞痛,不得饮食方。

取败笔一枚烧屑,以浆饮服一方寸匕,良验。出第十五卷中。

文仲疗喉中卒毒攻痛方。

章陆根切,炙令热,隔布熨之,冷转易,立愈。姚云:苦酒热熬敷喉,亦疗喉痹。《肘后》《小品》同。

又方

捣艾敷之。并出第七卷中。

悬痈肿方三首

《肘后》疗悬痈肿卒长数寸如指,随喉出入不得食方。

开口捧头,以箸抑舌,及烧小铁于管中灼之令破,灼火毕,以盐随烙处涂之。

又方

捣盐,绵缠箸头点盐,敷以揩之,日六七度。文仲、《备急》同。

《千金》疗悬痈垂暴肿长方。

干姜　半夏等分,洗

上二味,末之,以少少著舌本。《翼》同。出第六卷中。

咽喉杂疗方四首

范汪疗咽喉不利,下气丸方。

射干　附子炮　人参　杏仁各一分

上四味,合捣下筛,蜜丸如梧子。含一丸咽汁,日三夜一。忌猪肉、冷水。《千金》同。

又疗口中咽喉不利,当归含丸方。

当归末,二两　杏仁一两

上二味,捣合下筛,以蜜和,为丸如梧子,二丸,含渐渐咽汁,日三夜再。

又疗咽喉中痛不利丸方。

升麻　甘草炙　鬼臼　射干　丹砂各一两　雄黄一两　杏仁十枚　麝香半两

上八味,捣下筛,和以蜜,丸如梧子。饮服一丸,日三,渐加之,酒下亦得。咽痛失声不利用良。忌海藻、菘菜。《千金》同。出第五十卷中。

崔氏疗口咽,咽内疮痛欲失声方。

桂心二两　杏仁熬,二两　芫荑一两

上三味,捣末合和,绵裹含如杏仁许,咽汁消尽更含,日三夜二。忌腻食。出第四卷中。

寒热瘰疬方一十一首

《病源》:此由风邪毒气客于肌肉,随虚处而停结为瘰疬。或如梅、李等大小,两三相连在皮间,而时发寒热是也。久则变脓溃成瘘也。其汤熨针石,别有正方,补养宣导,今附于后。

《养生方导引法》云：跬踞，以两手从脚入据地，曲脚加其上，举尻，其可用行气。愈瘰疬、乳痈。出第三十四卷中。

《甲乙针经》寒热瘰疬论：黄帝问曰：寒热瘰疬在于颈腋者，皆何气所生？岐伯对曰：此皆鼠瘘寒热之气也，稽留于脉而不去者。鼠瘘之本，皆在于脏，其末上出于颈腋之间，其浮于脉中，未著于肌肉而外为脓血者去易。问曰：去之奈何？对曰：请从其末引其本，可使衰去而绝其寒热。审安其道以予之，徐往徐来以去之。其小如麦者，一刺知，三刺而已。决其生死法：反其人目视之，其中有赤脉，从上下贯瞳子，见一脉，一岁死；见一脉半，一岁半死；见二脉，二岁死；见二脉半，二岁半死；见三脉，三岁死。此赤脉不下贯瞳子者，可疗。《千金》同。出第八卷中。

《广济》疗瘰疬丸方。

鹳骨　狸骨并炙　射干　玄参　升麻炙　青木香　沉香　犀角屑　丁香　羚羊角屑　丹参　甘草炙，各四分　人参　沙参各三两　獭肝六分　连翘六分　光明沙二分，研

上十七味，捣筛，蜜丸。以饮服十五丸，日二服，渐加至三十丸，空腹服之。忌生冷、油腻、血食并酢、热肉、海藻、菘菜、粘食、陈臭、生血物等。

又疗瘰疬方。

连翘　射干　玄参　芍药　青木香　芒硝　升麻　栀子仁劈　前胡　当归　甘草炙　大黄各二两

上十二味，切，以水一斗，煮取三升。分三服，服别相去如人行六七里，快利。忌同前方。并出第五卷中。

刘涓子疗寒热瘰疬散方。

狸骨五两，炙　乌头七分，炮　黄连六分

上三味,捣下筛。先食,以酒服一钱匕,日三良。忌猪肉,冷水。范汪同。出第十卷中。

《千金》疗瘰疬方。

白循蚕为散,以水服五分匕,日三,十日瘥。深师、《救急》同。

又方

于患人背两边腋下后文上,随年壮灸之。

又方

灸耳后发际七壮。

又方

槲白皮二斤

上一味,细切,以水七升,煮取三升,去滓,真珠砂方寸匕,和汁一升,且向日服之,强行,须臾吐鼠出,三朝服良。

又方

狸头一枚,炙,捣下筛,旦白饮服方寸匕,日再服之。

又方

狼粪灰封上良。

又疗寒热瘰疬散方。

连翘　土瓜根　龙胆草　苦参　黄连　栝楼　芍药　常山皮各一两　狸头骨一枚,炙

上九味,捣下筛,酒服五分匕,日三。忌猪肉、冷水。《翼》、《集验》、《古今录验》同。一方云:无狸头骨,加之名狸头散,余同。并出第二十四卷中。

《救急》疗瘰疬方。

马齿苋阴干烧灰,腊月猪膏和之,以暖泔清洗疮,拭干敷之,日三。出第三卷中。

瘰疬结核方四首

《广济》疗瘰疬息肉结硬薄方。

白蔹 甘草炙 青术香 芍药 大黄各三两 玄参三两

上六味,捣为散,少减,以少酢和如稀糊,涂故布贴上,干易之,勿停。忌猪肉、五辛、热肉、饮酒、热面等。

又瘰疬结核,令消散方。

黄芪七分 玄参八分 连翘 人参 升麻 青木香 茯苓 苍耳子 甘草炙 朴硝 桂心各四分 枳实炙,去瓤 大黄 羚羊角屑 麦门冬去心,各五分 鼠粘子 苦参各九分

上十七味,捣,蜜丸如梧子,以酒下十丸,日三夜四,渐加至二三十丸,以知为度。忌同前方。并出第五卷中。

《肘后》疗颈下生疮,病瘰如梅李,宜使消之方。

海藻一斤,洗

上一味,以酒三升,渍数日,稍稍饮之。文仲、《备急》等同。

又方

人参 甘草炙 干姜 白蔹各四分

上四味,捣筛。酒服方寸匕,日三。忌同。刘涓子、文仲、《备急》同。出第六卷中。

恶核瘰疬方四首

文仲五香连翘汤,疗恶肉、恶脉、恶核、瘰疬、风结肿、气痛方。

青木香 沉香 鸡舌香各二两 麝香半两 薰陆香一两 射干 紫葛 升麻 桑寄生 独活 通草 连翘各二两 大黄三两 淡竹沥二升

上十四味,切,以水九升,煮取减半,内竹沥,更煮取三升,分三服。忌五辛。《千金方》无紫葛、鸡舌香,有丁香。《古今录验》同。出第五卷中。

《延年》丹参汤,疗恶肉核瘰疬,诸风气结聚肿气,诸病并主之方。

蒴藋 丹参各二两 甘草炙 秦艽 独活 乌头炮 牛膝各一两 踯躅花 蜀椒各半两,汗

上九味,切,以水八升,煮取三升,温服一升。忌海藻、菘菜、猪肉、冷水。《古今录验》有白芨,余并同。

又玄参汤,主恶核、瘰疬、风结方。

玄参 升麻 独活 连翘各二两 木防己 菊花各一两

上六味,切,以水八升,煮取三升,分服一升,日三。文仲同。

又丹参膏,主恶肉结核瘰疬,脉肿气痛方。

丹参八分 白蔹 独活 连翘 白芨各四分 升麻 蒴藋各六分 防己 玄参 杏仁各五分,去皮尖

上十味,细切,以生地黄汁淹渍一宿,以炼成猪膏四升,微火煎,五上五下,药成,绞去滓,以摩病处,日三四。

痈肿瘰疬核不消方五首

《经效》犀角丸,疗瘰疬方。

犀角四分 升麻三分 大黄六分 牛蒡子八分 乌蛇十分,炙去头尾 玄参八分

上六味,末之,蜜和,丸如梧子大。每日至午后,煎牛蒡汤,下三十五丸。

又方

龙骨八分 牡蛎八分,熬

上二味,末之,酒下三钱匕,日三度良。

又大黄膏方。

大黄六分 附子四分,炮 细辛三分 连翘四分 巴豆一分

上五味,以苦酒浸一宿,以腊月猪膏煎,三上三下,去滓,以绵滤之,用敷之,日三五度涂之良。

《集验》疗寒热瘰疬散方。

连翘六分 土瓜根四分 龙胆草五分 黄连四分 苦参六分 栝楼四分 芍药五分

上七味,为散,食后温酒下五分匕,日三。

又方

陵鲤甲二十一枚,烧,捣末,敷疮上效。《千金》同。

鼠瘘及瘰疬方一十一首

文仲疗瘰疬方。

苦参四大两,捣末,生牛膝和,丸如梧子。食后,暖水下十丸,日三服。

又方

昆布四分 海藻四分

上二味,各洗去咸,捣末,蜜和,丸如杏核许大,含之,日三度良瘥。

《救急》疗鼠瘘久不瘥方。

取鼠狼不限多少,常作羹粥,任吃之,必验。《千金》《经效》同。

范汪疗鼠瘘瘰疬方。

取腊月猪膏,正月鼠头,烧令作灰,以膏和,敷之愈。若不瘥者,瘰疬右灸右肩头三指度以下指灸,炷皆如鸡子大良。若不能堪者,可如中黄亦可,已试有良验。

又疗颈鼠瘘累累者方。

贝母　干姜　藁本　桂心　蜀椒各一分,汗

上五味,捣下筛。先食吴茱萸一分,以酒服一撮。忌生葱。

又疗鼠瘘瘰疬身热方。

猪椒二十斤

上一味,以水淹足,煎熟去滓,置瓶中,覆瓶口,以疮当上熏,候热极乃止痛,脓血鼠当从疮出,便愈。

又寒热鼠瘘瘰疬散方。

狸骨炙　龙骨各五分　踯躅熬,半两　鼠粘子　当归　王不留行　土瓜根各一两

上七味,捣合筛。先食,酒服方寸匕,日再夜一。并出第四十二卷中。

《集验》疗鼠瘘及瘰疬膏方。

白马、牛、羊、猪、鸡等矢屑各一斤　漏芦　藁本各一斤

上七味,并于石上烧作灰研,绢筛之,以猪脂一升三合,煎乱发一两半,令沸,发尽乃内诸药屑,微火上煎五六沸,药成。先去疮上痂,以盐汤洗,新绵拭疮令燥,然后敷膏,若无痂犹须汤洗,日再。若著膏,当以帛覆,无令风冷,神验。瘰疬以膏敷上,亦日再。《古今录验》、范汪同。

又疗寒热瘰疬散方。

白曾青半两　当归　防风　栝楼根　芎䓖　黄芪　狸骨炙甘草炙,各二两　细辛　干姜　露蜂房各一两,炙　礜石烧半

日　大附子炮　茬子各半两　斑蝥去首足羽,熬　芫青去首足
羽,各五枚,熬

上十六味,捣,下筛为散。以酒服一钱匕,日再。忌猪肉、冷
水、海藻、菘菜。《古今录验》、范汪同。并出第八卷中。

又疗鼠瘘方。

蛇腹中鼠、虾蟆烧末,酒服方寸匕,甚效。

又方

以槲叶捣末,敷肿上,热炒盐熨之即消,良效。并出第五卷中。

毒肿瘰疬方四首

崔氏大五香汤,疗毒气,苦肌肉中肿痛,结脉寒热,如瘰疬痛
不可近,急者数日杀人,苦心烦闷,便当急速与汤,并以淬薄肿脉
上方。

青木香　鸡舌香　沉香　升麻各五分　霍香　犀角屑　吴
茱萸　桂心　麻黄　甘草炙,各三分　薰陆香四分　细辛二分

上十二味,㕮咀,以水七升,煮取二升,分三服,不瘥复合。
若啬啬恶寒,加附子中形者一枚,炮令坼,八破用。忌生冷、菘
菜、海藻、猪肉、冷水、生菜、五辛。《古今录验》同。

又五香汤,疗毒肿瘰疬方。

麝香研　青木香　鸡舌香　霍香　薰陆香　当归　黄芩
升麻　芒硝各三分　大黄五分

上十味,㕮咀,以水六升,煮取二升,去滓,内硝。分二服,相
去如人行七八里再服。诸卒尸注、恶气亦疗。出第五卷中。

《经心录》射干汤,疗恶毒,身强痛,瘰疬方。

射干　桂心各二两　麻黄去节　生姜　甘草炙,各四两　杏

仁四十个,去皮尖

上六味,切,以水四升,煮取三升,去滓,分三服。忌同前。出第五卷中。

又升麻汤,疗风毒,咽水不下,及疗病肿方。

升麻 芍药各四两 射干三两 杏仁去尖皮,三两 麻黄去节,二两 甘草炙,二两 枫香 葛根各三两

上八味,切,以水八升,煎取半分,三服。忌同前。出第三卷中。

灸瘰疬法六首

《千金》灸瘰疬法。

两腋中患病处宛宛中,百壮上。

又法

捣生章陆根,捻作饼子,置漏上,以艾炷灸饼子上,干熟易之,灸三四炷。

又法

灸五里、大迎各三十壮。

又法

葶苈三合 豉一升

上二味,合捣令极熟,作饼如大钱,厚二分许,取一枚,当疮孔上,作艾炷如小指大,灸饼上三壮,一日易三饼九炷,隔三日一灸。《翼》同。《古今录验》兼主瘘,不可灸头疮,葶苈气入脑杀人。刘涓子同。

又法

一切瘰疬在项上及触处,但有肉结凝,以作瘘疮及痛节者,以独头蒜截两头,留心作孔,大艾炷称蒜大小,贴病子上灸之,勿

令上破肉,但取热而已,七炷一易蒜,日三易,日日灸之,取消止。《翼》同。

又方

七月七日,日未出时取麻花,五月五日取艾,等分,合捣作炷,灸病子一百壮。并出第二十四卷中。

九瘘方三十五首

《广济》疗瘘有九种,不过此方。

芫青四足　海藻八分,洗　昆布八分,洗　雄黄研,八分　狸骨炙,三分　牡蛎四分,熬　地胆二十枚,熬　青木香三分

上八味,捣筛为散,酒服一钱匕,日二服。病从小便出如烂筋。忌生冷、粘食、猪鱼肉、陈臭物。出第五卷中。

刘涓子疗鼠瘘方。

死蚰蜒烧作灰

上一味,苦酒和涂之,数过即愈。先以盐汤洗。《古今录验》《千金》同。

又方

五月五日楼桃捣末,先盐汤洗,拭之令干,以末敷疮上。楼桃未详。

又方

乌头炮　附子炮,各二两

上二味,㕮咀,著五升淳苦酒中渍之,待干复内苦酒中,燥复内,以苦酒尽曝令干,捣末。酒服方寸匕,日三。忌猪肉、冷水等。

又张子仁疗鼠瘘要方。

柞木皮五升

上一味,以水一斗,煮熟去皮,煎令汁得二升,稍稍服尽,当有宿肉出,即愈。《备急》、文仲、《古今录验》同。并出第六卷中。

《肘后》疗苦鼻内肉外查瘤,脓并出者,是蜂瘘方。

取蜂房火炙焦末,酒服方寸匕,日一。

深师疗鼠瘘方。

鳗鲡鱼四两　野猪皮　翟麦一两　巴豆十五枚　斑蝥二十枚,去头足羽,熬　五月五日蟾蜍一枚,炙　腊月猪脂五分

上七味,捣野猪皮下筛,合诸药更捣下筛,内鳗鲡鱼,以膏和捣千杵,平旦未食服如梧桐子二枚,觉者寒热,不觉暮复投,明日旦起更服三丸,稍稍增之,慎勿食热食,烦闷杀人。虫当从小便出,以堪盛之尿,便视乃有百数耳,不可以见,亦大便出。此方验。忌猪肉、芦笋等。

又方

马齿矾石烧　真珠粉

上二味,捣,下筛为散,厚涂疮上,不过三愈。

又方

松脂　硫黄　狼毒各二两　猪脑一具　白蔹二两

上五味,熬猪脑取汁,狼毒、白蔹㕮咀,以水三升,煮取一升,内脑汁中煎,令得五合,细末硫黄、松脂,下筛,内中搅令相得,绵裹内疮中,七日知,一七日病除。神良。

《集验》凡有九种瘘。

一曰狼瘘,始发于颈,头肿有根,起于缺盆上,转连耳本肿大,此得之,因忧恚气上不得下,其根在肺,空青主之,商陆为佐。

二曰鼠瘘,始发于颈,无头尾,如鼷鼠瘘核,时上时下,使人寒热脱肉,此得之,由食大鼠余毒不去,其根在胃,狸骨主之,知

母为佐。

三曰蝼蛄瘘,始发于颈项,状如蝼蛄,肿溃连生疮,其汁赤黄,得之食瓜,蝼蛄余毒及果实不去核,其根在大肠,荏子主之,桔梗为佐。

四曰蜂瘘,始发于颈,瘰疬三四处,俱肿起,相连溃溃移,此得之多饮流水,水有蜂余毒不去,其根在脾,雄黄主之,黄芩为佐。

五曰蚍蜉瘘,始发于颈,初得之如伤寒,此得之,因饮食中有蚍蜉毒不去,其根在肾,礜石主之,防风为佐。

六曰蛴螬瘘,始发于颈,上下无头尾,如枣核块块,多在皮中,使人寒热心痛满,此因喜怒哭泣得之,其根在心,矾石主之,白术为佐。

七曰浮疽瘘,始发于颈,如两指,使人寒热欲卧,此得之因思虑忧忆,其根在胆,地胆主之,甘草为佐。

八曰瘰疬瘘,始发于颈,有根,初苦痛,瘰疬觉之使人寒热,得之新沐头湿结发,汗流入于颈所致。其根在肾,雌黄主之,芍药为佐。

九曰转脉瘘,始发于颈,如大豆浮在脉中,濯濯脉转,苦惊惕,身如振寒热,始得之时,惊卧失枕,其根在小肠。斑蝥主之,白芷为佐。

疗瘘九种方。

空青研,炼之 商陆根 狸骨炙 知母 荏子 桔梗 雄黄 黄芩 矾石烧 防风 矾石烧汁尽 地胆熬 白术 甘草炙 雌黄 芍药 斑蝥去足羽,熬 白芷各二分

上十八味捣,其论病者特加其分,余种令分等,细筛末,空青最在后内之。苦酒服一刀圭,日三服,三十日知,五十日愈,七十

日平复。病者百日禁食鱼肉,忌生菜、桃李、雀肉、海藻、菘菜、犬肉、生血物,余二大豆为一刀圭,小儿服之半,大人全服,八岁以下,宁从少起,过度令人淋,淋即减之。出第九卷中。

《千金》问曰:何谓九瘘?答曰:一曰狼瘘,二曰鼠瘘,三曰蝼蛄瘘,四曰蜂瘘,五曰蚍蜉瘘,六曰蛴螬瘘,七曰浮疽瘘,八曰瘰疬瘘,九曰转脉瘘,谓之九瘘。

又疗狼瘘发于颈,头肿有根,起于缺盆上,转连延耳根肿大。此得之,因忧恚气上不得下,其根在肺。空青主之,商陆为佐方。

空青研,二分　猯脑二分,炕之　独活一分　猯肝一具,干之
芎䓖半两　女妇草一分　黄芩　鳖甲炙　斑蝥去翅足　干姜
当归　茴香　矾石烧　地胆各一分　蜀椒三十粒,去汗

上十五味,作散,下筛。酒服方寸匕,日三,十五日即止。忌生血物、苋菜。刘涓子、《古今录验》同。

又疗鼠瘘发于颈,无头尾如鼷鼠,使人寒热。此得之,因食大鼠余毒不去,其根在胃。狸骨主之,知母为佐方。

陵鲤鱼炙　山龟壳炙　甘草炙　桂心　雄黄　干姜等分

上六味,作散,下筛。服方寸匕,日三。蜜和内疮中,无不愈。先灸作疮,后与药良。忌海藻、生葱。刘涓子、《备急》、《古今录验》、文仲同。

又疗鼠瘘疮瘘,复发及不愈,出脓血不止方。

以不中水猪脂咬咀,生地黄内脂中,令其脂与地黄足相淹,和煎六七沸,去滓,桑灰汁净洗疮,去恶汁,以地黄膏涂上,日一易。范汪同。

又疗鼠瘘方。

得蛇虺所吞口中鼠烧末,服方寸匕,日再,不过三服。此大

验,但难遇耳。并敷疮中。范汪同。

又疗鼠瘘方。

死鼠一枚,中形者　乱发如鸡子一枚

上二物,以腊月猪膏令淹鼠、发,煎之,令其鼠、发都尽消膏成,分作二份,一份稍稍涂疮,一份以酒服之,即愈矣。鼠子当从疮出,神良,秘不传。《翼》《备急》、文仲、《集验》、范汪同。

又疗蝼蛄瘘,发于颈项,状如蝼蛄,肿溃连生疮,其汁赤黄。此得之,食瓜蝼蛄余毒及果实不去核,其根在大肠。茛子主之,桔梗为佐方。

桂心　干姜　桔梗　矾石烧　独活各一分　附子一分,炮　椒一百粒,汗　芎劳半分　龙骨半分　茛子一分

上十味,捣,下筛,枣二十枚合捣,以酢浆丸如大豆,温浆下五丸。《古今录验》、刘涓子同。

又方

槲叶灰,先以泔清煮槲叶取汁,洗拭干,内灰疮中。

又疗蜂瘘,发于颈,瘰疬三四处俱肿起,相连溃溃移。此得之饮流水有蜂毒不去,其根在脾。雄黄主之,黄芩为佐方。

蜂房一具,炙　鳖甲一分,炙　茴香一分　吴茱萸二分　椒一百粒,汗　干姜一分

上六味,捣,下筛作散,敷疮孔中,日十度,十日止。忌苋菜。

又疗蜂瘘初生时,状如桃而痒,搔之则引大如鸡子,如覆手者方。

熬盐熨之三宿,四日不瘥,至百日成瘘。其状大如四五寸,又广三寸,中生蜂作孔,乃有数百。治法以石硫黄随多少,燃烛烧令汁出,著疮孔中,须臾皮中见蜂数十,惟蜂尽即瘥。

又疗虮蜉瘘，发于颈，初得如伤寒，此因食中有虮蜉毒不去，其根在肾。礜石主之，防风为佐方。

白术四分　知母　雄黄　干地黄　独活　青黛　斑蝥去首羽足，熬　白芷　柏脂　芍药　海藻一云海苔　当归各一分　猬皮四分，炙　椒一百粒，去汗　桃白皮一分，正旦取

上十五味，捣，下筛作散。服一钱匕，日三。刘涓子、《古今录验》同。

又疗蛴螬瘘，发于颈，无头尾，如枣核块，块多在皮中，使人寒热心痛满，此因喜怒哭泣，其根在心。矾石主之，白术为佐方。

白术一分　矾石一分　空青两三分　当归二分　细辛一分　猬肉炙　枸杞根　斑蝥去翅足，熬　地胆各一分，熬　干乌脑三大豆

上十味，捣，下筛散。服方寸匕，日三，酢浆服之。病在上侧卧，在下高枕卧，使药流下。刘涓子、《古今录验》同。

七曰浮沮瘘，发于颈如两指，使人寒热欲卧，得之因思虑忧忆，其根在胆。地胆主之，甘草为佐方。

雄黄一分　干姜一分　龙胆二分，一作龙骨　石决明　续断庵藺根各分　细辛二分　大黄半分　地胆一分，熬

上九味，捣，下筛为散，敷疮，日四五。忌生菜。刘涓子同。《古今录验》无雄黄，有硫黄。余同。

又疗瘰疬瘘，发于颈有根，初苦痛，历历觉之，使人寒热。此得之新沐头湿髻发，汗流入于颈，其根在肾。雌黄主之，芍药为佐方。

茯苓　续断　矾石烧令汁尽　干姜　雌黄　芍药　桔梗　椒汗　干地黄　常山　空青　狸肉　乌脑并肾肝　斑蝥去翅足，熬，

各一分　附子一两,炮　礜石二分,烧半日　虎指一分,一云虎肾

上十七味,捣,筛为散,蜜丸如大豆,夜酒服十丸,日三。《古今录验》同。

又疗转脉瘰,发于颈,如大豆浮在脉中,濯濯脉转,苦惊惕,身如振寒热,得之于惊卧失枕,其根在小肠。斑蝥主之,白芷为佐方。

绿青二分　礜石半分,烧半日　防风一分　甘草半分,炙大黄二分　桂心二分　人参二分　当归二分　升麻一分　地胆一分,熬　白术一分　钟乳一分,研　斑蝥一分,去翅足,熬　白芷一分　续断一分　麝香一分　麦门冬一分,去心

上十七味,捣,下筛,蜜丸。酒服如大豆十丸,日三。勿食仓米,慎房百日。刘涓子、《古今录验》同。并出第二十四卷中。

崔氏疗九种瘰方。

芫青二十枚,去足翅,熬　地胆十枚,去足羽,熬　斑蝥三十枚,准上　生犀如枣核大,屑　豉四十九粒　大豆黄一百枚,生用牛黄枣核大　蜈蚣一枚,肥大者,折取一寸半,微火熬

上八味,捣筛,蜜丸如梧子。初欲服药,少夜食,明旦饮服二丸,须臾可煮酢浆、薄粥稍稍冷饮之。其瘰虫有形状,皆从小便出,至日西甚虚闷,可煮汤餐蔓菁菜羹酱食之,其余脂腻、酢脯一切口味、五辛、果子之类,并不得食。人强隔日一服,人弱两三日一服。服药以疮瘰虫尽为度。若瘰仍作二十日许将息,药欲尽预合,勿使断绝药气。不能将息,便不须服。《救急》《千金》同。出第五卷中。

张文仲疗鼠瘰方。

石南　生地黄　雌黄　茯苓　黄连各二两

上五味作散,敷疮,日再。《备急》同。

又疗鼠瘘诸恶疮方。

苦参三斤 露蜂五两 曲二升

上三味,以水三斗,渍药三宿,去滓,黍米二升酿熟饮,日三。一方得猬皮一具。刘涓子同。并出第五卷中。

《备急》刘涓子鼠瘘方。

山龟壳炙 桂心 雄黄 干姜 狸骨炙 甘草炙

上六味等分,捣筛为散,饮服方寸匕,日三。蜜和,内疮中,无不愈。先灸作疮,后与药良。

又方

矾石三分,烧 斑蝥一分,去首足羽,熬

上二味,捣,下筛,用酢浆服半匕,须臾瘘虫从小便出。《删繁》、文仲同。出第五卷中。

《古今录验》疗鼠瘘,麝香涂方。

麝香研 雌黄研

上二味,等分,并为散,取虾蟆背白汁和涂疮孔中,日一度。

又疗鼠瘘著头生,小者如杏,大者如杯方。

斑蝥一分,去首足羽,熬 牡蛎二分,熬 海藻四分,先去咸味

上三味,捣,下筛。酒服五分匕,日三,病当从小便出如鱼胞。忌蒜。并出第四十一卷中。

诸瘘方一十五首

刘涓子瘘肿病方。

斑蝥四十枚,去足翅,熬 桂心四分 芫青十枚,去足翅,熬
葛上亭长三十枚,熬

上四味,捣下筛,酒服半钱匕,日一。忌生葱。

又疗瘘方。

斑蝥四十枚,去足羽,熬　地胆三十枚,去首足翅,熬　蜥蜴三枚,炙

上三味,捣之千杵,蜜和如大豆,服二丸。

又疗瘘众方不瘥,效验方。

牡蒙数两

上一味,捣之,汤和适寒温,取一升许,薄疮上,冷易,经宿佳。

又疗瘘生肉,膏方。

桑薪灰三升,水四升淋之,复重淋之,服三升,石灰熬令黄,内灰汁中,以两重帛裹绞去滓,更鱼目煎取二升,勿用急火煎,随瘘孔深浅,初时作服散而瘥。孔若深四寸,新药与孔里,薤白使濡,安药薤白,入药孔里。若深四寸,随瘘根而灸两处,每处与四十壮,惟勿灸瘘孔,随深浅去脓,散与膏安著疮孔里十五过,少迁延日月,取瘥。肉满脓亦断,神良无比。出第六卷中。

《肘后》论:此本在诸方疮条中,病类既多,今状出为别一篇。凡瘘病有鼠、蛇、蜂、蛙、蚓,类似而小异,皆从饮食中得,其精气入人肌体,变化成形。疮既穿溃,浸诸经脉则亦杀人。而鼠、蚁最多,以其间近人故也。

通治诸瘘方。

以八月中多取斑蝥虫,即内苦酒中半日许,出曝干,使十取六七枚,著铜器中,微火上遥熬令熟,捣作屑;巴豆一粒,去皮熬之;又拔取黄犬背上毛二七枚,亦熬作屑;好朱以钱五分匕,都合和,以苦酒顿服之,虫当尽出。若一服未效,先时可预作三两剂,后日服。远不过三两剂。通按:朱一作末。

又方

虎蓟根　杜蘅　枳根　酸枣根各一把　斑蝥一枚,一方云三分,去头足翅,熬　猫蓟根各一把

上六味,捣,蜜丸,日一服,如枣一枚,以小丸著疮中。

又方

若先著下部边,或上出耳后颈项诸处者,苦参切五升,以苦酒一斗渍三四日,宜服一升,亦加之。但多作,以知为度,不过三四度,必瘥。

又疗瘘方。

槲木皮长一尺,阔六寸,去黑皮细切。以水一斗,煮取五升,去滓,内白糖十挺,煎取一升,分三服。以铜器接吐出看视之。

又方

新生儿矢一百日以来皆收,置密器中,五六十日取涂疮孔中。

又方

鲤鱼肠切作五段,火上脱之,洗疮拭干,以肠封之,冷即易,自暮至旦,干止觉痒,开看虫出瘥。

崔氏疗瘘方。

槲白皮切,取五升

上一味,以水八升,煮令泣泣,绞去滓,重煎,令成膏。日服半枣,渐加至一枣许,亦著疮上,无忌。患疮惟宜煮饭,苜蓿盐酱,又不得多食之。出第五卷中。

《备急》疗瘘生肉膏方。

楝白皮二两　鼠肉二两　薤白三两　当归二两　生地黄五两

上五味,以腊月猪膏三升,煎薤白黄色膏成,敷疮孔上,令生肉。《肘后》、文仲同。

又葛氏云:苦著口里方。

棟木东引根切

上一味,水煮取浓汁含之,数吐,勿咽。《肘后》同。并出第五卷中。

《备急》疗诸瘘方。

取葶苈子捣,细罗,取好白蜜和丸,每欲著药,先温泔洗,著疮孔中,以丸内之。若塞以物道开,日三度。疮痛是瘘候,勿停药,大效。出第五卷中。

《必效》疗诸瘘方。

先以泔清温洗,以绵拭之,取葵叶微火暖贴之,引脓,不过三二百叶,脓尽出,即肉生。王丞频用,大奇效。

腋臭方三十七首

《病源》:人腋下臭,如葱豉之气者,亦言如狐狸之气者,故谓之狐臭。此皆血气不和蕴积,故气臭。出第三十一卷中。

《肘后》疗人体及腋下状如狐狇气,世谓之胡臭方。

炊甑饭及热丸,以拭腋下臭,仍与犬食之,七日一,如此即瘥。文仲、《备急》同。

又方

煮鸡子两枚,熟去壳,及热各内腋下,冷弃之三路口,勿反顾,三为之。文仲、《备急》并同。

又方

烧好矾石末,绢囊盛之,常以粉腋下,不过十度。《小品》、《集验》、文仲、《备急》同。

又方

青木香二两　附子一两　矾石半两,烧　白灰一两半

上四味,细末,著粉腋下,汗出因以粉之,亦瘥。

又方

青木香一斤　石灰半斤,熬

上二味,常以粉身亦瘥,并捣末敷之。

又方

干姜　胡粉　白灰等分

上三味,合作末,粉之。范汪同。并出第五卷中。

《千金》疗胡臭漏腋,有天生胡臭,有为人所染臭者。天生者难疗,为人所染者易瘥。然须三年敷白矾散勿止,并服五香丸,乃可得瘥。勿言一度敷药即瘥,止可敷药时,暂得一度瘥耳。凡胡臭人,通忌食芸台、五辛,疗之终身不瘥。胡臭方。

辛夷　芎䓖　细辛　杜蘅　藁本各三分

上五味,㕮咀,以苦酒渍之一宿,煎三日取汁敷之,以瘥为度。《小品》、《集验》、《必效》、范汪同。

五香丸,主口臭及身臭,止肿痛,散血气方。

豆蔻子　丁香　藿香　白芷　青木香　当归　桂心各一两　零陵香一两　甘松香二分　香附子二两　槟榔仁二枚

上十一味,捣下筛,蜜丸如大豆,日三夜一,时含之咽津。五日内口香,十日身香,二七日衣被香,三七日下风人闻香,四七日静洗手水落地香,五七日把他人手亦香。禁五辛。下气去臭第一。出第六卷中。

又石灰散,主胡臭方。

青木香　枫香　丁香　薰陆香各二两　阳起石　橘皮各三

两　矾石四两,烧　石灰一升,熬

上八味,捣,下筛,以绵作篆子,粗如四指,长四寸,展取药著上,即以绢囊盛之,系著臂,先以布拭揩令痛,然后夹之。

又方

水银、胡粉、面脂研,和敷之,大验。《救急》同。

又方

辛夷　细辛　芎䓖　青木香

上四味,等分,捣,下筛作散,熏毕粉之。

又方

伏龙肝作泥,敷之良。

又方

牛脂和胡粉三合,煎令可丸,涂腋下,一宿即愈。《集验》同。

又方

三年苦酒和石灰敷之。

又方

赤铜屑以酢和,银器中炒极热,以布裹熨腋下,冷复易,瘥止。

又方

附子炮　石灰熬　青木香三两　矾石三分,烧　米粉一升

上五味,捣筛,常粉之。

又方

马齿草一束

上一味,捣碎,以蜜和作团,以纸裹之,以泥糊纸厚半寸,曝干,以火烧熟破取,更以少许蜜和,使热勿令冷,先以生布揩之,夹药腋下,痛久忍不能得,然后以手中勒两臂瘥。出第二十五卷中。

崔氏疗胡臭有效方。

先用泔清净洗,又用清酢浆水净,洗讫微揩使破,取铜屑和酽酢热揩之,不过三四度瘥。

又方

胡粉　铜青

上二味,等分,研,以人乳和,涂腋下,若成疮且停,疮瘥又涂,以瘥为度。出第四卷中。

张文仲疗胡臭,若股内阴下常汗湿且臭,或作疮者方。

但以胡粉一物粉之即瘥,常用大验。《备急》同。

又《隐居效验》胡臭方。

鸡舌香　藿香　青木香　胡粉各二两

上四味,捣散作粉,绵裹内腋下,常敷即瘥。《备急》同。出第七卷中。

《救急》疗腋臭方。

铜屑一升　石灰三升,熬

上二味,合和,囊盛粉之,有汗便粉之。

又方

甘草炙　松根白皮　甘瓜子　大枣各四分

上四味,为散,食后服方寸匕,日三。出第三卷中。

又方

鸡矢　白矾石熬令汗尽　黄矾熬　附子炮　木兰皮　青木香各一大两

上六味,捣,为散粉之。又石龙衣一大两,蛇蜕皮是也,以子日夜半烧为灰服之。

又方

常以盐绿和酽酢涂之一遍,一年再涂,永除。以胡粉和水银,和令相入,涂腋下,十日以来无气。出第八卷中。

又方

黄矾　细辛　芎䓖各二两　雄黄一两

上四味,捣,下筛为散,先以泔清洗腋,拔去毛令血出,以粉腋下。出第九卷中。

《必效》疗腋臭方。

好硇砂二两　好白矾熬　密佗僧各三两　酢酪二两　胡粉二分　金屑八分　铅锡　生铜屑各二分

上八味,并研令细,醋一升,新铜器中盛药,密封其口二七日,看上青绿色郁郁然,其药即成,还须研令极细,至用时若干,更以好醋和药,以涂病处。若有毛,先拔去,以石灰水净洗,拭使干,以生布揩令微赤,可作疮,一日一涂洗,远不过十日,即待腋疮瘥讫,更取铜屑细研成粉,粉病处,日五六即止,病瘥。终身不得带麝香、食胡荽。

又方

取五月五日承露百草阴干,火烧为灰,用井华水和灰为团,重火炼如燀灰色,炼讫,即以酽酢和为饼,厚如掌大小,径二寸以来,即于两腋下挟即易,夹时一身连头并闷。二日后,若病不瘥,复著药。微发亦不甚臭,还依法疗之,永断。

又金错屑涂法。

金错屑一铢　银错屑一两　赤铜屑　香附子　胡粉　钱错屑各一两　三年醋三升

上七味,以羊酪一升,于铜器中煮得二沸,以用涂之。

又方

三年酽酢二升　碎铜一斤　盐半合　灰二合

上四味,浸药,搅药色青,即涂腋下,日三四,涂三日小愈,一月全瘥。

又方

大铜钱二七文　白梅二七个　盐一升

上三味,以五月五日水一升,共置瓶子裹挂户上,百日毕,可取用涂。不得妇人为涂药。食粘食、蒜发。

又方

以酢五合内铜器中,以钱十四文、胡粉五铢置中,泥头七日后,以粉十铢和之讫,去腋下毛,日再敷之。合药勿令人见,秘之。

又方

以首子男儿乳汁浸盐,研铜青,拔去毛使血出,涂瘥。

又方

酽酢浸青木香,置腋下夹之,即愈。

又方

钱三七文　胡粉三两　马齿草鹿茎,三两　青木香二两　大酢半升

上五味,切,先以酢渍钱五六日,然后总渍诸药,一总煮五六沸,置坩器中,先以石灰汁洗病处,拭干讫,涂之,以瘥为度。并出第三卷中。

《古今录验》疗胡臭,青羊脂粉方。

胡粉　铜青等分

上二味,先以盐汤洗两腋下,及著药且淋洗,又以青羊脂和敷,数日瘥。

又钱汁敷方。

钱二七文

上以矿石磨令平,以夹腋下,神良。范汪同。并出第三十卷中。

漏液方三首

《病源》:腋下常湿,仍臭生疮,谓之漏液。此亦是气血不和,为风邪所抟,津液蕴瘀,故令湿臭。出第三十一卷中。

《集验》疗漏液,腋下及足心、手掌、阴下、股里常如汗湿致臭。六物胡粉敷方。

干枸杞根半两　胡粉一两　干商陆根一两　滑石一两　干蔷薇根半两　甘草半两,炙

上药捣下筛,以苦酒和涂腋下,当微汗出,易衣复涂,著药不过三敷便愈。或更发复涂之,不可多敷,伤人腋,余处亦涂之。《小品》、文仲、《备急》、范汪同。出第九卷中。

《经心录》漏腋方。

正朝旦以小便洗。文仲、《备急》、《集验》、《小品》、范汪、《千金》同。

又方

捣马齿草,腋下夹之,令燥后复易之,先用雌黄、石灰等分,合水煎一两沸如泥,泥之毛落,然涂诸药良。并出第五卷中。

七孔臭气方三首

《千金》疗面目口齿七孔臭方。

沉香五两　甘草二两,炙　白瓜瓣半升　芎䓖二两　丁香五两　藁本二两　麝香二两　当归二两

上八味,捣下筛,蜜丸。食后含如小豆五粒,日三,秘不传。久服令人举体皆香。《救急》同。出第六卷中。

《救急》疗人七孔臭气方。

甘草五分,炙　芎䓖四分　白芷三分

上三味,作散下筛,食后饮服方寸匕,日三。

又方

瓜子仁一分　芎䓖　藁本　当归　杜蘅各一两　细辛二分
防风一分

上七味,捣下筛,食后温水服方寸匕,日三。

令人体香方四首

《肘后》令人体香方。

白芷　薰草　杜若　杜蘅　藁本等分

上五味,末之,蜜和。旦服如梧子三丸,暮服四丸,三十日足
下悉香。文仲、《备急》、范汪同。

又方

甘草炙　瓜子　大枣　松根皮等分

上四味,捣下筛。食后服方寸匕,日三,二十日觉效,五十日
身体并香,百日衣服床帏悉香。文仲、《备急》、范汪、《千金》同。

又方

瓜子仁　芎䓖　藁本　当归　杜蘅　细辛各二分　白芷
桂心各五分　甘草二分,炙

上九味,捣下筛。食后服方寸匕,日三。五日口香,二十日
肉香。文仲、《备急》同。出第五卷中。

《千金》疗诸身体臭方。

竹叶十两　桃白皮四两

上二味,以水一石二斗,煮取五斗,浴即香。出第六卷中。

杂疗汗出不止方一十首

《集验》疗止汗粉药方。

牡蛎二两,熬 附子半两,炮 麻黄根二两

上三味,捣筛,以白粉一升和合粉汗,汗止。忌猪肉。

又汗后遂漏不止,其人恶风,小便难,四肢微急,难以屈伸,桂枝加附子汤方。

大枣十三枚,擘 附子一枚,炮 桂心三两 芍药三两 生姜三两 甘草二两,炙

上六味,切,以水七升,煮取三升,温服一升。《延年》同。此本张仲景《伤寒论》方。

《千金》止汗方。

青松叶一斤

上一味,捣令汁出,清酒一升,渍二宿,近火一宿,初服半升,渐至一升,头面汗即止。出第八卷中。

《延年》泽泻汤,疗大虚烦躁,止汗治气方。

泽泻 茯苓各二两 牡蛎熬 白术各一两 生姜半升

上五味,切,以水八升,煮取二升,分服一升,日再服。

又都梁散,疗汗出如水,及汗出衄血、吐血、小便血,殆死方。

都梁香二两 紫菀 人参 青竹茹 苁蓉各一两 干地黄二两,熬令燥

上六味,捣下筛,水服方寸匕。不效,须臾再服。忌芜荑。

又疗大病之后,虚汗不可止方。

杜仲 牡蛎等分,熬

上二味,捣下筛,向暮卧,以水服一钱匕。午前汗止者,不再

服，服之令人干燥。若汗不止者，复服一钱，不过再必愈。有验。天行及百病后虚吸漏汗遂温之，无不止者。

又疗大病后，虚汗出不禁者方。

粱粉　豉等分，焦炒　故竹扇如手掌大，烧取灰

上三味，合捣，以绢囊盛，粉体立止，最验。当先熬末粉之。《千金》并同。

又粉散，疗大病后身体虚肿汗出，止汗方。

麻黄根三两　防风　干姜　细辛各二两　白蔹一两

上五味，合下筛，以粱粉五升熬令黄，合和以粉身。出第十一卷中。

《古今录验》疗汗出不止，术桂散方。

麻黄　桂心各五分　白术　附子炮　菖蒲各三分

上五味，捣末，酒服方寸匕，日三，末食服。

又止汗热，雷丸散方。

雷丸　桂心　牡蛎各五分，熬

上三味，捣下筛，粉身，日三。出第二十六卷中。

第二十四卷

痈疽方一十四首

《集验》痈疽论:黄帝曰:夫子言痈疽何以别之?岐伯答曰:荣卫稽留于经脉之中,则血泣而不行,不行则卫气从之,从之而不通,壅遏不得行,故热。大热不止,热胜则肉腐,肉腐则为脓。然不能陷肌肤于骨髓,骨髓不为焦枯,五脏不为伤,故命曰痈。黄帝曰:何谓疽?岐伯答曰:热气纯盛,下陷肌肤筋髓骨肉,内连五脏,血气竭尽,当其痈下,筋骨良肉皆无余,故命曰疽。疽者,其上皮夭瘀以坚,亦如牛领之皮;痈者,其上皮薄以泽,此其候。黄帝曰:善。出《太素》第十六卷中。

经言:五脏不调致疽,六腑不和生痈。一曰熛疽,急者二三日杀人,缓者十余日杀人。二曰痈疽,急者十余日杀人,缓者一月死。三曰缓疽,急者一年杀人,缓者数年。四曰水疽,所发多在手足,数年犹可疗。疽者数十种要如此。

于氏法:痈之疾所发缓地不杀人,所发若在险地,宜令即外消,若至小脓犹可疗,大脓致祸矣。

一为脑户,二为舌本,三为玄痈,四为喉节,五为胡脉,六为五脏俞,七为五脏系,八为两乳,九为心鸠尾,十为两手鱼,十一为肠屈之间,十二为小道之后,十三为九孔,十四为两腨肠,十五为神主之舍。一本云主客之舍。

凡十五处不可伤,而况于痈乎?若痈发此地,遇良医能不及大脓者可救,至大脓害及矣。范汪同。

候贼风证,但夜痛应骨,不可按抑,不得回转,痛处不壮热,体亦不乍寒乍热,但觉体疹疹然冷欲得热,热慰痛处即小宽,时有汗,此是贼风证也。宜即得针灸,服疗风药温也。方在疗风候上,大法宜知二候如此也。

又初得附骨疽,即服漏芦汤下之,敷小豆薄得消也。

又下痢已肿处未消者,可除大黄,用生地黄及干地黄,随时也。热渐退余风未歇者,可服五香连翘汤,除大黄。余热未消,可敷升麻膏佳。若失时不消成脓者,用火针膏散,如疗痈法。又有瘑疾,喜著四肢,其状赤脉起如编绳,急痛壮热。其发于脚者,喜从蹑躇起至踝,赤如编绳,谓之瘑病也。又其发于臂者,喜腋下起至掌也,皆由四肢劳热气盛,为凉湿所折,风结筋中,成此疾也。不即疗取消溃去脓,则筋挛缩也。其若但置不消复不溃,其热歇,气不散,喜变作瘑也。

又疗之宜服漏芦汤令下,外以锋针针去血气,针泻上结脉处,敷小豆薄则消也。皆可依疗丹法消之,及溃成脓出,火针、敷膏散如疗痈法也。

又亦用甘蕉根薄之瘥。

又痈发肿高者,病源浅,肿下者病源深,大热者易疗,小热者难疗。初便大痛伤肌,晚乃大痛伤骨,都坚者未有脓,半坚半软者有脓。发肿都软,血瘤也,非痈。发肿以渐知,长引日月,亦不大热,时时牵痛,瘤也,非痈。吴音曰:谓诸气结亦有肿,久久不消成痈。疗之宜散气。气已散,若初肿处有浮气,年衰皆发痈。疗之宜及年盛,并折散热,可无此忧。

于氏法:夫痈疽脉洪粗难疗,脉微涩者易疗。诸浮数之脉,应当发热而反恶寒者,痈也,此或附骨以有脓也。

赵乃言:无虚劳腹中疾,或发血瘤疮,疮状坟起,头黑正尔置,不当灸疗,疗之火熨便焦烂,剥刮去焦痂,则血泄不可禁,必死。痈起于节解,遇顽医不能即消,令至大脓者,岂膏药可得复生乎!

又发痈坚如石,走皮中无根,瘰疬也。久不消,因得他热之疾时,有发为痈也。

又发痈至坚而有根者,名为石痈。疗之法,上灸百壮,石子当碎出也。不出可益壮。从痈发高下以后。范汪并同。

又石痈者,始发皮核相亲著,不赤头,不甚坚,微痛热,热渐自歇,便坚如石,故谓之石痈,难消。又不可得自熟,纵愈皆百余日也。

又发痈两头牵而傍推无根者,又不痛,结筋,非痈也。发痈状如蛇,虽极大,此肉瘤非痈也。肿一寸至三寸,疖也;三寸至五寸,痈也;五寸至一尺,痈疽也;一尺至三尺,名曰竟体疽。肿成脓,九孔皆出,诸气愤郁,不遂志欲者,多发此疾。痈及疽、血瘤、鼠乳、石痈、结筋、瘤疬,皆不可就针角,针角少不及祸者。

凡痈疽之疾,未见脓易疗之,当上灸三百壮,四边间子灸各二百壮,实者可下之,虚者可补之,有气者下其气,服占斯内塞散得愈,绝房三年。凡痈疮审知脓者,破之皆当近下边,脓出后当膏药兒之,常使开润,勿令燥合也。若其人羸,勿一顿尽脓,徐徐令后稍出乃尽。痈方溃,其上皮薄,人喜当上破之,此终不愈。当下破之,乃得脓耳,勿要其皮厚也。凡痈有脓当破,无脓但气肿。若有血慎不可破、针灸也。按之四边坚,中软,此为有脓沉也。一边软,亦有脓。都坚者,此为疽核,或但有气也。都软者,此为有血，血瘤也。当审坚软虚实为要。若坚疽积久后，若更变熟，偏有软处，不可破者，疽当暖裹置耳。若灸刺破疗，必暴剧不可救，及结筋、腫肉、鼠乳，皆不当疗也。

又服内塞散，不与他疗相害，昼夜十余度。服散当以酒服，非酒即势不宣，但当稍饮，取令相得，和散便止。

凡痈肿，有肥人用贴宜栝楼根，和平体宜赤小豆贴方。

以赤小豆五合，内苦酒中熬之毕，捣为散，以苦酒和之，涂拭纸上贴肿，从发肿两头以下。范汪同。

又论少小有渴，年四十以外多发痈疽，有膈痰而渴者，年盛必作黄疸，年衰必发痈疽也。范汪同。

又黄帝曰：愿闻痈疽之形，与其期日。岐伯曰：略说痈疽之极者十八种。

又痈疽发咽，名曰猛疽，猛疽不疗，则血化为脓，脓不泻，塞咽半日死。其化脓者泻已，则含豕膏，无冷食，三日而已。一云无食。

又发于股腨，名曰股脱疽。其状不甚变，而痈肿脓抟骨，不急疗，三十日死。髀内曰股，股外曰髀，膝上股下骨称曰股腨也。

又发于胁，名曰改訾。改訾者，女子之疾也。久之其状大痈脓，其中乃有生肉，大如赤小豆，疗之方。

锉连翘草及根各一升，以水一斗六升，煮令竭，取三升，即强饮，厚衣坐釜上，令汗出至足已。

又发于尻者，名曰锐疽。其状赤坚大，急疗之，不疗三十日死。

又发于胫者，名曰兔啮。其状赤至骨，急疗之，不疗害人。

又发于足上下者，名曰四淫。其状大如痈，不急疗，百日死。

又发于肩及臑者，名曰疵疽。其状赤黑，急疗之。此令人汗出至足,不害五脏,痈发四五日逆蓺之。

又发于腋下坚赤者,名曰米疽,疗之用砭石,欲细而长,疏启之,涂以豕膏,六日已,勿裹。其痈坚而不溃者,为马刀挟缨,急疗之。《太素经》曰:颈前曰缨。

又发于股阴者,名曰赤弛,不急疗,六日死。在两股之内,不可疗。一云六十日死。

又发于膝者,名曰疵疽。其状大痈,色不变,寒热,如坚石,勿石,石之死。须其柔,色异,乃石之者生。冷石熨之,柔乃破之,准例之也。

又诸痈肿之发于节而相应者,不可疗。《太素经》云:膈八节门,故不可疗也。

又发于阳者,百日死。

又发于阴者,三十日死。丈夫阳器曰阳,妇人阴器曰阴。

又发于踝者,名曰走缓,其状肉色不变,数石其输,而止其寒热,不死。

又发于足傍者,名曰厉疽,其状不大,初从小指发,急疗之,去其黑者,不消辄益,不疗,百日死。云:足侧也。

又发于胸者,名曰背疽,状如大豆,三四日起,不早疗,下入腹,入腹不疗,十日死。《太素经》云:寒热不去,十日早死。

又发于足指者,名曰脱疽,其状赤黑,死不疗,不赤黑可疗。疗不衰,急斩去之得活,不去者死。

又发于膺者,名曰舌疽,其状如谷实、栝楼,常苦寒热,急疗之,去其寒热,不疗十岁死,死后出脓。

又发于颈者,名曰夭疽,其状大而赤黑,不急疗,则热气下入渊腋,前伤任脉,内熏肝肺,十余日死。《太素经》曰:项前曰颈。

一云发头。以前十八种并与《千金翼》、刘涓子、《太素经》、范汪、《删繁》同。并出第八卷中。

《千金》论曰：夫痈疽初发，人皆不以为急，此实奇患，惟宜速疗。若疗不速，病成难救，以此致祸者，不一。发皆外皮薄为痈，皮厚为疽，宜急治之。夫痈坏后有恶肉者，以猪蹄汤洗去秽，次敷食肉膏散，恶肉尽，敷生肉膏散，及摩四边，令善肉速生。当断绝房室，慎风冷劳烦，待筋脉平复，乃可任意耳。不尔，新肉易伤，伤则重溃发，发则祸至。慎之！慎之！

凡痈疽始发，或似小节，或复大痛，或复小痛，或发如米粒大白脓子，此皆微候，宜善察之。见有少异，即须大惊忙，须急治之，及断口味，速服诸汤，下去热毒。若无医药，即灸当头百壮。其大重者，灸四面及头上二三百壮，壮数不虑多也。复薄冷药贴膏，种种救疗必差也。

又其用药贴法，皆须当疮中处开孔口，令泄疮热气出，亦当头以大针针入四分即瘥。

身中忽有痛处似打状，名曰气痛，痛不可忍，游走不住，发作有时。痛则小热，痛定则寒。此皆由冬受温风，至春暴寒，风来折之，不成温病，乃作气痛也。又宜先服五香连翘汤，摩丹参膏。又以白酒煮杨柳皮，及暖熨之，有赤气点点刺出血也。其连翘汤可服数剂，及竹沥汤。勿以一剂未效，便谓即止，遂不服耳。中间将白薇散佳。

《素问》曰：寒气客于经络，血凝渗涩不行，拥结为痈疽也。不言热之作也。其后成痈，又阳气凑集，寒化为热，热盛则肉腐为脓也。又以酢和蜂蛤灰涂之，干即易，瘥即止。

凡肿根广一寸以下名疖，一寸以上名小痈。如豆粒大者，名疱子。皆始作急服五香连翘汤下之,数剂取瘥止。并出第二十三卷中。

《广济》疗痈疽,排脓散方。

黄芪十分,脓多倍　青小豆一分,热口干倍　芎劳三分,肉不生倍　芍药三分,痛不止倍　白蔹三分,有脓不合倍　栝楼三分,若渴小便利倍　甘草三分,炙

上七味,为散。酒服方寸匕,日三服,不利。忌海藻、菘菜、热面、鱼、蒜等。《千金》同。一方无白蔹、甘草。

又疗发痈疽,排脓散方。

人参二两　当归二两　桂心二两　芎劳一两　厚朴一两,炙　甘草一两,炙　防风二两　白芷二两　桔梗一两

上九味,捣筛为散。以酒服方寸匕,日二服,不利。苦疮未合,常服之。忌生冷、菘菜、海藻、生葱、蒜。并出第五卷中。

刘涓子疗痈疽,先宜敷大黄食肉膏,方在发背部,《千金方》食恶肉散,后用大黄、附子等十物者乃是次,兑膏方。

当归　芎劳　白芷各二两　乌头一两　巴豆二十枚,去皮　松脂二两　猪肪二分

上七味,㕮咀,内膏中,微火合煎三沸已,内松脂搅令相得,以绵布绞去滓,以膏著绵絮兑头,大疮虽深兑之,脓自出,就兑尽,即生善肉。疮浅者不足兑,著疮中日三,恶肉尽即止。

又疗痈疽发坏出血,生肉黄芪膏方。

黄芪一两　芍药一两　当归一两　大黄　芎劳　独活　白芷　薤白　生地黄各一两

上九味,切,猪膏二升半,煎三上三下膏成。绞去滓,敷兑疮中,摩左右日三。文仲同。并出第四卷中。

又疗痈疽疮,生肉黄芪膏方。

黄芪　细辛　生地黄　蜀椒　当归　芍药　薤白　白芷　芎劳　丹参各一两　猪膏一升半,腊月者　甘草　苁蓉　独活　黄芩各一两

上十五味,以苦酒一升二合,夏月渍一宿,冬月二宿,微火煎三沸,煮酒气尽成,敷之。

又疗痈疽始作便坏,热毒发疮膏方。

羊髓一两　甘草二两　胡粉五分,一法五两　大黄一两　猪膏二升

上五味,切,合膏髓煎二味烊,内甘草、大黄,三上三下,绞去滓,内胡粉,绞令调和,敷疮上,日五度。

又疗痈疽已溃,白芷摩膏方。

白芷　甘草各二分　乌头三分　薤白十五挺　青竹茹鸡子大一枚

上五味,切,以猪膏一升,合煎白芷黄,膏成绞去滓,涂疮四边,勿著疮中。并出第五卷中。

深师内塞散,疗痈疽溃漏,血脉空竭方。

黄芪　细辛　芍药　薏苡仁　白芷　瞿麦各二两　赤小豆七两　干地黄　人参　防风各二两

上十味,切,先以新成白苦酒置新器中,内赤小豆,须臾出铜器中,熬令燥,复须内苦酒中更熬,凡五反止,合捣为散。酒服方寸匕,日夜六七过。腹痛甚,倍芍药。口未闭,倍薏苡仁。脓多,倍黄芪。出第二十八卷中。

《删繁》疗痈疽等毒溃烂,猪蹄洗汤方。

猪蹄一具,治如食法　蔷薇根一斤　甘草五两,炙　芍药五

两　白芷五两

上五味,切,以水二斗,煮猪蹄取八升,去滓,下诸药,煮取四升,稍稍洗疮。出第九卷中。

《千金翼》黄帝问曰:有疽死者奈何?岐伯曰:身有五部,伏兔一,腓二一云膊,背三,五脏之腧四,项五。五部有疽,死也。《删繁》同。本出《灵枢》。

又王不留行散,主痈疽及诸杂肿溃皆服之,亦疗痈肿不溃,苦困无赖方。

野葛皮半分　五色龙骨五两　王不留行子二升,《千金方》用三合,《翼》云一升　桂心一两　当归二两　干姜一两　栝楼末,六合

上七味,为散。食讫温酒服方寸匕,日三,以四肢习习为度,不知渐渐加之。此浩仲堪方。随日济阖黎施行,实为神散,痈肿即消,此方妙。《千金》同。出第十四卷中。

痈肿方二十五首

《集验》疗痈肿,大按乃痛者病深,小按便痛者病浅,按之处陷不复者无脓,按之即复者有脓。若当上破者,脓出不尽,不尽稍深蚀骨,骨碎出,当以鱼导侧际,从下头破令脓出尽,出尽则骨生愈矣。若恶肉不尽者,食恶肉药去之,膏涂之即愈。食肉药方。

取白荻灰水淋之,煎令如膏,此不宜预作,作之十日则歇。并可以去黑子。黑子药注便即拭去,不时拭则伤肤。又一方以桑皮灰亦妙。

凡破诸病肉厚处,当先广封四面,不尔,疮披裂气泄便死,不可救也。以前范汪同。有久痈余疮为败痈深疽,有胫间喜生疮,

中外恶疮，霜寒冻不瘥经年，或骨疽，亦名胫疮，深烂青黑，四边坚强，中央脓血恶汁出，百药疗不瘥，汁溃好肉处皆肿，亦有碎骨从中出者，可温赤龙皮汤洗之，夏月日日洗之，冬日三日四日一洗。溃肉多者，可时敷白蔺茹散食去之，可一日之中三四敷之。止后长敷家猪屎散得瘥也。

取猪矢烧作灰，下绢筛，以粉疽败疮中令满，汁出脱去，便敷之，长敷须瘥也。若更生青肉，复著白蔺茹散如前法也。出第八卷中。

《千金翼》凡五子日夜半、五丑日鸡鸣、五寅日平旦、五卯日日出、五辰日食时、五巳日禺中、五午日日中、五未日日昳、五申日晡时、五酉日日入、五戌日黄昏、五亥日人定。

上以此日时遇疾发者，皆不起也。出第二十三卷中。

《广济》疗痈肿脓溃，内服药，外宜贴膏方。

松脂一斤，炼者　胚脂三合，生　椒叶一两　白蜡三两　蛇衔一两　黄芪一两　芎䓖一两　白芷一两　当归一两　细辛一两　芍药一两

上十一味，切，以水先煎脂、蜡烊尽，内诸药，三上三下，白芷色黄膏成，用剪故帛，可疮大小涂膏贴上，日夜各一。

又疗痈肿脓溃，疮中有紫肉硬不消，以此散兑头内蚀之方。

石硫黄一分，研　马齿矾石二分，熬令汁尽　漆头蔺茹二分　麝香二分，研　雄黄二分　雌黄一分，研　白矾二分，熬令汁尽　丹砂二分，研

上八味，捣筛为散，搅令调熟，以敷疮中，疮恶肉上贴膏，日二易。《千金》并《翼》、深师同。并出第三十卷中。

刘涓子疗痈肿方。

白蔹　乌头炮　黄芩各等分

上三味,捣下筛,和鸡子白敷上,即愈。出第十卷中。

疗痈肿有热,黄芪贴方,数用神验。

甘草炙　大黄　白蔹　黄芪　芎䓖

上五味,各等分,捣筛,以鸡子黄和如浊泥,涂布上,随赤热有坚处大小贴之,燥易甚效。

《删繁》疗痈肿,白蔹薄贴方。

白蔹　当归　芍药　大黄　莽草　芎䓖

上六味,各等分,捣筛,下鸡子黄和如泥,涂布随大小贴之,燥易。

又疗痈肿坚核不消,白蔹贴之方。

白蔹　大黄　赤石脂　芍药　莽草　黄芩　黄连　茱萸

上八味,各等分,捣筛,以鸡子黄和如浊泥,涂布上随核大小贴之,燥易。

又疗痈肿,黄芪贴之方。通按:肿一作疽。

黄芪一两半　黄芩一两　芎䓖一两　黄连　白芷　芍药各二两　当归一两半

上七味,捣筛,以鸡子白和如膏,诸暴肿起处,以涂著布上,已贴燥易,肿处不觉,贴冷便愈。热势毒者,加白蔹一两尤佳。

又疗痈肿,黄芪贴方。

黄芪　大黄　白芷　牡蛎熬　白蔹

上五味,各等分,捣筛,和鸡子贴,燥易。

又疗痈肿已溃,四物黄连薄贴方。

黄连　黄柏　地榆　白芷各一两

上药捣筛,鸡子白和涂布薄痈上,对疮口穿布出痈气,令疏气。

又疗痈肿,一物栝楼薄贴方。

以栝楼根随多少,止一物切五片,内苦酒中熬燥,捣筛之。苦酒和涂纸上,以贴痈肿上。服散人宜用。并出第九卷中。

《千金》疗痈肿,松脂贴方。

当归　黄芪　黄连　芍药　蜡　黄芩　芎䓖　大黄各一两,细切　松脂一斤半　䐃脂一合半

上十味,切,以微火煎之,三上三下,绵布绞去滓,向火炙涂生笺纸上,随大小贴之,一日三度易之,即瘥。

又疗肿蒺藜散方。

蒺藜子一升,熬令黄

上一味,捣筛,以麻油和之如泥,炒令焦黑,以涂故布上,剪如肿大,勿开头搭上。无蒺藜子,用小豆和鸡子如前,干则易之,甚妙。

又搭汤方。

大黄　黄芩　白蔹各三两　芒硝六分

上四味,以水六升,煮取三升,以故帛四重内汁中,以搭肿上,暖复易,昼夜为之。《翼》同。

又痈肿痛烦困方。

以生楸叶十重贴之,以布绵裹缓急得所,日二易。止痛消肿食脓血,良无比,胜于众贴。冬以先收干者,临时盐汤沃润用之,亦可薄削楸皮用之。《备急》、张文仲、《肘后》同。

又诸痈肿牢坚,诸药不疗方。

削附子如棋子,厚一指,正著肿上,以少唾湿附子,火炙附子令热彻,附子欲干,辄令更唾湿之,常令附子热气入肿中,无不愈

者。此法绝妙。并出第二十三卷中。

《千金翼》黄芪汤，主痈肿，热盛口干，除热止渴方。

黄芪　升麻　栝楼　干地黄各二两　麦门冬去心　芍药各二两　黄芩一两半　栀子二十枚，擘

上八味，切，以水一斗，煮取三升，分三服。刘涓子用升麻一两、栀子十四枚，余药同。

又白蔹薄贴，主痈肿方。

白蔹　大黄　黄芩各等分

上三味，捣筛，和鸡子白如泥，涂布上薄贴肿上，干则易之。可以三指撮药末，内三升水中煮三沸，绵注汁拭肿上数十遍，以寒水石末和涂肿上，以纸覆之，干则易之，一易辄以煮汁拭之，日夜三十度。刘涓子同。

又疗痈肿方。

伏龙肝以大酢和作泥，涂布上贴之，干则易之，消矣。

又凡肿已溃未溃者方。

以胶一片，水渍令软，纳纳然称肿之大小贴，当头上开孔。若已溃还合者，脓当被胶，急撮之，脓皆出尽。未有脓者，肿当自消矣。

又方

烧鲤鱼作灰，醋和，涂之一切肿上，以瘥为度，至良。

又温中汤，主痈肿取冷过多，寒中下痢，食完出方。

甘草炙　干姜　附子各六分，炮　蜀椒二百四十枚，汗

上四味，切，以水六升，煮取二升，分三服。忌海藻、菘菜、猪肉、冷水。刘涓子同。出第二十三卷中。

张文仲、刘涓子疗痈消脓，木占斯散方。

木占斯　桂心　人参　细辛　败酱　干姜　厚朴炙　甘草
防风　桔梗各一两　栝楼一两

上十一味，捣为散，服方寸匕，入咽觉流入疮中。若痈及疽，灸亦不能发坏者，可服之。疮未坏者去败酱，已坏发脓者内败酱，此药时有化痈疽令成水，为妙。

《隐居必效方》消痈肿。

白蔹二分　藜芦一分

上二味，捣为末，以苦酒和如泥，贴肿上，日三，大良。《备急》同。出第五卷中。

石痈方五首

《千金》坚如石，核复大，色不变，或作石痈，疗之，炼石散方。

鹿角八两，一作白灰　白蔹三两　粗理黄石一斤，醋五升，先烧石令赤，内酢中，复烧内之，酢尽半止

上三味，捣筛作细末，以余醋拌和如泥，厚涂之，干即涂，取消止，尽更合。诸漏瘰疬药悉皆主之。并须火针疮上，涂膏。

又方

单磨鹿角、半夏涂，不如上方佳也。《集验》、文仲、《小品》、《古今录验》同。

又疗石痈，坚如石不作脓方。

以生商陆根烂捣敷之，燥则易。又治脑漏及诸痈疖。《古今录验》同。

又方

以蜀桑根白皮阴干捣末，消胶，以酒和敷上，即拔出。并出第二十三卷中。

《备急》疗若发肿至坚而有根者，名曰石痈也方。

灸肿三百壮，当石子破碎出，如不出，益壮，乃出。其痈疽、石痈、结筋、瘰疬皆不可针角，针角杀人。《集验》、文仲、《千金》同。出第四卷中。

痈疖方一十四首

刘涓子疗痈疖诸肿有热方。

地黄三斤，洗，细切

上一味，以水一斗，煮取三升，去滓煎汤，令小厚，以涂纸，当疮中央贴之，日再三易，数用大良。并疗牛领上肿。出第十卷中。

《集验》疗痈及疖，如结实赤热者方。

以水磨半夏涂之，燥复更涂，得流便消也。出草中，可自掘，生半夏乃佳。此疗神验，勿不信也。出第八卷中。

《千金》疗凡疖无头者方。

吞葵子一枚即出，勿多服，头多也。

又方

烧葛蔓灰封上自消。

又方

牛粪封之佳。

又方

以鼠粘叶贴之。

又方

用水和雀粪敷之。

又方

狗头骨　芸苔子

上二味,等分,为末,和酢封之。

又疗痈疽,溃后脓不断,及诸物刺伤不瘥方。

取石硫黄三两,粉之,一味,筋一片,碰头令碎,少湿之,内石硫黄中,刺疮孔,以疮瘥为度。通按:筋字可疑。

又干地黄丸,主虚热,消疮疖方。

干地黄四两　大黄六两　桂心二两　芍药三两　茯苓三两　王不留行二两　黄芩二两　麦门冬二两,去心　远志二两　升麻二两　人参二两　甘草二两,炙　枳实二两,炙

上十三味,捣筛,蜜和丸如梧子大。酒服十丸,日三,加至二十丸。长服令人肥健。《翼》同。

又地黄煎方,补虚除热,可将和服取利也。散石痈疽疖痔热,悉宜服百日,痈疽永不发也。

取生地黄随多少,三捣三押,取汁令尽,一味以新布重绞其汁,澄清置铜器中,汤上煮之减半,复下更新布绞去粗碎结浊者,滓秽尽,复煎之浓竭,令如饴糖,置瓷器中。酒服如弹丸大,日三,勿加,至百日服之有验。

又栀子汤,主表里俱热,三焦不实,身体生疮,或发痈疖,大小便不利方。

芒硝二两　大黄四两　栀子二七枚,擘　黄芩二两　知母二两　甘草二两,炙

上六味,切,以水五升煮减半,下大黄,煮取一升八合,去滓,内芒硝二两,分三服。忌海藻、菘菜。并出第一十三卷中。

《千金翼》论曰:一切痈疽皆是疮痕根本,所患痈之后,脓汗不止,得冷即是鼠瘘,是以漏方次之,大须急救之。

马齿草五升,切　槲白皮一斤,水五升煮取一升,澄清　麝香

半脐,干之,仍研作末　杏仁半升,油煎令黑,捣如膏

上四味,以瓷器贮之,合和,以三四重绵密系口,病已成疮者,以泔清净洗拭干。剪作贴子,涂药贴著疮上,日三易。若未作疮,如作瘰疬子者,以艾一升,熏黄如枣大,干漆如枣大,末之,釜月下土三味并末和,艾作炷,灸三七壮。本方疗鼠瘘。出第二十三卷中。

又主疖肿方。

生椒末、曲末、釜月下土末之,以大酢和敷之。并出第二十四卷中。

附骨疽方八首

《千金》诊附骨疽法:凡附骨疽者,无故附骨成脓,故名附骨疽。喜著大节解中,丈夫、产妇喜著胯髀,婴儿亦著脊背。丈夫急者先觉痛,不得动摇,按之应骨痛,经日便觉皮肉渐急,洪肿如肥状是也。小儿才近便大啼呼,即是肢节有痛候也。大人缓者,先觉肥洪洪然,经日便觉痹痛不随。小儿四肢不能动摇,亦如不随状。著肢节解中有洪洪处,不知是附骨疽,令遍身成肿,不至溃死,体皆青黯,大人亦有不别,是附骨疽,呼为贼风风肿也。

又凡人身体患热,当风取凉,风入骨解中,风热相抟,便成附骨疽。其候嗜眠沉重,忽忽耳鸣。又秋夏露卧,为冷所折,风热伏结而作此疾。急者热多风少,缓者风多热少。小儿未知取风冷,何意而有此疾,由其血气盛肌嫩,渐为风冷折之,即腠理凝结故也。

又凡骨疽者,久疮不瘥,瘥而复发,骨节孔中出,名为骨疽方。

以猪胆和楸叶捣封之。

又方

捣白杨叶,下筛敷之。

又方

穿地作坑,口小里大,深三尺,取干鸡屎五升,以艾及荆叶和之,令可燃火,令烟出,内疽孔坑中,以衣拥坑口,勿泄烟,半日许当有虫出。

又痈疽败及骨疽方。

末龙骨,粉疮四面厚二分。

又方

用自死虾蟆一枚,头发一把,以猪膏一片半,内二物煎之,消尽下之,欲冷,内盐一合搅和,以膏著疮中,日一易,虫出如发,虫尽愈。

又骨疽百方疗不瘥方。

可疮上以艾灸之三日三夜,无不愈也。并出第二十三卷中。

《备急》若骨疽积年,每一年一发,汁出不瘥方。

取胶熬捣末,粉勃疮上,及破生鳢鱼以搨之,如食顷,刮视其小虫出,更洗更敷,虫出尽止。《备急》、文仲同。

又疗疽疮骨出方。

黄连 牡蛎各二分,熬

上二味,末,先以盐汤洗,以粉之。文仲同。出第四卷中。

癭疽方一十六首

《集验》论:胸中痛少气,急入暗中,以手掩左眼,竟视右眼见光者,胸中结痈也。若不见光,癭疽内发。若吐脓血,此不疗之疾,宜以灰掩脓血上,不尔,著傍人也。又齿间臭,热血出,是癭疽也,七日死。疔所不瘥,宜以灰掩地血。瘭疽喜著指,与代指相似,人不别者,亦呼作代指。不急疗,其毒逐脉上,入脏杀人也。南方人得此疾,皆斩去指,恐其毒上攻脏。故瘭疽著指头者,其先作黯疱,然后肿赤黑黯,瘆痛入心是也。出第八卷中。

《千金》瘭疽论说曰:瘭疽者,肉中忽生点子如豆粒,小者如黍粟,剧者如梅李,或赤黑青白,不定一种。其状有根不浮肿,痛瘆应心,根深至肌,少久便四面悉肿,疱黯黯紫黑色,能烂坏筋骨也。毒散逐脉,入脏杀人,南方人名为榻著。毒著厚肉处,即割去之;亦烧铁烙疱上,令焦如炭;亦疱上灸百壮为佳。单捣酸草叶敷肿四面,防其长大,饮葵根汁及蓝青汁,若犀角汁、升麻汁、竹沥汁、黄龙汤诸单疗,折其势耳。其病亦喜著指,故与代指相似,人不识之,呼作代指,不急疗之,亦逐脉上,入五脏杀人。南方人得之,皆斩去指。疽著指初,指头先作黯疱,然后肿赤黑黯,瘆痛入心是也。复有恶肉病者,身上忽有肉如赤豆粒,突出便长,推出如牛马乳,上如鸡冠状,不疗,自长出不止,不痛痒。此由春冬时受恶风入肌脉中,变成此疾。疗之宜服漏芦汤,外烧烁,日日为之,令焦尽,竟以升麻膏敷之,积日乃瘥。《备急》同。出第二十三卷中。

刘涓子疗瘭疽,侵淫广大,羊髓膏方。

羊髓二两　大黄　甘草炙　胡粉各二两

上四味,咬咀,以猪膏二升半,合煎,微火三上三下,绞去滓敷,日四五。深师云:兼疗赤黑烂坏成疮。出第五卷中。

《千金》疗瘭疽著手足肩背,累累如米起,色白,刮之汁出,愈复发方。

黄芪六分　款冬花二分　升麻四分　附子一分,炮　苦参一

分　赤小豆一分

上六味，下筛。酒服半钱匕，渐增至一钱，日三服。《范汪方》无苦参，有赤小豆。

又方

虎粪白者，以马尿和之，曝令干，烧灰粉之。《翼》同。

又方

胡粉　青木香　龙骨　滑石各二两

上四味，下筛，以米粉一升和之，稍以粉之，日四五。

又方

灶室尘　灶突中墨　灶釜底土各一升

上三味，合研令匀，以清水一斗煮三沸。取汁，洗疮，日二三度。

又凡瘰疬手足肩背忽磊磊，如赤小豆，刺之汁出者是，疗之方。

剥却疮皮，温泔清洗，胡燕窠和百日男子矢涂之。

又方

熬芜菁子熟捣，帛裹敷之，勿止。文仲、《备急》、《肘后》同。

又方

熬麻子末摩上，日五六度。

又方

面和酒敷之。

又方

鲫鱼三寸长者，乱发如鸡子大，猪脂一斤煎，以成膏涂之。

又疗瘰疬秘方，世所不传，神良无比。

射干　甘草炙　升麻　枳实炙，各二两　大黄十分　麝香二分，研　干地黄二两　犀角六分，屑　前胡三两，本方云三分上九味,切,以水九升,煮取三升,分三服,瘥止,不限剂数。《翼》同。深师加黄芩十分,余同。

又瘰疬,漏芦汤方。

漏芦 白蔹 黄芩 麻黄去节 白薇 枳实炙 升麻 芍药 甘草各二两,炙 大黄三两

上十味,切,以水一斗,煮取三升,分三服。无药,单用大黄下之良。张文仲、《备急》并《翼》同。

又升麻膏方

升麻 白薇 漏芦 连翘 芒硝各二两 黄芩 蛇衔 枳实各二两,炙 栀子仁二十枚 蒴藋四两

上十味,切,捣破令细,后以水三升渍半日,以猪膏五升煎,水气竭去滓。敷诸丹毒皆用,及热疮肿上,并日三易之。

升麻揩汤方。

升麻 漏芦 芒硝各二两 栀子二十枚 黄芩三两

上五味,切,以水一斗,合蒴藋五两,煮取七升,冷揩诸丹肿上,常令湿,内宜服漏芦汤,甚佳。

又疗瘰疬侵淫多汁,日就浸大,胡粉散方。

胡粉二分,熬 黄连三分 甘草二分,炙 茼茹二分

上四味,下筛,以粉疮上,日三。《翼》、文仲、《备急》、深师同。并出第二十三卷中。

《千金翼》薄擒汤,主瘰疬侵淫欲作未成,或如桃李核,或如鸡子赤焮方。

甘草炙 黄芩 大黄 黄连 当归 芒硝各一两

上六味,切,以水一斗,煮取三升,绞去滓,铛中下芒硝一沸,搅之,贴布帛中,以擒肿上,数百遍。刘涓子、深师同。出第二十

三卷中。

缓疽方四首

《集验》论:有缓疽者,初结肿形似痈,回回无头尾,其色不异,但痛深有根核,又与皮肉相亲著外耳,一名内痈。其有大者如拳,小者如桃李状,积日不消,喜变紫色黯黑,久即皮内俱烂,如牛领疮状,便通体遍青黯色,而不作头穿溃出脓。初作服五香连翘汤,镵去血,以小豆薄涂之,其间数针镵去血,又薄之取消也。若不消,色未变青黯者,以炼石薄之。若失时不得疗,已烂者,犹服五香连翘汤,及漏芦汤下之,随热多少投方也,外以升麻汤拓洗之,薄升麻膏。若生臭恶肉者,可以单行一物白蔺茹散敷之,青肉去尽便停也。好肉既生,但敷升麻膏良;不生,单敷一物黄芪散也。若敷白蔺茹散,积日青恶肉不尽者,可以漆头赤皮蔺茹取半钱匕,和三大钱匕白蔺茹散中,合和敷之。恶肉去尽,还以淳用白蔺茹散也。视好肉欲生,可敷黄芪散也。黄芪散方、白蔺茹散方、漆头蔺茹散方,并一味单行,随多少捣筛为散。出第八卷中。

范汪飞黄散,疗缓疽恶疮,食恶肉方。

取丹砂著瓦盆,南雌黄,著中央磁石,北曾青,东白石英,西礜石,上石膏,次钟乳,下雄黄,覆云母,薄布下,各二两。先捣筛瓦盆中,以一盆覆上羊毛泥令厚,作三隅灶,烧之以陈苇,一日成,取其飞者使之,甚妙。

又疗缓疽,以飞黄散食恶肉令尽,作土灶熏之方。

雄黄一两　鸡白屎一两　黎芦一两　丹砂一两　干鳗鲡鱼一两

上五味,捣下筛,青布裹之,熏经三日乃止,止毕,要以蛇衔膏摩之良。简《范汪方》无蛇衔膏,《崔氏方》附于后。并出第三十一卷中。

崔氏蛇衔膏,疗痈肿瘀血,产后血积,耳目暗等,牛领马鞍疮方。

蛇衔一两　大黄　附子去黑皮　芍药　当归　细辛　黄芩　大戟　椒去目　莽草　独活各一两　薤白十四茎

上十二味,并切之,以苦酒淹之一宿,以不中水成炼猪膏二升,龙衔藤一两,合膏煎,名龙衔膏。今又有龙草,似蛇衔而叶大耳。亦有取其根合煎者,亦名龙衔膏。出第二卷中。

《小品》疗缓疽,初作即以小豆薄涂之,亦消也。出第十卷中。

发背方四十一首

其乳石发背自有正方在第三十八卷中具述

《千金》论曰:凡发背皆由服饵五石、寒食、更生散所致,亦有单服钟乳而发者,又有生平不服诸石而自发背者,此是上代有服之者。其候率多于背两胛间起,初如粟米大,或痛或痒,仍作赤色,人皆初不以为事,日渐长大,不过十日,遂至不救。其临困时,方圆径三四寸,高一寸,疮有数十孔,以手按之,诸孔中脓皆反出,寻即失音不言。所以养生者,小觉背上痛痒有异,即取净土冷水和泥捻作饼子,径一寸半,厚二分,以粗艾大作炷,灸泥上,贴著疮上灸之,一炷一易饼子。若粟米大时,可灸七饼即瘥。若榆荚大,灸二七炷即瘥;至钱许大,日夜灸不住乃瘥,并服五香连翘汤,及铁浆诸药攻之,乃愈。又常以冷水射之,渍冷石熨之,日夜勿止,待瘥住手。此病忌面、酒、肉、五辛等。亦有当两肩上发者。

又论曰：凡服石人皆须大劳役，四体无得自安，如其不尔，多有发动，亦不得遂便恣意取暖，称适己情，必须违欲以取寒冻，虽当时不宁，于后在身多有所益，终无发动之虑。

又发背方。

凡肿起于背胛中，头白如黍粟，四面相连，肿赤黑，令人闷乱者，名发背也。即禁房，慎蒜、面。不速灸治，即入内杀人，灸当疮上七八百壮。有人不识，多作杂肿疗之，皆死。

又方

取乱发灰，酒服方寸匕。

又方

以三年酢滓，微火煎令调，和牛脂封上，日一易。

又方

取狗牙灰，酢和敷之。

又方

取猪羊脂封之，亦疗发乳。

又方

以蛇头灰，水和敷之。

又方

饮铁浆三升，下痢为佳。

又方

以鹿角灰，酢和涂之。《古今录验》同。

又方

烧古蟱，末之如粉，鸡子白和敷上，日三，即瘥止。

又发背及痈疽溃漏，并未溃毒肿方。

栝楼　榆皮　胡燕窠　鼹鼠土　女人月水布洗取汁

上五味,并须等分,以月水汁和如泥,封肿上,干即易之。溃者四面封,已觉即封,从一日至五日,令瘥。《翼》同。

又疗痈疽溃漏发背,及小小瘰疬,李根散方。

李根　半夏洗　栝楼各一升　甘草二两,炙　葛根三两　桂心四两　当归二两　通草一两　芎䓖一两半　白蔹一两　桔梗二两　厚朴炙　黄芩各一两　芍药四两　附子一两,炮

上十五味,为散,酒服方寸匕,日三。疮大困者,夜再服。有患发背骨出,身有三十余痈疖,服此瘥。忌羊肉、饧、海藻、菘菜、猪肉、冷水、生葱。范汪同。

又治诸虚不足,发背痈疽经年,瘥后复发,或由大风聚结毒气在内闭塞,夏月已来,出攻于背,久不疗,积聚作脓血,为疮内漏,大内塞排脓散方。

山茱萸　五味子　茯苓　干姜各六分　当归四分　附子二分,炮　肉苁蓉八分　石斛五分　菟丝子三分,酒渍　巴戟天八分　瞿麦三分,一云地麦、地肤,地肤子也　远志八分,去心　人参五分　甘草五分,炙　麦门冬八分,去心　石韦四分　芎䓖四分　芍药五分　干地黄八分　桂心八分

上二十味,为散,酒服方寸匕,日三夜一,稍加至两匕。长服终身不发痈疖。忌同前。

又内补散,疗痈疮发背方。

蜀升麻　黄芩　人参各二分　干姜　白蔹　桂心　甘草炙　附子炮　防风各一两　芎䓖一两　赤小豆

上十一味,为散,酒服方寸匕,日三夜再。一云蜀椒,非。

又内补散,主痈疽发背已溃,排脓生肉方。

当归　桂心　人参各二两　芎䓖　厚朴炙　桔梗　甘草炙
防风　白芷各一两

上九味为散,酒服方寸匕,日三夜再。疮未合,服勿停。忌
海藻、菘菜、生葱。范汪同。

又瞿麦散,主排脓止痛利小便方。

瞿麦二两　芍药二两　桂心半两　赤小豆半合　芎䓖半两
白蔹半两　黄芪一两　当归二两　麦门冬二两,去心

上九味,为散。先食,温酒服方寸匕,日三。忌生葱。《翼》、
深师同。

又薏苡仁散,主令痈自溃,长肌肉方。

薏苡仁　桂心　干姜　白蔹　当归　肉苁蓉各一两

上六味,为散。先食,温酒服方寸匕,日三夜再。《翼》同。

又黄芪竹叶汤,主胸背游热痈疽方。

生地黄八两　黄芪　甘草炙　芍药　黄芩各三两　人参
石膏碎　芎䓖　当归各二两　生姜五两　大枣三十枚,擘　半夏
四两,洗　淡竹叶切,一升　麦门冬去心,三两

上十四味,以水一斗二升,煮竹叶取九升,去滓,内药煮取三
升。分四服,相去如人行五六里再服,日三夜一。忌海藻、菘菜、
羊肉、饧。《古今录验》同。

又排脓内塞散,主大疮热已退,脓血不止,疮中肉虚疼痛方。

防风　茯苓　白芷　桔梗　远志去心　甘草炙　人参　芎
䓖　当归　黄芪各一两　桂心二分　附子炮,二枚　厚朴二两
赤小豆五合,熬

上十四味,捣散。酒服方寸匕,日三夜一。忌同前。

又麝香膏,主诸恶疮及痈疽发背,去恶肉方。

麝香研　雄黄研　真珠研,各一两　矾石一两,熬

上四味,细筛,以猪膏搅令如泥,涂恶肉尽止,更敷生肉膏佳。

又疗痈疽败坏,生肉膏方。

生地黄一斤　辛夷　独活　当归　黄芪　大黄　芎劳各一两　薤白五两　白芷　芍药　黄芩　续断各一两

上十二味,切,以腊月猪脂四升煎,敷之佳。

又方

大黄　附子炮　芎劳　雄黄　真珠各一两　白敹　矾石烧　黄芩　蔄茹各二两　雌黄一两　莽草一两

上十一味,先以猪膏一升半,煎六沸,去滓,内蔄茹、矾石末搅之,涂疮上,恶肉尽止。刘涓子同。

又方

蔄茹漆头者　矾石各二分,熬　雄黄二分,研　硫黄二分

上四味,为散,内疮口中,恶肉尽止,勿使过好肉也。

又发背上初欲作肿,即服此方。

栀子仁一百枚　大黄　升麻　黄芩　甘草炙,各三两

上五味,切,以水九升,煮取三升半,分三服,使利便止,不下更进一服。忌海藻、菘菜。从瞿麦散以下九方,并疗发背部中已次之。文仲、《备急》同。并出第二十三卷中。

范汪疗痈肿发背,虎牙散方。

虎牙炙　干姜　附子炮　当归　甘草炙　防风　桂心　王不留行　茯苓各一两

上九味,捣下筛,服方寸匕,日三。忌同前。出第三十一卷中。

又疗痈发背,排脓内补,铁屑散方。

当归　人参　细辛　甘草炙　苁蓉　黄耆　桂心　防风

黄芩　铁屑　芎䓖　芍药

上十二味,各等分,合捣为散,服方寸匕。忌同前。

又疗痈肿牢核,发背成脓,莽草膏方。

莽草　芎䓖　当归　细辛　附子炮　黄芩　乌头炮　牛膝　蹢躅　野葛　茯苓　防风　杜蘅各一两　猪脂二斤

上十四味,切,用猪肪合煎,去滓,敷疮上,日再。忌同前。

又卓氏白膏,疗痈疽发背,金疮已坏,及未败火疮,诸病疥患疗之方。

当归　附子炮　细辛　芎䓖　续断　牛膝　通草　甘草炙　白芷各二两　蜀椒三合　芍药　黄芪各一两

上十二味,㕮咀,以猪膏二升,煎之微火上,以白芷色黄药成,绞去滓,以敷疮上,日三。忌同前。

又疗发背发乳房及诸恶疮膏方。

黄连　当归　马齿　芎䓖　薯蓣各一两　真珠十四枚　矾石半两烧　黄柏半两　石韦三分,去毛　生竹皮三合　猪肪一斤

上十一味,㕮咀,细切肪,美酒一升合煎,石韦焦膏成,去滓。有病稍稍敷上,亦可酒服枣核大一枚。忌同前。并出第四十一卷中。

《救急》疗发背,百无不瘥方。

取猪、羊脂切作片,冷水浸取贴上,暖彻易之,五六十片即瘥。若初贴少许即寒,寒定好眠,甚妙。

又疗发背,若初觉赤肿,肿上作小疮,疼不可近方。

急用针刺上七八针,取冷水用筒击射肿上,日夜不止,疼歇肿消。出第五卷中。

又疗发背方。

取白面溲围肿四畔,令童子七人尿渍之。

又方

以马粪封之,干易。妇人发乳亦瘥。

又方

取蔚臭草捣取汁,服一鸡子,滓封上,热即易之。

又方

捣地菘汁一升,日再服,以瘥止。

又方

大黄　石灰熬　小豆

上三味,等分,末,白酒和涂,立效。忌羊肉、热面、大酢。并出第六卷中。

《近效》凡发背皆发出自肠胃,流入五脏,仕流多脚气为主,或有先服乳石并热肉面,并失饥房室过度,皆作此疾。纵身不曾服乳石,先代服亦有此病。或有下里人服面过度,亦有患者。请依后方,万不失一。发背亦觉有肿,即须审看根硬软,如硬头一点白,烧四边紫黑色,时掣痛,憎寒不食,状若天行,此石痈。知是此状,即须当上灸一百壮,艾炷大如鼠屎许大。凡发背初亦一点白,四边赤色,渐渐长大,或杯盏并碗许大,四边生饭浆小小疮如粟米许大,亦时时抽掣痛,此两状皆是死病。十日内堪医,十日以外不济,就中冬月得此病,即延得三五日。其发背初觉,即须当头灸二十一壮,如杯许大,即五花灸之,各二十一壮,即服牛蒡子、栝楼、葛粉。第二服犀角汤泻之,不然服犀角丸亦得大效也。忌梨、鲤鱼、面、酒、肉、浆水、粥。真鸿胪贾显录。

凡发背候,憎寒壮热,身如拘束,或口干不用食,疮初出如青紫色者毒重,赤者轻,脓如稀泔者极重,脓稠白赤者轻。张道士升玄房陵口录留。

又疗恶寒啬啬,似欲发背,或已生疮肿瘾疹起方。

硝石三两

上一味,以暖水一斗和令消,待冷,取故青布叠三重,可似欲赤处方圆湿布搵根,热即换之,频易瘥。

又疗发背及一切毒肿方。

生麻油六合 黄丹二两半 地胆两钱,捣碎,筛 生栗子四十九枚,取大小中者,熬焦,去皮,碎,绢筛

上四味,和于铜器中盛,用炭火重汤煎,候沫溢出,与器口欲平,取小麦一合,分二人嚼取筋,急内药中搅,使与相和,膏擎下,安铜器冷水中,成膏讫,以故帛涂膏贴所苦处,晨夕换膏。

又疗前疮定讫,令生肌方。黄四员外云极效。

麝香两钱 枣皮灰半两 生麻油六合

上三味,依法和,用火重汤上煎十余沸,稀稠前药相似,取故绵涂膏贴疮上,膏渐取瘥减,惟得吃白羊头肉,但是豆并不得吃。余如药法。

又疗痈肿犀角丸,主肠痈、乳痈、发背,一切毒肿,服之化为水,神验方。

犀角十二分 蜀升麻 黄芩各四分 大黄五分 防风四分巴豆二十二枚,去心皮,熬令黄 人参四分 当归四分 黄芪四分 干蓼蓝 黄连 甘草炙 栀子仁各四分

上十三味,捣为末,别捣巴豆,成膏内末和,以杵研捣令相得,炼蜜和搜,更捣二三百杵,暖汤服三丸如梧子,得利三两行,吃冷粥止即瘥,不利加至四五丸。初服取快利,后渐减丸数,取鸭溏微泄为度,老小以意增减,肿消及和润乃止。利却黄水即觉轻,皮皱色变,一切肿皆内消,神验不可论。忌热面、蒜、猪肉、芦笋、鱼、海藻、菘菜、生冷、粘食。以上并主发背。

痈疽发背杂疗方二十六首

刘涓子疗发背发乳，口已合，皮上急痛，生肉摩跪折，丹参膏方。

丹参　防风　白芷　细辛　芎䓖　黄芩　芍药　牛膝　大黄　槐子　独活　当归各一两

上十二味，切，以腊月猪脂五升，微火煎三上三下，膏摩病，日三四，不须向火。《古今录验》同。出第五卷中。

《肘后》疗诸痈疽发背及乳方。

熬粲粉令黑，鸡子白和之，以涂练上贴痈，小穿练上作小口，以泄毒气令散，燥复易之。此药神效。文仲、《备急》同。

又方

以釜底土捣取散，以鸡子中黄和涂之，加少豉弥良，以五月葫及少盐佳。文仲、《备急》同。一本无下一法。

又方

取茱萸一升捣之，以苦酒和，贴痈上，干易之佳。

《删繁》疗痈疽发背，九物大黄薄贴方。

大黄　黄芩各三两　白芷二两　寒水石五两　白蔹五两　黄柏二两　石膏　赤石脂　黄连各三两

上药下筛，以三合投粉糜二升中和之，薄涂纸贴肿上，燥易之，肿下止，不下厚敷之。忌生冷、热面、大酢。

又猬皮散，疗诸瘘及浮核坏败，并主男子发背，女子发乳等痈疽，或脓血肉瘤方。

猬皮一具，烧　杜仲八分，炙　续断五分　附子炮　地榆各五分　厚朴八分　藁本五分　当归　桂心各五分　小露蜂房一具，烧上十味，捣筛为散，服方寸匕，日三服，酒进，取瘥止。忌猪肉、生葱、冷水。

又陵鲤甲散，疗发背、乳房痛肿方。

陵鲤一头，取甲爪，炙　桂心三分　当归二分

上三味，捣筛为散。服方寸匕，日三服，酒进。出第九卷中。

《千金》疗痈疽发背，猪蹄汤方。

猪蹄一具，治如食法　黄芪　黄连　芍药各三分　黄芩三两　蔷薇根　狼牙根各八两

上七味，以水三斗，煮蹄令熟，澄取二斗清，切药，煮取一斗，洗疮一食顷，以绵拭燥，著生肉膏，日二瘥。生痂止痛，加当归、甘草各二两。

又疗痈疽发十指，或起膀胱及发背后生恶肉方。

猪蹄一具　当归　大黄　芎䓖　芍药　黄芩　独活　莽草各一两

上八味，蹄取膝下断，治如食法，以水二斗煮取八升，内药，煮取四升，去滓。渍疮两食顷，拭令燥，以麝香膏敷之。其方在前发背部中，只有四味者是也。

又生肉膏，主痈疽发背已溃，令生肉方。

甘草炙　当归　白芷　苁蓉　蜀椒　细辛各二两　乌喙六枚　薤白二十茎　干地黄三两　续断一两，无以蛇衔替之

上十味，以好酢半升相和，渍二宿，猪膏三斤，煎令三沸，三上三下膏成，使用。刘涓子同。

又痈发腹背阴匿处，通身有数十者方。

取牛粪干者烧，捣下重绢，以鸡子白和以涂之，干复易。《肘后》、张文仲、《备急》同。

又若已结脓，使聚长者方。

以生栝楼根细捣,苦酒和敷上,燥复易之,末赤小豆亦佳。

又凡发背为痈疽已溃未溃者方。

以香豉三升,少与水和,熟捣成强泥,可肿作饼,厚三分,已有孔勿覆孔,可肿上布豉饼,艾列其上,灸其豉,使温温热而已,勿令破肉也。其热痛急易之,痈疽当减,便得安。或一日二日灸之。若先有疮孔,孔中汁出即瘥。《备急》、文仲并《翼》同。

又痈肿发背初作,及经十日以上,肿势焮热,毒气猛盛,日夜疼痛,百药不治者方。

断鸡子一枚　新出狗矢如鸡子大

上二味,搅令调和,微火熬之,令稀稠得所,捻作饼子,肿头坚处贴之,以纸贴上,以绵抹之,时时看之,觉饼子热即易,勿令动转及歇气,经一夜定。其多日患者,三日贴一度瘥止。谨按《千金》论曰:此方秽恶,不可施于贵胜,然其愈疾一切诸方皆不及。又自外诸方还复备员作仪注而已,学者常当晓斯,以备诸急云耳。并出第二十三卷中。

《千金翼》诸痈肿发背,及痈疖已溃烂疼痛方。

蒸糜谷更递熨之,当即愈。一云蔷薇壳更灸熨之。

又连翘五香汤,主一切恶核疮肿方。

连翘　射干　升麻　独活各二两　桑寄生二两　通草二两大黄三两　丁香一两　青木香二两　沉香二两　薰陆香二两麝香三两

上十二味,㕮咀,以水九升,煮减半,内竹沥二升,煮取三升,分三服,未瘥,中间常服佳。

又五香汤,主恶气毒肿方。

沉香　青术香　丁香各一两　薰陆香一两　麝香半两上五味,切,以水五升,煮取一升半,分三服。《集验方》用鸡舌香一两,不用丁香。出第二十四卷中。

崔氏疗发背及诸疮,久不瘥,有效方。

先以甘草汤洗疮,拭极干,乃嚼胡麻敷上,干即易,从旦至日西,去胡麻。乃取黄连末、滑石末,中半相和,以敷疮上,数数易。明日又依前敷胡麻及黄连等末,更不须洗疮,不过六七日,即瘥。《必效》《备急》同。

又连翘汤,疗患疮肿而渴方。

连翘 蜀升麻各二两 黄芩三两 枳实二两,炙 干蓝三两 芍药二两 玄参二两 白蔹二两 甘草二两,炙 羚羊角屑,二两 通草二两 黄芪二两 大黄三两

上十三味,切,以水八升,煮取二升半,分三服,利一两行后,更服去大黄、干蓝,即不利。忌海藻、菘菜。

又犀角饮子方。

犀角三两,屑 羚羊角三两,屑

上二味,以水八升,煮取三升,渴即饮,尽更作之,时热恐坏,悬著井底,甚妙。

又五香连翘汤,疗恶疮热毒肿,恐恶毒气入腹,兼取利以泄毒气方。

连翘三两 蜀升麻二两 薰陆香二两 淡竹沥一升 麝香一分,研 青木香二两 丁香一两 独活二两 寄生三两 射干二两 甘草二两 沉香一两 大黄四两,水一升别渍 朴硝二两,熬干别内

上十四味,切,以水一斗,煮取二升半,绞去滓,然后内大黄、朴硝、竹沥,更煮一两沸,去滓,内麝香。分温三服,服别相去如人行十里久,以得利一二行为度。慎鸡、猪、鱼、蒜、生冷、酢滑、油腻、面食、小豆、五辛、葵菜等。《备急》、文仲同。并出第五卷中。

《备急》葛氏疗始发诸痈疽发背及乳房方。

皆灸上百壮。半夏末、鸡子白和涂良。姚云：生者神验，以水和涂之。《肘后》、文仲、《古今录验》、《小品》并同。

又方

以酢和墓上土茱萸，捣姜、小蒜薄贴并良。《肘后》、文仲同。并出第四卷中。

《救急》疗热毒风丹并发背，犀角膏方。

犀角六分，屑　升麻十大分　羚羊角六分　栀子仁二七枚　薤白切，一升　吴蓝八分，大蓝亦得　玄参六分　续断　大黄　白蔹　射干　白芷各六分　蛇衔切，一升　寒水石十二分　黄芩六分　慎火草切，一升　麻黄六分，去节

上十七味，切，以竹沥三升，生地黄汁五合，渍药一宿，内猪脂二升，微火上煎十上十下，候白芷黄膏成，去滓，涂病上。出第五卷中。

文仲疗发背及妇人发乳及肠痈，木占斯散方。

木占斯　厚朴炙　甘草炙　细辛　栝楼　防风　干姜　人参　桔梗　败酱草各一两

上十味，为散。酒服方寸匕，日七夜四，以多为度。病在上当吐，病在下当下脓血，此谓肠痈之属。凡痈肿即可服，兼疗诸疽痔。若疮已溃便早愈，发背无有不疗。长服去败酱。亦疗妇人诸产症瘕，益良。是刘涓子方。《千金》、范汪、《删繁》、《古今录验》同。出第五卷中。

《古今录验》疗诸痈疮发背有脓血，当归贴方。

当归一分　蛴螬一分　丹参一分　附子一分，炮　蜡蜜一分　栀子十枚　桂心一分　胶一分

上八味，合煎，以贴疮上。出第二十一卷中。

第二十五卷

水谷痢方一十首

《病源》水谷痢者,由体虚腠理开,血气虚,春伤于风,邪气留连在肌肉之间,后遇脾胃大肠虚弱,而邪气乘之,故为水谷痢也。脾与胃为表里,胃者脾之腑也,为水谷之海;脾者胃之脏也,其候身之肌肉。而脾气主消水谷,水谷消,其精化为荣卫,以养其脏,充实肌肤。大肠肺之腑也,为传道之官,化物出焉。水谷之精,化为血气者,行于经脉,其糟粕行于大肠也。肺与大肠为表里,而肺主气,其候身之皮毛。春阳气虽在表,而血气尚弱,其饮食居处,运动劳役,血气虚者,则为风邪所伤,客在肌肉之间,后因脾胃气虚,风邪又乘虚而进入于肠胃,其脾气弱者,不能克制水谷,故糟粕不结聚而变为痢也。又新食竟取风,名为胃风。其状恶风,头多汗,膈下塞不通,食饮不下,腹胀形瘦,腹大失衣则䐜满,食寒则洞泄。洞泄者,痢无度也。若胃气竭者,痢绝即死。诊其脉小,手足寒,难疗也。脉大,手足温,易疗也。下白沫,脉沉则生,浮则死。身不热,脉不悬绝滑大者生,悬涩者死,以脏期之也。脉绝而手足寒,晬时脉还手足温者生,脉不还者死。脉缓时小结者生,洪大数者死。悬绝而涩者死,细微而涩者生。紧大而滑者死,得代绝脉者不死。《养生方》云:秋三月,此谓容平,天气以急,地气以明,早卧早起,与鸡俱兴,使志安宁,以缓秋刑,收敛神气,使秋气平,无外其志,使肺气清,此秋气之应,养收之道也。逆之则伤肺,冬为飧泄。又云:五月勿食未成核果及桃李,发痈疖。不尔,发寒热,变黄疸,又为泄痢。出第十七卷中。

《广济》疗赤白、水谷、冷热等痢方。

地榆六分　白术五分　赤石脂七分,研　厚朴六分,炙　干姜六分　熟艾四分　龙骨七分　甘草四分,炙　黄连十分　乌梅六分,熬　人参六分　当归五分

上十二味,捣筛为末,蜜丸。以米饮汁服二十丸如梧桐子大,日三服,加至三十丸。出第四卷中。

《集验》论,黄帝问曰:人若溏泄下痢者,何也?对曰:春伤于风,夏生溏泄,肠澼久风,亦为溏泄也。

又疗热水谷下痢,黄连阿胶汤方。

黄连　阿胶炙,各二两　栀子三十枚　乌梅二十枚　黄柏一两

上五味,切,以水七升,煮取二升半,分为再服,神良。《备急》同。《肘后》名乌梅汤,疗热下蟨。

又方

黄连一升,金色者　陈米五合

上二味,以水七升,煮取二升,分再服。《肘后》、文仲同。并出第四卷中。

《删繁》疗中焦热,水谷下痢,蓝青丸方。

蓝青汁三升　黄连八两　黄柏四两　阿胶五两,炙　白术地榆　地肤子　乌梅肉各三两

上八味,捣筛为散,用蓝汁和,微火上煎取可为丸,丸如杏子大,饮进三丸。出第四卷中。

崔氏疗水谷痢方。

干姜三分　鸡子二枚　小豆二百粒,炒令香　黄连三分

上四味,捣筛三味,内鸡子黄白中,熟搅令相得,微火上炒,令可丸,一服五十丸如小豆大,且以饮服,瘥即停。出第三卷中。

文仲疗因仲夏热多,令人发水谷痢,肠中鸣转,一泻五六升水方。

黄连去毛　厚朴各三两

上二味,切,以水三升,煮取一升,顿服之。出第三卷中。

《必效》疗水谷痢方。

小豆一升,煮　蜡二两,煮

上三味和,顿服之,即愈。

又方

棕榈皮烧灰

上一味,研,以水和,服三方寸匕。并出第二卷中。

《古今录验》疗热水谷下痢方。

黄连　阿胶各二两　栀子二十枚

上三味,切,以水七升,煮取二升,分为三服。

又方

黄连　当归　甘草炙,各二两　酸石榴皮三两

上四味,切,以水三升,煮取一升半,分为三服。并出第十卷中。

水痢方六首

《广济》疗水痢及霍乱,《崔氏方》同,云冷痢,食不消化,及有白脓,日夜无节度。但疑是冷,悉主之方。

白石脂　干姜各八分

上二味,捣筛为末,以沸汤和少许面薄糊和药,并手捻作丸,如食法。下不止,加干姜八两。忌如常法。

又疗水痢腹中气方。

茯苓八分　白龙骨八分,研　诃黎勒皮八分　黄连八分　酸石榴皮八分

上五味,捣筛为末,蜜丸,空心以饮服如梧子大三十丸,日二服,瘥止。出第四卷中。

文仲疗水痢百起者,马蔺散方。

马蔺子　干姜　黄连原无分两

上三味,为散,熟煮汤取一合许,和二方寸匕,入腹即断,冷热皆治,常用神效,不得轻之。忌猪肉、冷水。

又方

朽骨灰牛骨灰亦得　神曲炒黄

上二味,等分,为散,空腹饮服一方寸匕。无六月六日曲时,用常曲亦得,御传。并出第三卷中。

《经心录》主水痢方。

鸡子二枚　黄蜡一两

上二味,熬熟食之,宜空肚食之,日三服佳。

又方

黄连　仓米各三两

上二味,作散,和鸡子七枚,令熟并捻作丸,煮赤豆作浆粥,服三十丸,日三服。若渴但饮豆浆粥。并出第二卷中。

久水痢不瘥肠垢方四首

《病源》:肠垢者,肠间津液垢腻也。由热痢蕴积,肠间虚滑,所以因下痢而便肠垢也。出第十七卷中。

《肘后》疗水下积久不瘥,肠垢已出者方。

乌梅二十枚

上一味,以水二升,煮取一升,顿服之。

又方

石榴一枚

上一味,合皮捣,绞取汁,随多少服之,最良。

《备急》疗水下积久不瘥,肠垢已出者方。

赤石脂　桂心　干姜　附子炮

上四味,等分,捣筛,蜜丸如小豆。每服三丸,日三服,饮下。《肘后》同。出第六卷中。

文仲治久水痢难断方。

黄连二两　黄柏二两　阿胶二两,炙

上三味,捣筛为散,以苦酒、蜜各半升煮,内阿胶令烊,又内诸药,令可丸。饮服三丸,日四。此是古方,极要。

冷痢方二十二首

《病源》:冷痢者,由肠胃虚弱,受于寒气,肠虚则泄,故为冷痢也。凡痢色青、色白、色黑,皆为冷也。色黄、色赤,并是热也。故痢色白,食不消,谓之寒中也。诊其脉,沉则生,浮则死。出第十七卷中。

《广济》疗冷痢青白色,腹内常鸣,其痢行数甚疏,出太多,此是冷痢,宜服调中散方。

龙骨　人参　黄连　阿胶炙　黄柏各一两

上五味,捣筛为散,煮米饮服两方寸匕,日两服,瘥停。出第四卷中。

《肘后》疗水下痢色白,食不消者,为寒下方。

黄连　干姜各三两

上二味,捣筛,白酒一升半合煎,令可丸,饮服如梧桐子大二十丸。忌猪肉、冷水。

又方

黄连二两　甘草炙,半两　附子炮,半两　阿胶半两,炙

上四味,切,以水三升,煮取一升半,分再服之。

又方

半夏洗　乌头炮　甘草炙,各等分

上三味,捣筛,蜜和,丸如梧桐子大。饮服三丸,日再服。

又方

生姜汁二升　白蜜一升半

上二味相和,分再服之。

又方

腥二两,切　干姜三两,末

上二味,以水六升半,著米一合,煮作糜,糜熟内姜,一食令尽,不瘥更作。《备急》同。

又方

酸石榴皮烧灰

上一味,为末,服方寸匕。文仲同。

又方

干姜二两,末　杂面一升

上二味,为烧饼,熟食之尽,更作,不过三剂瘥。文仲同。

又疗纯下白如鼻涕者方。

龙骨　干姜　附子炮

上三味,等分,捣筛,蜜和,丸如梧子大,饮下五丸,渐至十

丸，日一服。文仲同。

又方

黄连末　蜡　阿胶各一两

上三味，先以酒半升令沸，下胶、蜡合烊，乃内黄连末，顿服之。本云：姚氏疗卒注下并痢血，一日夕数十行。

又方

灸脐下一寸五十壮良。文仲同。并出第二卷中。

《千金》论曰：凡五脏绝于内者，下不自禁。下甚者，手足不仁也。细寻取之，万不失一，下病体例，略如此耳。《素问》曰：春伤于风，夏为脓血，夏多滞下也。夏伤于风，秋必洞泄。秋下水者，患必是冷也。

又疗久冷痢下纯白者，此由积卧冷处，经久病发，遂令脾胃俱冷，日夜五六十行，大小腹痛不可忍之。凡白痢属冷，赤痢属热方。

上好曲末五升，微熬令香

上一味，温清淳酒热，和曲末一升，空腹一顿服之，日三。若至食时，捣蒜一升，令至熟，下姜椒末，调如常食法，惟须稠，勿加盐，以水和面二升，作索饼，极熟烂煮之，干漉，热内蒜齑中相和，一顿食之，少与余食。至饥时，仍准前食曲末酒，比至瘥来，少食余食。以此法疗，不过二日必瘥。

又乌梅丸，疗冷痢久下方。

乌梅三百粒　当归四两　干姜十两　桂心六两　附子六两，炮　黄连十六两　蜀椒汗，四两　细辛六两　人参六两　黄柏六两

上十味，异捣筛，合治之，苦酒渍乌梅一宿，去核蒸之如五斗米下，捣如泥，盘中揉合相得，蜜和捣二千杵。食前饮服如梧子大十丸，日三，稍增至二十丸。此本仲景《伤寒论》方。

又旧疗痢于贵胜,用建脾丸多效。今疗积久冷痢,先以温脾汤下讫,后以建脾丸补之,未有不效者。贫家难以克办,亦不可将息。温脾汤方,疗积久冷痢赤白者。

大黄三两　桂心三两　附子炮　干姜　人参各二两

上五味,切,以水七升,煮取二升半,分为三服,日再。并出第十五卷中。

《备急》葛氏疗痢色白,食不消者,为寒下方。

豉一升,绵裹　薤白一把

上二味,以水三升,煮取二升,及热顿服之。《陶效方》云:疗暴下大去血痢。姚疗赤白下痢并效。《肘后》同。

又方

牛角䚡烧灰

上一味,捣筛,白饮服方寸匕,日三。《肘后》同。

又方

好曲炒

上一味,捣筛,煮米粥。内面方寸匕,日四五。云此疗日百行,师不救者。《肘后》同。并出第六卷中。

《古今录验》白头翁汤,疗寒急下及滞下方。

白头翁　干姜各二两　甘草炙,一两　当归一两　黄连　秦皮各一两半　石榴皮一两,生者二两

上七味,切,以水八升煮取三升,分为四服。出第十卷中。

《近效》疗冷痢方。

肉豆蔻五颗,合皮碎　甘草二两,炙

上二味,切,以水三升,煮取一升半,顿服之。户部李尚书处得,云疗冷痢极者有效,自用得力。

又疗久冷痢方。

赤石脂捣作末,和面作馄饨,空腹服一碗以下,不过两顿瘥。老人尤佳。体中先热者,不可服之。以上二方新附。

文仲治青下、白下,姜附散方。

干姜　附子炮　皂荚炙,去子

上三味,等分,捣筛为散。饮服方寸匕,不过再服即愈。亦可丸服。《小品》《肘后》同。

又治冷痢,姜艾馄饨子方。

干姜束　熟艾

上二味,等分,作面馄饨如酸枣大,煮熟,服四五十枚,日二服。腹胀者,炙厚朴煮汁服药。此热服讫,即须食饭大效。曾有产妇冷痢如白膏,服之立瘥,腹痛亦定。

冷痢食不消下方六首

《广济》疗脾胃气微,不能下食,五内中冷,及微下痢方。

白术八两　神曲末五两,炒　甘草炙　干姜　枳实炙,各二两

上五味,捣筛,蜜和丸。空腹以温酒服如梧桐子大二十丸,日二服,渐加至三十丸。腹中痛者加当归。出第四卷中。

文仲、华佗治老小下痢,柴立不能食,食不化,入口即出,命在旦夕,久痢神验方。

黄连末半鸡子壳　乱发灰准上　醇苦酒准上　蜜准上　白蜡方寸匕　鸡子黄一枚

上六味,于铜器中炭火上,先内苦酒、蜜、蜡、鸡子黄搅调,乃内黄连末、发灰,又搅煎,视可抟,出为丸。久困者一日一夜尽之,可者二日尽之。《肘后》同。出第三卷中。

《延年》增损黄连丸,主腹内冷,食不消,及冷痢兼补方。

黄连　黄芪各三分　龙骨三分　当归　甘草炙,五分　干姜　厚朴炙,各六分　地榆　白术　人参各一分

上十味,捣筛,蜜丸如梧子大。饮酒任下,服十五丸,日再服,加至二十丸。蒋仲璋处。

又地榆丸,主冷痢,不消食,腹中胀痛,气满不能食方。

地榆六两,炙　赤石脂七分　厚朴六分　白术五分　干姜六两　龙骨七分　黄连十分　当归五分　熟艾五分　乌梅肉六分　甘草四分,炙

上十一味,捣筛,蜜和,丸如梧子大。饮服二十丸,日二服,加至二十五丸。并出第七卷中。

又深师疗冷痢下脓血,绞脐痛,食不消,腹胀方。

吴茱萸　干姜各六分　赤石脂　曲末炒,各八分　厚朴炙　当归各四分

上六味,捣筛,蜜和,丸如梧子,空腹以饮下四十丸,日再。

又疗冷气久痢,脐下痛,出白脓,食不消方。

吴茱萸　人参　芎䓖　桔梗　甘草炙,各四分　枳实炙,三枚　干姜十二分　附子炮,八分　曲末二十分,炒

上九味,捣筛,蜜和丸如梧子。空腹饮下七丸,日二服,渐加之。文仲云:温脾丸,疗久寒气逆胀满、面目痿黄、食不消化。

白痢方八首

《病源》:白滞痢者,肠虚而冷气客之,薄于肠间,津液凝滞成白,故为白滞痢。出第十七卷中。

《广济》疗白脓痢方。

甘草六分,炙　厚朴十二分,炙　干姜　枳实　茯苓各八分

上五味,切,以水五升,煮取一升六合,绞去滓,分为二服,日再服。

又疗心腹胀满,不能下食,及痢白脓方。

厚朴五两,炙　豆蔻五枚　甘草一两,炙　干姜一两

上四味,切,以水五升,煮取一升五合,绞去滓,分为二服,日再。并出第四卷中。

《千金》大桃花汤,主冷白滞痢肠痛方。

赤石脂八两　干姜　当归　龙骨各三两　附子炮　牡蛎各二两,熬　芍药　甘草炙,各一两　人参一两半　白术一升

上十味,切,以水一斗二升煮白术,取九升,内药,煮取三升,分为三服。脓者加厚朴三两,呕者加橘皮二两。

又方

龙骨六两　厚朴三两,炙　赤石脂五两　当归一两

上四味,切,以水七升,煮取二升半,分为三服,日再服。热加白头翁十分、牡蛎三两。

《延年》乌梅肉丸,主冷白脓痢,食不消方。

乌梅肉熬　熟艾　黄柏　甘草炙,各八分

上四味,捣筛,蜜丸如梧子。以饮服十五丸,日三服。忌同前。出第七卷中。

《必效》白痢方。

麻子汁

上一味,以汁煮取绿豆,空腹饱服,极效。

又方

黄连末

上一味,以水和,每服三匕即愈。并出第二卷中。

《古今录验》疗白滞下,昼夜无复数,龙骨汤方。

龙骨　牡蛎各三两,熬　乌梅肉　熟艾　白头翁　干姜各
一两　女葳　黄连　当归各二两　甘草六两,炙

上十味,切,以水七升,煮取三升二合,分服,日三夜一,断便
止。忌同前。出第十卷中。

重下方六首

《病源》:此谓今赤白滞下也。令人下部疼重,故曰重下。去
脓血如鸡子白,日夜数十行,绕脐痛也。出第十七卷中。

《肘后》疗重下方。

黄连一升

上一味,以酒五升,煮取一升半,分温再服,脐当小绞痛,则瘥。

又方

鼠尾草

上一味,以浓煮煎如薄饴糖,服五合至一升,日三。赤下用
赤花者,白下用白花者佳也。文仲、《备急》同。

文仲《隐居效验方》主下部绞痛,重下,下赤白方。

当归　黄柏　黄连　干姜各二两

上四味,捣筛,煮取乌梅汁服方寸匕,日三。若腹中绞痛加
当归,下赤加黄连,下白加干姜。大效神良,秘之。《备急》同。
出第三卷中。

《备急》疗重下方。此即赤白痢下也。令人下部疼重,故名
重下。葛氏方。

豉熬令少焦

上一味,捣,服一合,日再三服。又熬豉令焦,水一升淋取汁服,冷则用酒淋,日三服之。《肘后》、文仲同。出第六卷中。

《古今录验》重下,下赤者方。

取獭赤粪下白取白粪,烧末

上一味,以饮清旦空腹服一小杯,三旦饮之即愈。

又疗得毒病后,得重下赤白,绞痛方。

石钟乳一两,研　黄连　防风　附子炮　黄柏　蜀椒汗　当归　干姜各二两

上八味,切,以水六升煮取二升半,分三服,适寒温服。并出第十卷中。

卒暴冷下部疼闷方二首

《千金》疗卒暴冷下部疼闷方。

烧砖令热,大酢沃之,三重布覆,坐上取瘥。

又方

黍米二升　蜡　羊脂　胶炙,各二两

上四味,合煮作粥,一顿令尽,即瘥。并出第十五卷中。

冷热痢方七首

《病源》:夫冷热痢者,由肠胃虚弱,宿有寒而为客热所伤,冷热相乘,其痢乍黄乍白是也。若热抟于血,血渗肠间,则变为血痢也。而冷伏肠内,抟津液,则变凝白,则成白滞,亦变赤白痢也。其汤熨针石,别有正方,补养宣导,今附于后。

《养生方导引法》云:泄下有寒者,微一作引气以息内腹,徐吹息。以鼻引气,气足复前即愈。其有热者,微呼以去之也。出

第十七卷中。

《删繁》疗下焦冷热不调,暴下赤白痢,香豉汤方。

香豉一升　白术六两　薤白切,一升　升麻二两

上四味,切,以水七升,煮取二升半,分为三服。出第四卷中。

《古今录验》生春石榴,将疗热不调,下或滞、或水、或赤白青黄者方。

酸石榴五枚

上一味,合壳春绞,取二升汁,分服五合,稍稍服二升尽,即断。小儿以意服二三合佳。《千金》同。出第十卷中。

又深师无问冷热新旧痢方。

黄连　黄柏　干姜　甘草炙　艾　乌梅肉熬,各八分　附子三枚　蜡一鸡子大

上八味,捣筛,以蜜和蜡于铛中熔之,其著蜜须候蜡熔尽,如干益蜜丸。空腹以饮服四十丸,日二,渐加至五六十丸。

《近效》疗痢,无问冷热,神验,黄连丸方。

黄连一两　茯苓二两　阿胶一两,炙

上三味,先捣黄连、茯苓为末,以少许水熔阿胶,和为丸,众手丸之,曝干。量患轻重,空腹以饮下三四十丸,渐渐加至六十丸,不过五六服必瘥。常用之极效。

又疗苦下,无问冷热及脓血痢,悉主之方。

生犀角屑　黄柏各二两　黄连　苦参各三两

上四味,捣筛为散,以糯米煮作饮,莫令生。每日空腹服一方寸匕,日再服,便瘥。勿轻之。此方于度支王郎中处得,曾用极效。《肘后》有当归,云庚侍郎家方,产后弥佳。

崔氏治痢,无问冷热、赤白、久新,并痎温。刘秘监积年患痢,

每服此即愈方。

阿胶二两,一两炙入药,一两销作清　黄连一两　干姜二两

入黄无食子二枚,久痢肠滑甚者量加至三四枚

上四味,捣筛为末,以醋熔胶清,顿和丸如梧子。饮服二十五丸,日再,渐加至三十丸,老小者以意斟酌。禁如常法。一云:若冷痢以酒下,热痢以粥饮下。出第三卷中。

文仲治无问冷热及五色痢,入口即定方。

黄连四分　黄柏　当归　黄芩各一两　阿胶二两,炙　熟艾一两

上六味,捣筛为散,以醋二升,煮胶烊,下药煮,令可丸,如大豆。饮服七八十丸,日二夜一服。特宜老人。若产妇痢,加蒲黄一两,蜜和为丸。神验。出第三卷中。

热毒痢方三首

《肘后》若下色黄者,协毒热下也,疗之方。

栀子十四枚,去皮

上一味,捣筛,蜜和,丸如梧子。饮服三丸,口再服。出第二卷中。

《千金》疗热毒痢方。

苦参　橘皮　独活　阿胶炙　蓝青　黄连　鬼箭羽一云鬼白　黄柏　甘草

上九味,等分,捣筛,以蜜烊胶和,并手丸如梧子,干以饮服十丸,日三,稍加之。卒下痓痢者大良。出第十五卷中。

文仲治热痢久不瘥者,黄连丸方。

黄连末以鸡子白和,丸如梧子,饮服十丸至二十丸,日三。

热毒血痢方六首

《广济》疗热毒痢血,其痢行数甚数,痢出不多,腹中刺痛,此是热痢,宜生犀角散方。

生犀角末　酸石榴皮熬　枳实熬令黄,各三两

上三味,各异捣筛,为散,以饮服两三寸匕,日再瘥。停热食物。

又疗热毒痢血片,脐下绞刺痛方。

升麻　地榆　茜根　黄芩各六分　犀角四分　生地黄八分　栀子七枚,擘　薤白八分　香豉二合

上九味,切,以水六升,煮取一升五合,绞去滓。分温三服,日再。并出第四卷中。

《千金》大热毒纯血痢,疗不可瘥者方。

黄连六两

上一味,切,以水七升,煮取二升半,夜露著星月下,旦空腹顿服之,卧将息。不瘥,加黄连二两,更作服之。仍不瘥者,以疳痢法疗之佳。忌如常。

又疗热毒下黑血,五内搅切痛,日夜百行,气绝欲死方。

黄连一升　龙骨　白术各二两　阿胶炙　干姜　当归　赤石脂各三两　附子一两,炮

上八味,切,以水一斗,煮取五升,分为五服。余以正观三年七月十二日,忽得此痢,至于五日将绝,处此药入口即定。并出第十五卷中。

《古今录验》疗热毒下血及豆汁,犀角煎方。

犀角屑　人参　当归各三两　黄连四两　蜜一合

上五味,切,以水五升,煮取一升,去滓,内蜜煎三沸,分为三服,日三。忌同。出第十卷中。

文仲治热毒痢痢血,犀角散方。

生犀三两　石榴皮三两,烧　黄连三两　干蓝二两　地榆二两

上五味,捣筛为散,以米饮服三方寸匕,日二服。出第三卷中。

赤痢方四首

《病源》:此由肠胃虚弱,为风邪所伤,则成痢挟热,热乘于血,则血流渗入肠,与痢相杂下,故为赤痢也。出第十七卷中。

《集验》疗下赤痢方。

秫米一把　鲫鱼鲊二窗,细切　薤白一虎口,细切

上三味,合煮如作粥法,啖之。《古今录验》同。出第四卷中。

《千金》疗赤滞下方。

成煎猪膏三合　清酒五合

上二味,以缓火煎十沸,适寒温,顿服之,取瘥止。

又论曰:凡痢病,通忌生冷、酢滑、猪鸡鱼油、乳酪酥、干脯、酱粉、咸食。所食诸食,皆须大熟烂为佳,亦不得伤饱,此将息之大经也。若将息失所,圣人不救也。并出第十五卷中。

《必效》疗赤痢方。

香淡豉半升　黄连一两

上二味,以水一升半,浸豉一日,滤取汁,碎黄连,薄绵裹,豉汁中煎,取强半升,空腹顿服即止。桑泉蒋尉云效。出第二卷中。

崔氏治赤痢,黄连丸方。

陈仓米四分　黄连四分　干姜四分

上三味,捣筛为末,缓火炒令色变,以内二颗鸡子白中,熟

和,丸如梧子大。空腹服五十丸,以好无灰酒温一盏下之。至晚间,痢赤色当变白,明旦即瘥。出第三卷中。

久赤痢方二首

《病源》:久赤痢者,由体虚,热乘于血,血渗肠间,故痢赤。肠胃虚,不平复,其热不退,故经久不瘥。胃气逆,则变为呕哕也。胃虚谷气衰,虫动侵食,则变为蜃也。出第十七卷中。

《千金》疗下赤连年方。

地榆　鼠尾草各一两

上二味,切,以水二升煮取一升,分为二服。如不瘥,取屋尘水,尽去滓,服一升,日二服。《古今录验》服屋尘汁一小杯,余同。此是徐平方,疗下血二十年者。若不止,重服即愈。《肘后》同。

又方

鼠尾草　蔷薇根　秦皮用槲皮亦得

上三味,等分,水淹煎,去滓,以铜器重釜煎成,丸如梧子。服五六丸,日三,稍增,瘥止。亦可浓汁服半升。出第十五卷中。

卒下血方七首

深师治卒下血,昼夜七八行方。

黄连　黄柏各四两

十二味,切,以淳苦酒五升,煮取一升半,分为二服。亦疗下痢。

又疗卒下血,蒲黄散方。

蒲黄三合　当归一两　鹿茸一枚,烧

上三味,捣筛为散。饮服方寸匕,先食,日三。并出第一十六卷中。

《集验》疗卒下血不止方。

草龙胆一握

上一味,切,以水五升煮取二升半,分为五服,如不瘥,更服。出第四卷中。

葛氏疗卒下血方。

小豆二升

上一味,捣碎,水三升和,绞取汁饮之。姚云立止。

又方

黄连半两　黄柏二两　栀子二七枚

上三味,切,以酒二升,渍一宿,去滓,煮三沸,顿服之。并出第十六卷中。

崔氏治卒下血不止方。

灶突中尘一升　黄连五两　地榆三两

上三味,捣筛为散。粥饮服方寸匕,日再服,重者夜一。

《近效》治卒下血,不问丈夫妇人立效,牛角䚡灰散方。

黄牛角䚡一具,烧赤色,出火即青碧

上一味,为细散,食前浓煮豉汁和二钱匕,重者日三。神验。

血痢方六首

《病源》:血痢者,热毒乘于血,血渗入大肠故也。血之随气,循环经络,通行脏腑,当无停积,毒热气乘之,遇肠虚者,血渗入于肠,肠虚则泄,故为血痢也。身热者死,身寒者生。诊其关上脉芤大,便去血,暴下血数升也。出第十七卷中。

《广济》疗血痢,黄连丸方。

黄连　白龙骨炙　禹余粮　伏龙肝各八分　代赭研　干姜

各六分

上六味,捣筛,蜜和丸。饮服三十丸如梧子,渐加至四十丸,瘥止。

又疗痢鲜血方。

茜根　黄连　地榆各八分　栀子十四枚　薤白切　香豉各八分　犀角屑,六分

上七味,切,以水八升煮取二升。分为三服,日再。出第四卷中。

《必效》疗患热血痢方。

粳米一升,研

上一味,研碎,令米尽,取汁可一大升,于新磁瓶中盛,取油绢密闭头,系内著井水中,令至明饮之。传与人无不瘥者。出第二卷中。

《古今录验》疗血痢及脓血方。

黄连三两

上一味,切,以清水三升渍一宿,旦煎取一升半,去滓,分为二服,服令须臾尽。文仲同。

又疗下痢鲜血方。

干地黄　犀角屑　地榆各二两

上三味,捣筛,蜜丸如弹子大。每服一丸,水一升,煎取五合,去滓,温服之。

又疗下血痢,地肤散方。

地肤五两　地榆根　黄芩各二两

上三味,捣筛为散,以水服方寸匕,日三。并出第二卷中。

久血痢方三首

《病源》:此由体虚受热,热折于血,血入肠,故成血痢。热不歇,胃虚不复,故痢血久不瘥,多变呕哕及为湿䘌。出第十七卷中。

崔氏疗痢血数十年方。

石灰三大升,炒令黄

上一味,以水一斗搅,令清澄。一服一升,三服止。出第三卷中。

《小品》疗下血连岁不愈方。

黄连半斤

上一味,捣末,以鸡子白和,为饼子,微火炙令黄黑,复捣筛,服方寸匕,日三。有效。下清血,痿黄失色,医不能疗者,皆瘥。《肘后》同。

文仲治七八十老人患积痢不断,兼不能饮食方。

人参四分　鹿角去皮,取白作末,炒令黄

上二味,捣筛为散。平旦以粥清服方寸匕,日再。并出第三卷中。

蛊注痢方三首

《病源》:此由岁时寒暑不调,则有湿毒之气伤人,随经脉血气渐至于脏腑。大肠虚者,毒气乘之,毒气挟热,与血相抟,则成血痢也。毒气侵食于脏腑,如病蛊注之状,痢血杂脓瘀黑,有片如鸡肝,与血杂下是也。出第十七卷中。

《肘后》疗苦时岁蛊注毒下者方。

矾石熬,二两　干姜　附子炮　黄连各二两

上四味，捣筛为散。以酒服方寸匕，日三，不止更服。

又方

黄连　黄柏等分

上二味，捣末，蜜丸如梧子大。饮服十丸，日四服。并出第二卷中。

《古今录验》疗纯痢血如鹅鸭肝，并协蛊毒方。

茜根　升麻　犀角　桔梗　黄柏　黄芩各三两　地榆　蘘荷根各四两

上八味，切，以酒三升渍一伏时。服一升，日一服。《千金》同。未瘥更作。出第六卷中。

肠蛊痢方一首

《病源》：肠蛊痢者，冷热之气入在肠间，先下赤后下白，连年不愈，侵伤于脏腑，下血杂白，如病蛊之状，名为肠蛊也。出第十七卷中。

《肘后》凡病下，应先下白后下赤，若先下赤后下白，为肠蛊方。

牛膝三两，捣碎，以酒一升渍经宿。每服一两杯，日二三服。姚同。出第二卷中。

脓血痢方七首

《病源》：夫春阳气在表，人运动劳役，腠理则开。血气虚者，伤于风，至夏又热气乘之，血性得热则流散也。其遇大肠虚，而血渗入焉，与肠间津液相抟，积热蕴结，血化为脓，肠虚则泄，故成脓血痢也。所以夏月多苦脓血痢者，肠胃虚也。秋冬诊其脾脉微涩者,为内溃,多下血脓。又脉悬绝则死,滑大则生。脉微小者生,实急者死。脉沉细虚迟者生,数疾大而有热者死。出第十七卷中。

《肘后》疗热病久下痢脓血,柏皮汤方。

黄柏二两　栀子二十枚　黄连四两　阿胶炙,二两

上四味,切,以水六升煮取二升,分为三服。又一方加乌梅二十枚。文仲同。出第二卷中。

文仲治热痢及下黄赤水,及黄脓血,四肢烦,皮上冷者方。

黄连八两　熟艾一两　黄柏四两　黄芩三两

上四味,捣筛为末,以黄蜡二两安一升蜜中煮,令消,及暖和药。白饮服六七十丸如小豆,日二夜一,即验。

又久下痢脓血方。

赤石脂一升　乌梅二十个　干姜四片　粳米一升

上四味,切,以水七升煮,取令熟药成,服七合,日三。《肘后》同。并出第三卷中。

《删繁》疗下焦热,或痢下脓血,赤石脂汤方。

赤石脂八两　乌梅二十枚,去核　栀子十四枚　白术　蜀椒汗　升麻各三两　干姜二两　粟米一升

上八味,切,以水一斗二升煮米熟,去滓,取七升,下诸药,煮取五合服之。出第四卷中。

《备急》葛氏云:若挟热者,多下赤脓杂血方。

黄连　灶突中尘各半两

上二味,末之。酒服方寸匕,日三服。《肘后》云:以枣膏和,分作三丸,日服一丸。姚氏同。出第六卷中。

《古今录验》疗肠澼溏便脓血,干姜散方。

干姜 黄连 桂心各一分

上三味,捣筛。服方寸匕,著糜中食,日三。多脓加姜,多血加桂,有验。

又疗中寒下痢脓血,附子散方。

蜀附子一枚,炮 曲 干姜各三分

上三味,下筛为散。先食,以酒服方寸匕,日二。并疗妇人漏下。忌如前。并出第三卷中。

赤白痢方六首

《病源》:凡痢,皆由荣卫不足,肠胃虚弱,冷热之气乘虚而入,客于肠间,肠虚则泄,故为痢也。然其痢而赤白者,是热乘于血,血渗肠内则赤也。冷气入肠,抟于肠间,津液凝滞则白也。冷热相交,故赤白相杂。重者,状如脓涕而血杂之;轻者,白脓上有赤脉薄血,状如鱼脑,世谓之鱼脑痢也。出第十七卷中。

文仲鹿茸散,治青黄白黑鱼脑痢,日五十行方。

鹿茸二分,炙 石榴皮二两 干姜二分 枣核中仁七枚 赤地利一两,烧作灰,《肘后》云:赤蜀如三指

上五味,捣筛为散。先食饮服方寸匕,日三夜一。若下数者,可五六服。《肘后》同。

《小品》卒久赤白下方。

烧马屎一丸作灰,分服,酒水随意服。已试良。《肘后》同。

深师疗赤白下者,黄连汤方。

黄连 黄柏 干姜 石榴皮 阿胶炙,各三两 甘草一两,炙

上六味,切,以水七升煮取二升。为三服,日再。出第二十六卷中。

《延年》驻车丸,主赤白冷热痢,腹痛方。

黄连六两　干姜二两　当归三两　阿胶炙,三两

上四味,捣筛,三年酢八合,消胶令熔和,并手丸如大豆。以饮服三十丸,日再。《肘后》同。出第七卷中。

《救急》疗赤白痢,无问新旧,入口即断方。

香豉心豉心谓合豉其中心者,熟而且好,不是去皮取心,勿浪用之

上一味,以取豉煿令干香,捣为末。壮年者一大升豉心为四服,小儿量与之。出第九卷中。

《必效》主赤白痢方。

黄连二两　阿胶四片

上二味,以好酒二大升合黄连煎十五沸,漉出滓,然后内胶令烊,温分三服。出第二卷中。

久赤白痢方四首

《病源》:久赤白痢者,是冷热乘于血,血渗肠间,与津液相杂而下,甚者肠虚不复,故赤白连滞,久不瘥也。凡痢久不瘥,脾胃虚弱,则变呕哕。胃弱气逆,故呕也。气逆而外有冷折之不通,故哕,亦变为䘌,虫食人五脏也。三月九虫常居人肠胃,肠胃虚则动,上食于五脏,则心懊恼而闷,齿断唇口并生疮;下食于肠,则肛门伤烂而谷道开也。轻者可治,重者致死。出第十七卷中。

崔氏马蔺子散,疗赤白痢,腹内疞痛,并久水谷痢,色白如泔淀,悉主之。极重者,不过三四日必瘥方。

马蔺子一升,熬　地榆根皮八分　厚朴炙,八分　熟艾八分
赤石脂一升　龙骨十分　茯苓十分　当归十分

上八味,捣筛为散。一服方寸匕,加至四五匕,日再夜一,白饮服。出第三卷中。

文仲疗赤白痢五六年者方。

烧大荆

上一味,取沥服五六合,即瘥。《肘后》同。

又卒腹痛下赤白,数日不绝方。

鸡子一枚,叩头取黄去白　胡粉末令满壳,烧焦成剂

上二味,以酒服之。《肘后》同。并出第三卷中。

《近效》疗赤白痢,日数十行,无问老小方。

甘草二两,炙

上一味,切,以浆水四升,煮取一升,去滓,顿服之。

痔痢方六首

《必效》疗冷痔痢方。

取莨菪子熬令黄色

上一味,捣为末,和腊月猪脂,更捣令熟为丸,绵裹如枣许大,以内下部,因痢出,即更内新者,不过三度即瘥。出第二卷中。

《古今录验》疗五痔蒸下痢方。

苦参三两　青葙　甘草炙,各三两

上三味,切,以水四升煮取二升半,分三灌即愈。凡蒸但服生地黄汁即瘥。

又方

青黛　丁香　黄连各等分

上三味,捣筛,用泔淀和为丸,口中有疮含之。若下部有疮,以绵裹内下部,日服五六十丸,含之令下瘥。

又方

丁香　麝香别研　石黛　石盐　山榆仁　小蘖皮　桂心　干姜　青矾石烧　头发灰

上十味，捣为散，著疮上。干者，和腊月猪膏暖著。疗时行病后，食羊肉及肥腻，或酒或房，而得久蒸，终变为痔，必须攻下部，不可轻之。

又疗痔湿痢方。

青葙　雄黄研　石硫黄研　芜荑　雷丸各二两　苦参　狼牙各三两　藜芦一两，炮

上八味，捣筛为散，取如杏仁大，内下部中。

又疗痔湿痢神效方。

黄连三两　零陵香一两半　犀角屑，一分　丁香三十枚　麝香一大豆　牛黄一大豆

上六味，以水洗黄连、零陵香、丁香，澄取清水，去滓，更以水添满九升，内黄连、零陵、丁香、犀角煮两沸，然后著牛黄、麝香煎一沸，取一升，分作三服，如一日服不尽，二日服。又深师以九升，先以一升煮，添尽九升，取一大升，分为三服。并出第十卷中。

久痔痢及久痢成痔方九首

《广济》疗久患痔痢不瘥，兀子矾散方。

兀子矾八分，烧　麝香二分，研　吴白矾六分，烧　云母粉五分　桂心二分　龙骨六分　无食子七颗，烧　黄连八分

上八味，捣筛为散，空腹以生姜汁和三钱匕服，日再，煮姜汤下。

又疗积年痔痢羸瘦，面色痿黄方。

石硫黄研　黄连各一两　艾一两　蜜一升

上四味，以水二升先煮黄连、艾，取半升，后内石硫黄末，更煮三五沸，即绞去滓，又内蜜更煮三五沸下，分为三服。并出第四卷中。

《必效》疗积久痢成疳，灌方。

樗根一握，净洗，剥白皮，捣绞取汁三合，取时勿令见风　麻子脂二合，烧如车脂　酢泔淀一合　椒四分，汗　豉二合

上五味，以水六升、取椒、豉和煎，绞取汁二升，和樗汁、麻油、泔淀等三味，分为两分，用一分灌，隔一日更取余者复灌。其药欲用时，温温即得。

又疗痢初较后脓血，或变纯白，或成鱼脑，五十日以上，或一二年不瘥，变成疳，所下如泔淀方。

生羊肝一具

上一味，取大酢一年以上者，米麦并中年深者佳，取羊肝则去上膜，柳叶切，朝旦空腹取肝手拈取酢中出，吞之，觉心闷则止，不闷还服之。一日之间能不食粥饭，尽一具羊肝者，大佳。不然，除饱吞已外，料理如生肝，以姜齑下饭，如常法食之，日食一具肝，不过二三具，即永瘥。后一月不得食热面、油腻、酱、猪鱼鸡肉等。

又疗疳痢久不瘥，羸瘦，著床欲死方。

新出羊粪一升

上一味，以水一升渍经宿，明旦绞汁顿服之，极重者不过三服。

又疗疳法，丈夫、妇人、小儿久痢，百方疗不能瘥，此方最效。

丁香　麝香　黄连各等分

上三味，捣筛为散，以杏核大取竹筒吹入下部，小儿取核子

量力减之，不过三四回瘥。积年久痔痢不瘥，蔡光州云常用奇效。《备急》同。并第三卷中。

又疗久痢变成痔，下部窍生恶疮，恶寒壮热者方。

桃白皮切，一升　槐白皮一升　苦参切，五合　艾　大枣十枚

上五味，以水五升，煮取二升半，去滓，内熊胆枣许大，搅令匀，取二升灌下部，余三分服。

《近效新附》疗久痢及痔痢诸方不瘥者，此方必效。

拣樗根白皮不拘多少，当取时不宜见狗及风

上一味，细切，捣如泥，取细面捻作馄饨如小枣，勿令破，熟煮。吞七枚，重者不过七八服，皆空腹服之。

又痔痢晓夜无度者方。

取樗根浓汁一鸡子壳许

上一味，以和粟米泔一鸡子壳许，灌下部，再度即瘥。其验若神。小孩儿减半用之。医人褚球录上。

数十年痢方一十一首

《千金》疗下痢丸，主数十年痢下，下气消谷，令人能食，夏月长时服之，令人不霍乱方。

黄连　黄柏　桂心　大麦蘖一升半　干姜各三两　吴茱萸四两　蜀椒汗，半两　曲一升，熬炒　乌梅二升半

上九味，捣筛，蜜和。食已，饮服如梧子十丸，日三服，至二十丸，亦可至三十丸。

又疗数十年下痢，消谷下气补羸，乌梅肉丸方。

曲好者一升，炒　附子炮，二两　大麦蘖炒，一升　当归三两桂心三两　黄连　吴茱萸　乌梅肉　干姜各四两　蜀椒一两，汗

上十味,捣筛,蜜和,丸如梧子。食已,饮服十丸,日三。

又四续丸,主三十年疰痢,骨立萎黄,肠滑不疗方。

云实五合　蜡五两,白者　附子炮,二两　女葳三两　龙骨二两

上五味,捣筛为末,以蜡煎烊,以丸药如梧子。饮服五丸,日三,不过五六服必瘥。其云实熬令香。《千金》名蜡煎丸。

又疗三十年下痢,所食之物皆不消化,或青或黄,四肢沉重,起即眩倒,骨肉消尽,两足逆冷,腹中热,苦转筋,起止须人扶,阴冷无子,椒艾丸方。

赤石脂二两,别末　熟艾一升　干姜三两　蜀椒三百枚,汗
乌梅三百枚,酢渍,剥取肉

上五味,先捣筛姜、椒为末,将熟艾、梅肉著一斛酒,饭下蒸,令饭熟,内干姜、椒末、赤石脂末,合捣三千杵,蜜和,丸如梧子。饮服十丸,日三。不瘥至二十丸,加黄连一升,艾一斤。

又疗三十年痢不止方。

厚朴炙　干姜　阿胶炙,各二两　黄连五两　石榴皮　艾叶各三两

上六味,切,以水七升,煮取二升,分再服。

又疗积久三十年常下,神效方。

赤松木皮去上苍皮,二斗

十一味,为散。面粥和一升服之,日三,即止,不过服一斗永瘥。秘方。三十年痢,百日服瘥良。并出第十五卷中。

《古今录验》疗三十年寒下及霍乱,诸药所不能疗,并肠滑,若是蛊疰所中方。

蓼子　艾屑各一升　龙胆　续断　白术各三两　蜀椒汗

附子炮　桂心　苦参　干姜　甘草炙　鼠尾草各二两

上十二味,捣筛,蜜和。一岁儿服一丸如梧子,三岁儿服二丸,五岁儿服三丸,大人服五丸,饮下。疗寒热气愊愊在胸中,卒气痛绕脐,神良。

禀丘公疗下痢三十年方。

茯苓　干姜　黄连等分

上三味,捣筛为散,蜜和,丸如梧子。饮服之,一日渐增至百丸。苦痢剧者,加龙骨、附子炮,等分,一服十丸,渐增之,以知为度。

又当归汤,疗三十年下痢,止诸痛方。

当归一两　生姜八两　大枣二十枚

上三味,以水四升,煮取一升半,分作三服。不瘥,复作之。

又云:吾患痢三十余年,诸疗无效,惟服此方得愈也。安石榴汤,疗大洼痢及白滞,困笃欲死,肠已滑,医所不能疗方。

干姜二两,生姜倍之　黄柏一两,细切　石榴一枚,小者二枚　阿胶二两,别研,渍之

上四味,切,以水三升煮取一升二合,去滓,内胶令烊,顿服,不瘥复作。疗老小亦良。人羸者稍稍服之,不必顿尽,须臾复服。石榴须预取之。《肘后》同。一方无黄柏,用黄连。并出第二卷中。

又深师疗久痢方。

龙骨　赤石脂　无食子各六分　地榆三分　熟艾三月者良,三分　橡子　黄柏各五分

上七味,捣筛,蜜和,丸如梧子。空腹饮服四五十丸,日二服,稍加至六十丸。

休息痢方五首

《病源》:休息痢者,胃管有停饮,因痢积久,或冷气,或热气乘之,气动于饮,则饮动而肠虚受之,故为痢也。冷热气调,其饮则静,而痢亦休也。肠胃虚弱,易为冷热,其邪气或动或静,故其痢乍发乍止,谓之休息痢也。出第十七卷中。

《肘后》疗休息痢方。

黄连切　龙骨如鸭子大一枚　胶如掌大,炙　熟艾一把

上四味,水五升煮三物,取二升,去滓,乃内胶,胶烊分再服。浓煮干艾叶亦佳。又当煮忍冬米和作饮,饮之。

又方

干地榆一斤　附子一两,炮

上二味,以酒一斗渍五宿,饮一升,日三服,尽更作。

又方

龙骨四两

上一味,捣如小豆,以水五升煮取二升半,冷之,分为五服。又以米饮和为丸,服十丸。文仲同。并出第二卷中。

文仲葛氏若久下经时不愈者,此名为休息下,疗之方。

取大骨

上一味,炙令黄焦,捣筛,饮服方寸匕,日三愈。《肘后》《备急》同。

胡洽曲糵丸,疗数十年休息痢下,不能食,消谷下气,疗虚羸方。

麦糵炒　曲炒,各一升　附子炮　桂心　乌梅肉各二两　人参　茯苓各四两

上七味,捣筛,蜜和,为丸如梧子。食前饮服十丸,日三,稍稍增之。《肘后》《备急》同。并出第三卷中。

腹肚不调痢方一首

《广济》疗冷热不调痢脓水方。

人参　干姜　枳实炙,各四分　厚朴炙　龙骨　赤石脂　黄连　苦参各六分　黄芩五分

上九味,捣筛,蜜丸。空腹,以饮服如大豆十五丸,日二,渐加。出第三卷中。

泄痢不禁不断及日数十行方三首

《集验》结肠丸,疗热毒下不断,不问久新,悉疗之方。

苦参　橘皮　独活　阿胶炙　芍药　干姜　黄柏　甘草炙　鬼臼各四分

上九味,捣筛,蜜与胶共烊以和丸,并手捻作丸如梧子,曝燥。以饮服十丸,日三,不知稍加。此方亦疗诸痊下,及卒下悉效。

又裨脾丸,疗脾滑胃虚弱,泄下不禁,饮食不消,雷鸣绞痛方。

附子炮,一两　蜀椒汗,一两　桂心二两　赤石脂　黄连　人参　干姜　茯苓　大麦蘖　陈面炒　石斛　当归各二两　钟乳三两,研

上十三味,捣筛,蜜和。以酒服十丸如梧子,日三,稍稍加之。出第四卷中。

文仲疗五劳及饱食房室伤胃,令人大便数,至涩而不能便,日数十行,剧者下血,并妇人产后余疾,腹绞痛方。

附子一枚,炮

上一味,以猪脂如鸡子黄大,煎附子裂为候,削去上黑皮,捣筛,蜜和丸。先食服如大豆三丸,日三,稍加,可至十丸。当长服之,永不痢。出第三卷中。

下焦虚寒及远血近血方二首

崔氏疗下焦寒损,或先见血后便,此为远血,或痢不痢,伏龙肝汤方。

伏龙肝五合,研　甘草一两,炙　干地黄五两　烧发灰屑,二合　黄芩　牛膝　干姜　生榭皮　阿胶各二两,炙

上九味,切,以水七升煮七物,取三升,去滓,下阿胶,更煎取烊,乃下发,分作三服。

又疗下焦虚寒损,或前便转后见血,此为近血,或痢下,或不痢,好因劳冷而发,续断汤方。

续断　当归　桔梗　阿胶炙　桂心炙,三两　干姜　干地黄　芎䓖各四两　蒲黄一升　甘草二两,炙

上十味,切,以水九升,煮八物,取三升五合,去滓,下阿胶更烊胶取沸,下蒲黄,分为三服。并出第四卷中。

下痢食完出及上入下出方一首

范汪温中汤,疗寒下食完出方。

甘草炙　干姜各三两　蜀椒八十枚,汗　附子一枚,炮

上四味,切,以水二升,煮取一升,分为再服。若呕,内橘皮半两,小与老皆取服之良。出第十五卷中。

下痢肠滑方三首

范汪苦酒白丸,疗赤白滞下,肠已滑,日数十行者方。

女葳　半夏洗,各二两　附子炮　藜芦炙,去头,各一两

上四味,捣合下筛,和以十年苦酒,顿丸如梧子。若有下者,饮服三丸,日三,不知稍稍增之。出第十五卷中。

《集验》疗下痢肠滑,饮食及服药皆完出,猪肝丸方。

猪肝一斤,煮焙干　黄连　阿胶炙　乌梅肉各二两　胡粉七棋子

上五味,捣下筛,蜜和。酒服十五丸如梧子,日三,稍加。亦可散服。葛氏、文仲、胡洽同。《肘后》云亦可散服。出第四卷中。

《千金》疗下痢绞痛,肠滑不可瘥方。

黄连六两　阿胶　鼠尾草　当归　干姜各三两

上五味,切,以酒七升煮取三升,去滓,温分三服。若热不绞痛,去干姜加当归,以水煮之。出第十五卷中。

大注痢及赤白困笃肠滑方二首

深师卒大注痢,及赤白滞下,困笃欲死,肠已滑方。

干姜二两,生者焙　黄柏　石榴皮各一两　阿胶二两半　淡豉一升　前胡四两

上六味,切,以水三升煮取三合,去滓,内胶,顿服,不瘥更作。无毒,宜老小羸人,稍稍服之。此汤兼疗伤寒大下,及赤白困笃,亦皆主之。出第二十六卷中。

范汪疗得病羸劣,服药不愈,因作肠滑,下痢脓血,日数十行,腹中绞痛,身热如火,头痛如破,其脉如涩方。

黄连四两　苦参二两　阿胶一两

上三味,㕮咀,以水一斗煮取二升,去滓,适寒温服二合,日三,少少益至半升,服汤尽者复合,以愈为度,曾试验。《古今录验》同。

痢兼渴方二首

《病源》:夫水谷之精,化为血气津液,以养脏腑。脏腑虚受风邪,邪入于肠胃故痢。痢则津液空竭,脏腑虚燥,故痢而兼渴也。渴而引饮,即痢不止,翻溢水气,脾胃已虚,不能克消水,水气流溢,浸渍肌肉,则变成肿也。出第十七卷中。

《必效》疗痢兼渴方。

麦门冬三两,去心　乌梅二大枚

上二味,以水一大升者,煮取强半,绞去滓,待冷,细细咽之,即定,仍含之。出第二卷中。

《古今录验》疗热渴痢方。

冬瓜一枚

上一味,以黄土厚一尺,火炮,稳约以水烂去土净洗,绞取服之。

许仁则痢方七首

许仁则云:此病有数种,有水痢、有谷痢、有血痢、有脓痢、有脓血相和痢、有肠澼痢。其水痢者,本由脾气热,消谷作水,谷气不得消,便生此痢。谷痢者,由脾气冷,谷气不消,而生此痢。血痢者,由毒热在腹,血流入肠,致有此痢。脓痢者,由积冷所致。脓血相和痢者,由冷热相击,便致此痢。肠澼痢者,由积冷在肠,肠间垢浡不能自固,便有此痢。色数虽多,其源则一,皆缘饮食不节,将息失宜也。

又水痢之候,心腹甚痛,食无妨,但食后即痢,食皆化尽,惟变作水谷无期度,多食多下,少食少下。有此状者,宜依后黄芩等五味散服之方。

黄芩 黄连 黄柏各五两 黄芪四两 龙骨六两

上药捣筛为散,以饮下之,初服一方寸匕,日二服,稍稍加至二三匕,服瘥乃止。

又谷痢之候,痢无期度,食不消化,腹痛,每遇冷便发。有此疾候者,宜依后附子等五味散主之方。

附子炮 细辛 白术各五两 干姜四两 神曲一升

上药捣筛为散,以饮下之。初服一方寸匕,日再服,稍稍加至二三匕良。

又血痢之候,小腹绞痛无期度,食不住如水,但兼血而下。有此患者,宜依后方。

犀角五味散方。

生犀角末,五两 阿胶炙,四两 黄柏四两 艾叶 干姜各三两,一作干蓝

上药捣筛为散,以饮下之。初服一方寸匕,日再服,稍稍加至二三匕良。

又脓痢之候,腹亦刺痛,食亦不大稀,但大便兼脓,遇冷而剧。有此候者,宜依后神曲等五味散服之良。

曲末一升 干姜六两 丁香 豆蔻各四两 高良姜三两

上药捣筛为散,以饮下之,初服一方寸匕,日再服,稍稍加至二三匕良。

又脓血相和痢候，食不甚稀，每出脓血，与食相兼，腹亦小痛。有此候者，宜依后黄芪等五味散服之方。

黄芪六两　赤石脂八两　厚朴五两，炙　干姜　艾叶炙，各二两

上药捣筛为散，以饮下之，初服一方寸匕，日再服，稍稍加至二三匕良。

又肠澼痢候，食稀或稠，便但似脓，每便极滑，痢有常期。有如此者，宜依后豆蔻子等八味散服之方。

豆蔻子　丁香各三两　细辛　附子炮　干姜各四两　人参　黄芪各五两　赤石脂六两

上药捣筛为散，以饮下之，初服一方寸匕，日再，稍稍加至二三匕良。

又前件诸痢，患无新旧，如药疗之，暂瘥还发，此即纵以新药止之，终存其根。本由肠胃中冷热不调，病根固结，必须汤药涤之，以泄病势，痢后更以药物补助之。有此候者，宜依后附子等六味汤以利之，后服高良姜十味散以补之方。

附子炮　细辛　甘草炙　人参各二两　干姜三两　大黄五两

上药切，以水七升煮取二升四合，去滓。分温三服，服如人行十里久一服此汤。当得快利，利中有恶物如鱼脑状，或如桃李，但异于常利，勿怪之，将息经三四日，宜合后高良姜等十味散服之方。

高良姜　细辛　黄芪　白术　苦参各五两　丁香二两　人参　干姜各四两　豆蔻子三两　赤石脂六两

上药捣筛为散，以饮下之，初服一方寸匕，日再服之，稍稍加至二三匕。并出上卷中。

第二十六卷

五痔方一十二首

崔氏论曰:凡痔病有五,若肛边生肉如鼠乳出孔外,时时脓血出者,名牡痔也;若肛边肿痛生疮者,名酒痔也;若肛边有核痛及寒热者,名肠痔也;若大便辄清血出者,名血痔也;若大便难肛良久肯入者,名气痔也。此皆坐中寒湿,或房室失节,或醉饱过度所得,当时不为患,久久不瘥,终能困人。别有大方,今单行亦要便宜,依按用之。《肘后》《集验》同。出第四卷中。

《广济》疗五痔方。

生槐煎五分　皂角二两,炙,去皮子　麝香研　鳗鲡鱼炙
雄黄研　茛菪熬　丁香　木香各二分

上八味,捣筛,以槐煎和丸,分为五丸。取一净瓶,可一升以来,掘地埋之,著一叠子于瓶上,钻叠子作孔,内火瓶中,灰盖之,然后内药一丸烧,以下部著叠孔上坐,便通汗,其尽一丸药即止。内痔以药一丸内下部,立效,仍不及熏。忌鱼、热面等。

又疗五痔,猬皮散方。

猬皮炙　龟甲炙　当归各六分　黄芪　槐子　大黄各八分
蛇皮炙,五寸　露蜂房炙,五分　藁本　桂心各五分　猪后悬
蹄甲十四枚,炙

上十一味,捣为散。空腹,以米饮服方寸匕,日二,渐加一匕半。不利。忌如前方。

又疗五痔下血方。

槐子　五色龙骨　楸叶炙令紫色　干姜　芎䓖　当归　茜根　吴茱萸各六分　白蔹　附子五分,炮　黄芪八分　大黄十分　猪悬蹄甲十四枚,炙　发灰四分

上十四味,捣筛,蜜丸。空腹,以饮服如梧子二十丸,日二,渐加至四十丸。若利恐多,以意减之。忌如前方。出第四卷中。

《小品》疗五痔散,主酒客劳及损伤,疗下部中傍孔,起居血纵横出方。

赤小豆四分,熬　黄芪三分　附子炮　白蔹　桂心各一分　芍药　黄芩各二分

上七味,捣为散。以酒服方寸匕,日三。止血大验。文仲同。《备急》《集验》同。

又方

藜芦　大黄　黄连各半两　练木子十四枚　桃仁十四枚,去皮　巴豆四枚,去皮心　蓖麻十四枚,一名狗蝉

上七味,㕮咀,以猪肪一升煎三沸下,去滓,敷赘肉上,日三。外著此膏,内服紫参丸,常并行。《古今录验》同。

又疗五痔,大便肛边清血出,紫参丸疗不瘥,服之无不瘥方。

紫参　秦艽　乱发灰　紫菀　厚朴炙,以上各一两　藁本二两　雷丸半升　白芷一两　蟅虫半两,熬　贯众三两,去毛　猪后悬蹄甲十四枚,炙　虻虫半两,去翅足,熬　石南半两,炙

上十三味,捣筛,以羊脊骨中髓合猪脂各半升煎,和丸如梧子。未食酒服十五丸,日再,亦可饮下。剧者夜一服。四日肛边痒止,八日脓血尽,鼠乳悉愈,满六十日,终身不复发,久服益善。有痔病十八年,肛出长三寸,服此方即愈。亦疗脱肛。有人热可

除羊髓,以赤蜜代。《集验》《备急》《千金》同。

《集验》疗五痔,有气痔,温寒湿劳即发,蛇蜕皮主之;牡痔,生肉如鼠乳在孔中颇见外,妨于更衣,鳖甲主之;牝痔,从孔中起外肿,五六日自溃出脓血,猬皮主之;肠痔,更衣挺出,久乃缩,牡猪左悬蹄甲主之;脉痔,更衣出清血,蜂房主之方。

上所主药,皆下筛,等分,随病倍其所主药为三分,旦早以井花水服方寸匕。病甚者,旦暮服之,亦可至四五服。唯得食干白肉。病瘥之后,百日乃近房室。又用药内下部,有疮内中,无疮内孔中。《千金》、《删繁》、文仲同。

又方

野葛末

上一味,以刀圭内药中服,五日知,二十日瘥,三十日愈。徐安用之良。《千金》同。

又方

煮槐根洗之。又煮桃根洗之。《千金》《备急》同。并出第九卷中。

《删繁》疗五痔,桃叶蒸痔方。

桃叶一斛　细糠　胡麻各一斗,熬

上三味,合为一家蒸之,取细糠熟为度,内小口瓮中,将肛门坐,桃叶气熏入肛门,虫出当死。出第十七卷中。

《千金》疗五痔方。

猬皮三指大,切　熏黄如枣大　熟艾一握

上三味,穿地作坑,调和,取便熏之,取口中熏黄烟气出为佳,火气稍尽即停,三日将息,更熏之,三度永瘥。勿犯风冷,羹𩝽臛将补。慎鸡、猪、鱼、生冷。

又方

桑耳

上一味,作羹,空腹下饭饱食之,三日食之。待孔卒痛如鸟啄,取大豆、小豆各一升合捣,作两囊中蒸之,及热更互坐之,即瘥。并出第二十四卷中。

五痔数年不瘥方六首

深师疗五痔数年不瘥,槐子丸,主燥湿痔。痔有雌雄,为病苦暴,有干燥肿痛者,有崩血无数者,有鼠乳附核者,有肠中烦痒者,三五年皆杀人。忌饮酒及作劳色,犯之即发方。

槐子　干漆熬　楸木根皮各四两,一名楸子,即茱萸　秦艽

黄芩　白蔹　青木香　牡蛎熬　龙骨　附子炮,八角者　雷丸　蒺藜子　白芷　桂心　鸡舌香各二两　黄芪二两

上十六味,捣筛,蜜和为丸。一服二十丸,日三服。《千金翼》同。《千金翼》有丁香、茱萸根皮,无鸡舌香、楸木根皮。

《千金》小槐实丸,主五痔十年方。

槐子三斤　龙骨十两　矾石烧　硫黄各一斤　白糖二斤

大黄十两　干漆十两,熬

上七味,捣筛石二种及糖,并细切,内铜器中,一石米下蒸之,以绵绞取汁,以和药合作丸,并手捻之,丸如梧子大,阴干。一服二十丸,日三服。深师同。

又槐酒,主五痔五十年不瘥方。

槐东南枝细锉,一石　槐东南根细锉,二石　槐白皮锉,一石

槐子一石

上四味,大釜以水十六石,煮取五石,澄取清,更煎,取一石

六斗,炊两石黍米,上曲二斗酿之,搅令调,封泥七日。酒熟,取清饮,日三四,适寒温量性,常令小小醉耳。合时更煮滓,取汁涛米,洗器,不得用生水,此药忌生水故也。深师并《翼》同。

又方

涂熊胆,取瘥乃止。但发即涂,一切方皆不及此。《救急》并《翼》同。并出第二十四卷中。

《古今录验》疗三十年痔,肛出下血如鸡肝,此肠痔;肛边生痤,横肛中,此牡痔;肛边生乳,此牝痔,皆饱劳气所生方。

大黄如金色者十两　滑石七两,研碎　芒硝三两　桑白皮二两　枣三十枚　黄芩五两　杏仁三两,研

上七味,切,以酒一斗二升煮取二升,尽服之,当下。

又疗十年痔,如鼠乳脓出,便作血剧,白蔹散方。

赤小豆四分　黄芪三分　芍药二分　白蔹二分　黄芩三分桂心三分　附子炮　牡蛎各二分,熬

上八味,捣筛为散,酒若泔汁服方寸匕,日三服。并出第三十卷中。

五痔脱肛方二首

《千金》疗五痔脱肛,槐皮膏止痛痒血出方。

槐白皮二两　薰草　辛夷　甘草　白芷各半两　野葛六铢巴豆七枚,去皮　漆子六枚　桃仁十枚,去皮　猪脂半斤

上十味,切,以猪脂煎,三上三下,去滓,以绵沾膏塞孔中,日四五过,虫死瘥。止痒痛大佳。出第二四十卷中。

《必效》五痔脱肛方。

以死蛇一枚指大者,湿用,掘地作坑,烧蛇,取有孔板覆坑,

坐上,虫尽出。张文仲处。出第六卷中。

肠痔方一十五首

《肘后》疗患肠痔,每大便常有血方。

以蒲黄水服方寸匕,日三瘥。《备急》、文仲,崔氏、《千金》、《古今录验》皆同。

又方

矾石熬　附子炮,各一两

上二味,捣筛,蜜丸如梧子,服二丸,酒下,日三,稍增,百日永瘥不发。《备急》、文仲、崔氏、《千金》同。

又方

以鲤鱼作鲙,姜齑食之,任性多少,良。崔氏用鳝鱼。

又方

常食鲫鱼羹,及蒸,随意任之。《备急》、文仲同。并出第一卷中。

文仲疗肠痔方。

以槐木上耳捣末,饮服方寸匕,日三。《肘后》《古今录验》《千金》同。

又方

白蔷薇根　枸杞根各二分,曝干

上二味,捣筛为末,服方寸匕,日三,五六日当更小肿,是中病。崔氏、《备急》、《肘后》同。

又方

生地黄一斤,切　酒二斗

上二味,以酒渍地黄三日,随意饮多少,即瘥。《肘后》《备急》同。

又方

取枳根皮末,饮服方寸匕,日三。亦可煮汁常饮。《肘后》、《备急》、崔氏皆同。

《备急》疗肠痔方。

以谷子烧末敷之,深者导之。文仲、崔氏同。

又方

以槐白皮一担,锉,水煮令浓,脱衣入中坐,当如欲大便状,冷更易,不过三,虫出。

又方

捣槐白皮作屑粉,以导之。崔氏、文仲、《千金》、《必效》同。

又方

以蘩蒌烧灰,矾石熬,和为粉粉之。崔氏、文仲、范汪同。出第六卷中。

《删繁》疗肺虚劳寒损,至肠中生痔,名曰肠痔,肛门边有核痛,寒热得之,好挺出,良久乃缩而疮生,猪悬蹄青龙五生膏方。

猪悬蹄甲三枚,炙　生梧桐白皮四两　生龙胆五分　生桑白皮五分　蛇蜕皮五分　雄黄五分　生青竹皮六分　生柏皮七分,炙　露蜂房炙　蜀椒汗,各三分　猬皮　附子炮,各四分　杏仁二十枚,去皮

上十三味,细切,绵裹,以苦酒二升浸一宿,于火上炙燥,捣筛,以猪脂三升和,微火煎之如薄糖,敷并酒服如枣核。出第七卷中。

崔氏疗大便后出血,此肠痔之疾,宜服薤白汤方。

薤白切,七合　羊肾脂一升

上二味,缓火煎,令薤白黄,去滓顿尽,未瘥更服,即止,得脓

血与粪相合,即瘥。

又方

白矾烧汁尽　附子炮,去皮　干姜各一两

上三味,捣筛,蜜和。饮服二丸至三丸,日二服。并出第四卷中。

诸痔方二十八首

《广济》疗痔下血方。

以蛇不问多少煎煮,肉消尽,去滓,用汁和婆罗粥,著少盐食之,大效。一无所忌。

又黄芪丸方。

黄芪　枳实炙,各三两　乌蛇炙　当归　赤石脂各二两　猬皮二两,炙

上六味,捣筛,蜜丸。空腹酒下如梧子二十丸,日二服,更不加减。并出第四卷中。

范汪疗痔下血,黄连曲散方。

黄连二两　曲一两

上二味,捣筛,薄蜜搜。先食,以饮服五分匕,日三。不知,增至方寸匕。

《集验》疗痔,猬皮丸方。

槐子三两　附子炮,二两　当归二两　连翘二两　干地黄五两　干姜二两　矾石二两,烧令汁尽　续断　黄芪各一两　猬皮一具,细切,熬令焦

上十味,捣筛,蜜丸。饮服十五丸如梧子,日再,加至三十丸。亦可主瘘,常用大验。《肘后》、《备急》、文仲、《删繁》、《千

金》、《古今录验》同。

又方

以生槐皮十两,削去黑皮,熟捣,丸如弹子,绵裹,内下部中,大效。《备急》《千金》同。

又方

以槐赤鸡一斤为散,饮服方寸匕。《千金》云:槐糯也。

《千金》疗痔神方。

以七月七日多采槐子,熟捣涎取汁,重绵绞,内铜器中盛,庭中高门上曝之,二十日以上煎成,取如鼠粪大,内谷道中,日三。亦主瘘及百种疮。《救急》、崔氏、《古今录验》同。

又方

鲤鱼肠三具,以火炙令香

上一味,以绵裹内下部中,一食顷虫当出,鱼肠数数易之,尽数枚当瘥。一方云坐上虫出。《古今录验》同。

又方

虎头骨炙　犀角

上二味,各为末如鸡子大,以不中水猪脂和,涂疮上即瘥。《救急》、深师同。并出第二十四卷中。

崔氏疗痔方。

雀林草一大握,粗切

上一味,以水二大升,煮取一升,顿服尽,三日重作一剂,无不瘥者。

又方

取骆驼额下毛,烧作灰,可取半鸡子大,酒和,顿服之。并出第四卷中。

《必效》熨痔法，痔头出，或疼痛不可堪忍方。

取枳实，熸灰中煨之，及热熨病上，尽七枚立定。发即熨之，永除也。

又方

以麝香当门子，印成盐相和，以手涂痔头上，若令人著亦佳。其痛不可忍者，不过两度永瘥。

又方

以野猪肉炙，食十顿即瘥。三方云奇效。

又方

取五月五日苍耳子，阴干捣末，水服三方寸匕，日三，瘥乃止。

又方

以二十年久针线袋口烧作灰，分和水服。

又痔正发疼痛方。

以葱和须浓煮汤，置盆中坐浸之，须臾即当痛止。

又方

以狸肉作羹食之，或作脯食之，不过三顿，无不瘥。

又方

以肥大枣一颗，剥去赤皮，取水银掌中以唾研，令极熟，涂枣瓢上，内下部中，瘥。

又方

以萹蓄根、叶，捣汁，服一升，一两服瘥。

又方

姜屑二两

上一味，以水三大合煮之，取一合，去滓，暖空腹服，隔日再服。忌猪肉、蒜等。

又方

倚死竹色黑者,取之折断,烧为灰,筛,和薄饮服之方寸匕。忌牛肉,余无所忌。出第三卷中。

《古今录验》疗痔,黄芪丸方。是直殿中省散骑常侍郎甄立言处。

黄芪　青葙子　漏芦　鳖甲炙　狼牙各五分　黄柏四分　犀牛屑八分　斑蝥去足翅,熬　猬皮四分,炙　白矾十分,烧去汁　芫青去足翅,熬　地胆去足翅,熬　蜈蚣各十枚,炙　猪悬蹄甲七枚,炙

上十四味,捣筛为散,蜜和,丸如梧子大。空腹,以饮服二丸,日二,增之,以知为度。忌一切油腻、苋菜。

又方

掘地深一尺,圆径四寸,炭火烧令赤,去火,以鱼簿著口上,取莨菪子一合内坑中烧烟出,痔人坐上,以被拥,当汗出,密室内作之,以烟尽更著一合莨菪子熏,避风如发汗法,则瘥。

又疗诸痔及下血不止转虚羸者,服之无不效方。

黄芪　枳实各二大两,半细锉,熬令黄　黄矾石一大两,炭火烧经一伏时,仍数翻转令匀,著火冷讫,细罗去沙净

上三味,先捣黄芪、枳实,筛讫,然后和矾石更捣匀,蜜和丸。空腹,以酒下二十丸,加至三十丸,日再服。忌荞面、猪肉、蒜、鱼、劳事。唯久服,一年半年愈,良验。

又疗痔方。

鲤鱼肠可半升

上一味,择之令净,仍新鲜,取一方板,可阔二尺以来,厚二寸,当中凿孔,深一寸半,圆如酱盏口大,布鱼肠于其内,以好麝香碎末渗鱼肠,取厚毡二三重,当心开孔,可板孔大小,铺坐,以

被拥之,数进食,可至两炊久,觉下部痛者,即是虫出也。时且更坐良久,取鱼肠细择之,恐虫入于肠中,虫可长一二寸许,细如网丝,斑作五色,每出不过十余枚,不问度数,虫尽即止。

许仁则曰:此病有内痔,有外痔。内但便即有血,外有异;外痔下部有孔,每出血从孔中出。内痔每便即有血,下血甚者,下血击地成孔出血过多,身体无复血色。有痛者,有不痛者。有此候者,宜依后药方。

生槐子一斗,候未坚硬时采

上一味,捣令碎,绞取汁,日曝取稠,取地胆曝干,捣筛为散,和槐子煎作丸,以饮服十丸,日再,加至三十丸,如桐子大。兼以煎捻作丸如枣核大,内下部中,日夜三四度。亦可捣苦参末代地胆。

依前生槐子煎不觉,可宜合后黄芪十味散服之方。

黄芪五两　苦参　玄参各六两　附子炮　大黄各三两　干姜二两　猬皮炙,二两　黄连各四两　槐子六合　猪悬蹄甲一具,炙

上药捣筛为散。空腹,以饮服方寸匕,日再服之,渐渐加至二匕。忌猪肉、冷水。出下卷中。

痔下部如虫啮方九首

《肘后》疗痔,下部痒痛如虫啮方。

胡粉　水银

上二味,以枣膏调匀,绵裹,夜卧内谷中导之效。崔氏同。

又方

以菟丝子熬令黄黑,末。以鸡子黄和涂之。《集验》、文仲、

《备急》、范汪、崔氏等同。

又方

以杏仁熬令黑,捣取膏涂之。《集验》、《备急》、文仲、崔氏同。

又方

以猬皮烧灰敷之。又獭肝烧,捣散服之。崔氏、《备急》、文仲同。

又方

以溺温令热,内少矾石以洗之良。崔氏同。并出第二卷中。

文仲疗痔,下部如虫啮方。

捣桃叶一斛,蒸之令热,内小口器中,以布盖上坐之,虫死即瘥。《肘后》、崔氏、《备急》同。一方有乌梅。

又方

掘地作小坑,烧令赤,以酒沃中,捣吴茱萸三升,内中,及热以板覆上,开一小孔,以下部坐上,冷乃下,不过三度即瘥。《肘后》、崔氏、《备急》同。

又方

以小豆一升,好苦酒五升,煮豆令熟,出曝干,复内令酒尽止,捣末。以酒服方寸匕,日三。崔氏、《备急》同。

又方

以猪椒子一升,酒一升,渍经五日,稍稍饮,一日令尽佳。崔氏同。出第六卷中。

大便下血风冷积年变作痔方三首

崔氏疗大便急去血,或至一升数合,面少血色,此是内伤风冷,积年多变作痔方。

大黄五分　甘遂三分　黄芩二分　干姜　附子各四分,炮
桃仁三七枚,去皮尖　葱白七茎

上七味,以水六升,煮取一升半,先服半升药稍安,又服半
升,须臾血发,又服半升。未断,候发日再作,不过三剂,瘥。忌
猪肉等。

又方

煮桃皮、李皮、萹蓄、苦参,取汁渍之,大佳。出第四卷中。

《备急》疗大便血,风冷积年,多变作痔方。

烧稻藁灰,淋汁,煎热渍之三五度佳。崔氏、《肘后》、文仲同。

灸痔法方二首

崔氏灸痔法。

以绳围病者项,令两头相拄,展绳从大椎正中量之,垂绳一
头当脊正下,以墨点讫;又量病者口两吻头,接绳头正下,复点
之;又量病者口吻如前,便中屈绳,接前口吻绳头正下,复点之,
望使相当所三处并下火。重者各五百壮,轻者三百壮,即愈。

又法。

令疾者平坐解衣,以绳当脊大椎骨中向下量,至尾株骨尖头
讫,再折绳更从尾株尖头向上量,当绳头正下即点之。高虢州初
灸至一百壮得瘥,后三年复发,又灸之便断。兼疗腰脚。并出第
四卷中。

杂疗痔方五首

《广济》疗痔瘘疽疮方。

光明砂别研　麝香当门子别研　蛇皮五月五日者,熬

上三味,等分研,先以盐汤洗,拭干,于疮上敷少蜜,以散敷上,瘥止。

《小品》疗谷道中痒痛痔疮,槐皮膏方。

槐皮五两 甘草 当归 白芷各二两 陈豉 桃仁各五十粒,去皮 赤小豆二合

上七味,锉,以猪脂二升煎,候白芷黄膏成,去滓,以涂之,日三度。《集验》同。

《删繁》疗虚劳寒,下痢不止,肛边转生肉如鼠乳在大孔傍,时时脓血出,名牡痔,鳖甲丸方。

鳖甲炙 干地黄 黄连 连翘各七分 栝楼 黄芪 干姜各六分 蛴螬五枚,炙 猬皮炙 续断各五分 附子炮 槐子 矾石烧汁尽,各四分

上十三味,捣筛,以蜜丸如梧桐子大。饮下二十丸,渐加至三十丸,日再。忌如常。

又疗肾劳虚,或酒醉当风,所损肾脏,病所为酒痔,肛门肿生疮,因酒劳伤发,泻清血,肛门疼痛,蜂房膏方。

蜂房三两,炙 生槐白皮十两 楝实 桃仁各五十枚,熬 白芷二两 赤小豆一合,碎 猪膏一升半

上七味,㕮咀,绵裹,以苦酒一斤渍一宿,下膏煎,取酒尽膏成,去滓,取杏子大,绵裹内肛门中,又酒服一方寸匕。出第三卷中。

《必效》疗痔及诸虫方。

石榴东引根深者,取一握

上一味,勿令见风,拭去土锉;又取鹿脯四指大一片,炙两畔令熟,捶碎擘,以水三升煮取一升,适寒温,空腹顿服之。其患痔盛发者,服即定。诸虫无问赤白并出瘥。出第三卷中。

脱肛方三首

《病源》:脱肛者,肛门脱出也。多因久痢后,大肠虚冷所为。肛门为大肠之候,大肠虚而伤于寒,痢而用气嗳,而气下冲,则肛门脱出,因谓脱肛也。出第十七卷中。

《小品》疗脱肛,熏方。

以女萎一升,以器中烧,坐上熏肛门即愈。范汪、《集验》、《千金》同。出第十卷中。

《删繁》论曰:肛者,主大便道。肺大肠合也,号为通事令史,重十二两,长一尺二寸,广二寸二分,应十二时。若脏伤热,即肛闭塞,大便不通,或肿缩入生疮;若腑伤寒则肛寒,大便洞泻,肛门凸出良久乃入。热则通之,寒则补之,不虚不实,依经调之。

疗肛门,主肺热,应肛门闭塞,大便不通肿缩,白蜜兑通之方。

以白蜜三升煎,令成干燥,投冷水中,可得丸长六七寸许,兑肛门中,到身中向上入,头向下,停少时,兑烊,斯须即通泄。《千金》同。出第三卷中。

《千金》疗肛出方。

磁石四两,研　桂心一尺　猬皮一枚,炙黄

上三味,筛为散,服方寸匕,一日服十服即缩。勿举重,须断房室周年乃佳。出第二十五卷中。

肛门凸出方三首

《删繁》疗肛门,主大肠寒应肛门寒,则洞泄凸出,猪肝散方。

猪肝一斤,炙令黄燥　黄连　阿胶炙　芎䓖各二两　乌梅肉五两,熬　艾叶一两,熬上六味,捣筛。平旦,空腹温服方寸匕,日再。若不能酒,白饮服亦得。《千金》同。出第三卷中。

《千金》肛门凸出,壁土散方。

故屋东壁土一升,碎研　皂荚三挺,长者

上捣土为散,裹敷肛门,其头出处,取皂荚炙暖更递熨之,取入则止。

又麻履底按入方。

麻履底　鳖头一枚

上二味,烧鳖头为散,敷肛门凸出头,炙履底,以按熨令入,永不出矣。并出第二十五卷中。

卒大便脱肛方六首

《肘后》疗卒大便脱肛方。

灸顶上回发中百壮。

又方

以豆酱清合酒涂之。文仲、《备急》同。

又方

烧虎骨末,水服方寸匕,日三,即瘥。

范汪疗卒大便脱肛方。

以缘桑枝螺取烧末,猪脂和敷之,立缩。亦可末,以粉之。《备急》、张文仲同。出第三卷中。

《千金》疗卒大便脱肛方。

以猪膏和蒲黄敷之,指推内之。但以粉粉之亦佳。张文仲、《备急》同。

又方

灸鸠尾骨上七壮。《备急》、文仲、《集验》同。出第二十五卷中。

肠肛俱出方二首

《肘后》疗若肠随肛出，转广不可入一尺来者方。

捣生栝楼，取汁温服之，以猪肉汁洗手，随抑按自得入，效。范汪、《小品》、张文仲、《备急》、《千金》同。

《备急》若肠随肛出方。

熬石灰令热，布裹熨之，随按令入，冷即易。《小品》、文仲、《备急》同。出第八卷中。

脱肛历年不愈方三首

《集验》疗脱肛，历年不愈方。

以生铁三斤，以水一斗煮取五升，以洗之，日再。范汪、《千金》、《备急》、文仲同。出第六卷中。

《千金》疗脱肛，历年不愈方。

以死鳖头一枚，烧令烟尽，作屑以敷肛门上，手按之令入，兼灸横骨一百壮。

又方

以铁精粉上，按令入，即愈。并出第二十五卷中。

疝气及癫方六首

《广济》疗疝气核肿疼方。

黄芪　桃仁去尖皮，熬　山茱萸　五加皮　槟榔仁各八分　牛膝六分　茯苓六分　苁蓉八分　五味子十八分　人参　续断

各六分　桂心八分　远志去心　石南各五分　海藻洗,八分　玄参十分　枳实炙　龙骨八分　蒺藜子二十分,熬

上十九味,捣筛,蜜丸如桐子大,酒服三十丸,日二,渐加至四十丸。

又疗肾虚疝气,腰膝冷疼,阴囊肿痒,狐阴丸方。

狐阴一枚,炙　木香　蒺藜子　腽肭脐　昆布各六分　牛膝　菟丝子各八分,酒渍　桃仁去尖皮,熬　石斛各十分　槟榔仁十枚

上十味,捣筛,蜜和,丸如梧子大。空腹,以酒下二十丸至三十丸,日再服。忌热面、荞麦、猪、鱼、粘食等物。并出第六卷中。

《集验》疗癞方。

取杨柳如脚大指,长三尺二十枚,以水煮令极熟,以故布干掩肿处,取热柳枝更互拄之,如此取瘥止。文仲、《备急》、《千金》同。通按:拄音主,刺也。

《千金》疗癞方。

牡丹二两　海藻二两,洗　狐阴一具,炙　地肤子二两　茯苓二两　五味子二两　芍药二两　橘皮二两　蜘蛛五十个,熬　防葵二两　细辛二两　蒺藜子二两　桂心二两　泽泻二两　桃仁五十枚,去皮尖,熬

上十五味,下筛,蜜和,服十丸如梧子大,稍加至二十丸。忌胡荽、生葱、生菜、酢物。出第二十五卷中。

《备急》疗癞方。

以桃仁捣敷之。亦疗妇人阴肿,干即易。《集验》同。出第五卷中。

《古今录验》疗癞,蒺藜丸方

蒺藜子　干地黄各十分　鹿茸炙,十分　白蔹八分　磁石十分,研　礜石炼,十分　铁精　桂心　续断各五分　巴戟天　芍药　玄参　通草　升麻　牛膝　寄生各八分　泽泻七分　射干八分　苁蓉十分　海藻八分,如发者

上二十味,捣筛,以蜜和,为丸如梧子大。饮下十丸,日二,渐增至二三十丸。甄立言处。出第四十一卷中。

卒病癫方五首

《肘后》疗超跃举重,卒得阴癫方。

白术五分　地肤子十分　桂心一分

上三味,捣末,以饮服一刀圭,日三。《古今录验》同。

又方

狐阴一具,炙　海藻　牡丹皮各三分　桂心二分

上四味,捣筛为散,蜜和为丸如梧子大。小儿服五丸,大人增之。

《集验》灸卒癫法。

以蒲横度口折之,一倍增之,以布著小腹大横理,令度中央上当脐,勿使偏僻,灸度头及中央合二处,随年壮。好自养,勿举重、大语怒言、大笑呼唤。《千金》、范汪同。

又方

牵阴头正上向,灸茎头所极;又牵下向谷道,又灸所极;又牵向左右髀直下行,灸所极,皆使正直勿偏,四处灶,随年壮佳。《千金》、范汪同。

又法

灸足厥阴左右各三壮,穴在足大指间是也。《千金》、范汪

同。并出第九卷中。

癞卵偏大方三首

《千金》疗癞疝,卵偏气上方。

牡丹　防风各一分

上二味,捣为散,温酒服方寸匕,日二。忌胡荽。出第二十五卷中。

张文仲《小品》牡丹散,疗癞偏大气胀方。

牡丹　桂心　防风　铁精　豉熬,各等分

上五味,捣筛。酒和方寸匕服之,小儿一刀圭,二十日愈。婴儿以乳汁和大豆与之,大效。忌如前。《肘后》同。出第七卷中。

《古今录验》牡丹五等散,疗癞疝,阴卵偏大,有气上下胀大,行走肿大,服此良验方。

牡丹皮　防风　黄柏炙　桂心各一分　桃仁二分,去皮尖,研

上五味,捣为散。以酒服一刀圭,二十日愈。少小癞疝最良。小儿以乳汁和如一大豆与之。忌如前。出第四十一卷中。

灸诸癞法一十四首

《千金》论曰:男癞有肠癞、卵癞、气癞、水癞四种。肠癞、卵癞难瘥,气癞、水癞针灸易瘥。

又卵偏大上入腹方。

灸三阴交,在内踝上八寸,随年壮。

又男阴卵偏大癞法。

灸肩井,解臂接处,随年壮。男癞灸小指端十壮。病在左者可灸左,在右者灸右,良效。

又法

灸关元百壮。

又法

灸玉泉百壮,报之,穴在脐下四寸。

又法

灸泉阴百壮,三报之,在横骨边三寸。

又癞病阴卒肿者法。

令并足合两拇指,爪相并,以一艾丸灸两爪端方角处,一丸令顿上两爪角,各令半丸上爪上七壮。

又两丸缩入腹法。

灸三阴交,随年壮,神效。

又男阴卵大癞病法。

灸足太阳五十壮,三报之。

又法

灸足太阴五十壮,又在内踝上一穴。

又法

灸大拇指内侧,去端一寸白肉际,随年壮,甚验。双灸之。

又法

灸横骨两边二十壮,夹茎是也。

又法

灸足大指理中十壮,随肿边灸之。

灸小儿癞法。

先将儿至碓头,祝之曰:坐汝令儿某甲阴囊癞,故灸汝三七二十一。灸讫,便牵小儿,令雀头下向著囊缝,当阴头灸缝上七壮,即消,已验。艾炷帽簪头大耳。

又法

凡男癞,当骑碓轴,以茎伸置轴上,齐阴茎头前灸轴木上,随年壮,即愈。并出第二十五卷中。

阴肿方六首

《病源》:此由风热客于肾经,肾经流于阴肾,不能宣散,故致肿也。出第四卷中。

《集验》疗男子阴肿大如斗,核痛,人所不能疗者方。

以雄黄一两研碎,绵裹,甘草一尺生用切,水一斗煮取二升,以洗之。忌海藻、菘菜。

又方

取苋菜根捣,薄之。范汪、《千金》同。

又方

取蔓菁根捣,薄之。范汪同。

又方

捣马鞭草,薄之。范汪同。并出第九卷中。

文仲疗阴肿方。

取桃仁去皮尖,熬末,酒服弹丸许,不过三服即瘥。《千金》《备急》同。出第七卷中。

《古今录验》疗肿大如斗方。

取鸡翅烧灰,饮服。其毛一孔生两毛者佳。肿在左取左翅,在右取右翅,双肿取两边翅。《千金》治小儿卵肿。出第四十一卷中。

阴疝肿缩方一首

《病源》:疝者,气痛也。众筋会于阴器,邪客于厥阴、少阳之经,与冷气相抟,则阴痛而挛缩也。出第四卷中。

文仲疗阴卒缩入腹,急痛欲死,名阴疝方。

狼毒四两,炙　防葵一两　附子二两,炮

上三味,捣筛,蜜和,丸如梧子。酒服三丸,日三夜二。《古今录验》、范汪同。出第七卷中。

阴卒肿痛方三首

文仲葛氏疗男子阴卒肿痛方。

灸足大指第二节下横理纹正中央五壮。姚云足大指本三炷。亦治小儿阴疝,发时肿痛,随痛左右灸之。出第七卷中。

《备急》疗男子阴卒肿痛方。

鸡翮六枚,烧　蛇床等分

上二味,为末,以饮服少许。随卵左右取鸡羽。《集验》同。姚方无蛇床。

又若有息肉突出方。

以苦酒三升,渍乌喙五枚三日,以洗,一日夜三四度瘥。《肘后》同。出第五卷中。

阴囊肿痛方五首

《千金》有人阴冷,渐渐冷气入阴囊,肿满恐死,夜即痛闷,不得眠睡方。

取生椒择之令净,以布绵裹著丸囊,令厚半寸,须臾热气大通,日再易之,取消为效,乃止。

又方

煮大蓟根汁,服一升,日三,不过三剂愈。

又方

醋和面炙,令热熨之。

又方

以醋和面涂之。

又方

釜月下土,以鸡子白和敷之,效。《肘后》同。并出第二十五卷中。

阴下痒湿方七首

《病源》:大虚劳损,肾气不足,故阴汗阴冷液自泄,风邪乘之,则瘙痒也。其汤针灸石,别有正方,补养宣导,今附于后。

《养生方导引法》云:卧令两手布膝头,取踵置尻下,以口内气,腹胀自极,以鼻出气,七息,除阴下湿、少腹里痛、膝冷不随。出第四卷中。

文仲疗阴痒生疮方。

嚼胡麻涂之,验。《肘后》《千金》同。

葛氏疗阴囊下湿痒皮剥方。

乌梅十四枚　钱四十文　盐三指撮

上三味,以苦酒一升,于铜器中浸九日,洗之效。《肘后》同。

又方

煮槐皮、苦参、黄柏及香薷汁洗之,并良。《肘后》同。出第七卷中。

《救急》疗阴下湿痒成疮方。

猪蹄两脚　槐白皮切,一升

上二味,斟酌以水煮洗疮,一日五六遍,永瘥。

又方

煮桃皮,和黍米汁洗之。并出第五卷中。

《古今录验》疗阴下痒湿,汤洗方。

甘草一尺,以水五升煮取三升,渍洗之,日三四度,便愈。

又疗阴下湿痒生疮方。

吴茱萸一升,水三升煮,取三五沸,去滓,以洗疮。诸疮亦治之。出第四十一卷中。

阴痛方三首

《病源》:肾气虚损,为风邪所侵,邪气流入于肾经,与肾气相击,真邪交争,故令阴痛。但冷者惟痛,挟热者则肿。其汤熨针石,别有正方,补养宣导,今附于后。

《养生方导引法》云:两足指向下拄席,两涌泉相拓,坐两足跟头,两膝头外捩,手互前向下尽势,七通,去劳损阴膝冷。出第四卷中。

《集验》疗卒阴痛如刺,汗如雨出方。

小蒜一斤　韭根一斤,一方无　杨柳根一斤

上三味,合烧,以酒灌之,及热气熏之,即愈。《千金》同。出第九卷中。

《千金》疗阴肿痛方。

灸大敦三壮。

又方

车前子末,酒服之佳。出第二十五卷中。

阴疮方七首

《病源》:肾荣于阴,肾气虚,不能制津液则汗湿,虚则为风邪所乘,邪客腠理而正气不泄,邪正相干在于皮肤,故痒,搔之则生疮。出第四卷中。

《千金》疗阴下生疮,洗汤方。

地榆　黄柏各八两

上二味,切,以水一斗煮取六升,去滓,适寒温洗疮,日再。只以黄柏汤洗亦效。

又凡妒精疮者,男子在阴头节下,妇人在玉门内,并似疳疮作臼方。

用银钗以绵裹,用腊月猪脂熏黄火上暖,以钗烙疮上令热,取干槐枝爇涂之。以麝香、黄矾、青矾末敷之,小便后即敷之,不过三两度瘥。但用疳疮方中药敷之,即瘥。出第二十五卷中。

葛氏疗男子阴疮方。

烂煮黄柏洗之,又用白蜜涂之。

又方

黄连、黄柏各等分,末之,先煮肥猪肉汤洗之,然后以药粉之。

又方

以蜜煎甘草末,涂之大良。比见有人患,涂头肿坎下。疮欲断者,以猪肉汤渍洗之,并用前粉粉之,及依陶方即瘥,神验。出第七卷中。

《必效》疗阴生疮,脓出作臼方。

高昌白矾一两

上一味,捣细研之,炼猪脂一合,于瓷器中和搅作膏,取槐白皮切,作汤洗疮上,拭令干,即取膏敷上,及以楸叶贴上,不过三两度,永瘥。

《古今录验》疗阴疮方。

黄柏 黄连各三分 胡粉一合

上三味,捣为末,粉上,日三。妇人绵裹枣核大内之。出第四十一卷中。

阴边粟疮方五首

《必效》疗阴疮,阴边如粟粒生疮及湿痒方。

以槐北面不见日处白皮一大握,盐三指一撮,以水二大升煮取一升,洗之,日三五遍,适寒温用。若涉远恐冲风,即以米粉和涂之,神效。

又疗阴疮有二种,一者作白脓出,名曰阴蚀疮;二者但赤作疮,名为热疮。若是热疮用此方。

取黄柏、黄芩各一两,切,作汤洗之,用黄柏、黄连末粉之。云神良。

又方

以黄连和胡粉末敷之,必效。

又方

紫芽茶末一分 荷叶一片,烧灰

上二味,为末,以盐浆水洗讫,敷之,三五度即愈。

又方

取停水处干卷地皮末敷之,神效。是长安郭承恩用之得效。

出第四卷中。

著䃼砂方四首

《救急》邂逅著䃼砂损阴方。

猪蹄一具,擘破　浮萍草三两

上二味,以水三大升煮取半升,去滓,以瓶子盛汁,内阴瓶中渍之,冷即出拭干,便敷后药粉之。

又粉法。

蔷薇根皮　黄柏各三分　朴硝　蛇床子各一分　甘草二分,炙

上五味,捣为散,用前法浸洗后,以粉疮上,亦不甚痛,慎风。

出第八卷中。

《必效》主著䃼砂方。

取鸡子一枚,煮熟,剥取肉,更用生鸡子二个,倾取白和,热研令细,以绵裹之立定。李饶州云奇效。

又方

甘草　黄柏　白矾烧令汗尽

上二味,为末,敷之。并出第四卷中。

九虫方一首

《病源》:夫九虫者,一曰伏虫,长四寸;二曰蛔虫,长一尺;三曰白虫,长一寸;四曰肉虫,状如烂杏;五曰肺虫,状如蚕形;六曰胃虫,状如虾蟆;七曰弱虫,状如瓜瓣;八曰赤虫,状如生肉;九曰蛲虫,至细微,形如菜虫。伏虫,群虫之主也。蛔虫贯心则杀人。白虫相生,子孙转大,长至四五尺,亦能杀人。肉虫令人烦满。肺虫令人咳嗽。胃虫令人呕吐,胃逆喜哕。弱虫又名隔虫,令人

多唾。赤虫令人肠鸣。蛲虫居胴肠，多则为痔，剧则为癞，因人疮处，以生诸痈疽、癣、瘘、痫、疥。蛕虫无所不为，人亦不必尽有，有亦不必尽多，或偏有，或偏无者。此诸虫依肠胃之间，若腑脏气实，则不为害；若虚则能侵蚀，随其虫之动而变成诸患也。《集验》同。出第十八卷中。

《集验》贯众丸，主疗九虫动作诸病方。

贯众熬　石蚕熬，五分　狼牙四分　蘆芦二分　蜀漆六分，炙　僵蚕三分，熬　雷丸六分　芜荑四分　厚朴三分　槟榔六分

上十味，捣筛，蜜丸。空心，暖浆水服三十丸，日三。不知，稍稍加之。白虫用榉子汤服。《备急》、文仲、《古今录验》、范汪同。出第九卷中。

五脏虫方七首

《删繁》疗脾劳，有白虫长一寸，在脾为病，令人好呕，而胸中骇骇一作玄玄，呕而不吐出，前胡汤方。

前胡三两　白术三两　赤茯苓三两　枳实炙，二两　细辛三两　旋覆花一两　常山三两　松萝二两　龙胆三两　竹叶切，一升　杏仁三两，去尖皮

上十一味，切，以水一斗，煮取三升，去滓，分三服。若腹中热满，下芒硝三两、黄芩三两、苦参二两，加水二升，依方煎。忌如常。

又疗脾劳热，有白虫在脾中为病，令人好呕，茱萸根下虫汤方。

茱萸东引根大者一尺，切　大麻子八升　橘皮三两，切

上三味，切，捣麻子烂，并和，煎服，或下黄汁。凡合药，禁

声,勿语道作药,虫当闻便不下,切须忌之,甚验。以水煎服,临时量之,效。

又疗肺劳热损,主肺虫,形如蚕,在肺为病,令人咳逆气喘。或谓忧恚,气膈寒热,皆从劳之所生,名曰膏肓,针灸不著,麦门冬五膈下气丸方。

麦门冬十两,去心　蜀椒四分,汗　远志　附子炮,各六分　干姜五分　甘草十分,炙　人参七分　细辛六分　桂心五分　百部根　白术　黄芪各五分　杏仁四十枚　槟榔五分

上十四味,捣筛,蜜丸如弹子许,含一丸,稍稍咽汁。忌如常。

《千金》疗肾热,四肢肿急,蛲虫如菜中虫,生肾中为病方。

贯众大者三枚,熬　干漆二两,熬　茱萸六分,一云五十枚　杏仁四十枚　芜荑　胡粉　槐白皮各四分

上七味,捣散,平旦以井花水服方寸匕,增之,以瘥止。

又肺劳热,生虫,在肺为病方。

东行桑根白皮切,一升　东行茱萸根切,五两　狼牙三两

上三味,切,以酒七升,煮取一升半,平旦服尽。

又疗肝劳,生长虫在肝为病,令人恐畏不安,眼中赤方。

鸡子五枚,去黄　东行茱萸根切,三升　蜡三两　干漆四两,熬　粳米粉半升

上五味,捣茱萸根、漆为末,和药,铜器中打鸡子调,火炼可丸如小豆,宿勿食,旦以饮服一百二十丸,小儿五十丸,虫即烂出瘥。

又疗心劳热伤心,有长虫名蛔虫,长一尺,贯心为病方。

雷丸熬　橘皮　桃仁各五分　狼牙六分　贯众三枚　芜荑　青葙子　干漆熬,各四分　乱发如鸡子,烧　僵蚕二七枚,熬

上十味,捣筛,蜜丸,以饮及酒空腹服二七丸,日再服之。并出第十八卷中。

长虫方二首

《集验》疗长虫,鸡子丸方。

鸡子白三枚　干漆四两,熬,一本无　蜡三两　粳米粉半斤

上四味,内铜器中,于微火上煎,搅令调,内粉令凝可丸,置土上温,乃内鸡子,搅令相得,又煎令可丸。宿勿食,以饮下小豆许大一百二十丸,小儿五十丸,效验。

又方

取楝实,以淳苦酒中渍再宿,以绵裹内下部中,令入三寸许,一日易之。《千金》、范汪同。并出第九卷中。

蛔虫方九首

《病源》:蛔虫者,是九虫之一也。长一尺,亦有长五六寸。或因腑脏虚弱而动,或因食甘肥而动。其发动则腹中痛,发作肿聚,去来上下,痛有休息,亦攻心痛,口中喜涎及吐清水,贯伤心者则死。诊其脉,腹中痛,其脉法当沉弱弦,今反洪而大,则蛔虫也。出第十八卷中。

《广济》疗蛔虫方。

酸石榴根东引入土五寸者,切,二升　槟榔十枚,碎

上二味,以水七升,煮取二升半,绞去滓,著少米煮稀粥,平旦空肚食之,少间虫便死,快利,效。无忌。出第四卷中。

《肘后》疗蛔虫,或攻心痛如刺,口中吐清水方。

取龙胆根多少任用,以水煮浓汁,去滓。宿不食,平旦服一二升,不过再服,下蛔虫也。

又方

取有子楝木根锉，以水煮，取浓赤黑汁，用米煮作糜。宿勿食，旦取肥香脯一片先吃，令虫闻香举头，稍从一口为度，始少进，渐加服一匕。服至半升，便下蛔虫。《千金》、文仲同。

又方

以鸡子一枚，开头去黄，以好漆少许内中相和，仰头吞之，虫悉出矣。文仲、《集验》《备急》《千金》同。出第二卷中。

《集验》蛔虫攻心腹痛方。

取薏苡根二斤锉，以水七升煮取三升，先食尽服之，虫死尽出。《千金》、范汪同。出第九卷中。

《千金》疗蛔虫方。

藿芦下筛，以饼臛和服方寸匕，虫不觉出之。亦主蛲虫出。《肘后》云：藿芦一两，末，以羊肉作臛和服。出第十八卷中。

崔氏疗蛔虫方。

取缲蚕蛹汁，空腹饮之良。若非缲丝时，即须收蛹曝干，患者捣筛，取意斟酌多少，和粥饮服之。

又方

鹤虱三两

上一味，捣散，以肥猪羊肉但得一色，以葱豉为臛汁，每旦空腹服，以臛汁和一方寸匕顿服，稍多饮臛汁佳。若不能散服，即以蜜和，为丸如梧子，一服十丸，还以此臛汁下之，假令明旦服，今日暮即勿食，明旦服药讫，还至巳时为佳。要服此丸散，使尽已后三十日勿杂食，永瘥。出第五卷中。

《必效》疗蛔虫方。

绿豆三升，煮取浓汁，麻子一大升，研取汁一升以下，然后取麻子汁半升和豆汁一升，更暖令温温正发，即炙羊肉脯令熟，先含咽汁三五咽,即服之。须臾即吐出或利,其虫已消,如绵练带三二百条。如未尽,更服即永绝。郭参军云:频试无不瘥者。一方服麻子汁效。出第六卷中。

寸白虫方一十九首

《病源》:寸白者,九虫之一也。长一寸而色白,形小褊。因腑脏虚弱而能发动。或云饮白酒,以桑枝贯牛肉炙食之,并食生鱼所成,又食生鱼后即饮乳酪,亦令生之。其发动则损人精气,腰脚疼弱。又云:此虫生长一尺则杀人。出第十八卷中。

《广济》疗白虫如马蔺叶大,于下部出不尽,以刀截断者,令人渐渐羸瘦,石榴汤方。

醋石榴根东引者,一大握　芜荑三两　牵牛子半两,熬,末

上三味,以水六升煮取二升,去滓,分三服,别和牵牛子末。每服如人行五里更服,尽快利,虫亦尽死出。忌生冷、猪、鱼、牛肉、白酒、葵、笋等。此方神验。

又方

狼牙　白蔹各四分　芜荑六分

上三味,捣散。空肚,以大醋和如膏,温顿服之。无所忌。《千金》同。并出第四卷中。

《肘后》疗白虫方。

淳漆三合　猪血三合

上二味,相和,微火上煎之,不著手成。宿勿食,空腹旦先吃肥香脯一片,服如大豆许一百丸,日中虫悉出。亦主蛔虫。范汪同。

又方

浓煮猪肉汁,煎槟榔三十枚,取三升服之,虫尽出。文仲、《备急》同。

又方

熟煮猪脂血,宿勿食,明旦饱食之,虫当下。文仲、《备急》同。出第二卷中。

范汪疗白虫,橘皮丸方。

橘皮四分　牙子　芜荑各六分

上三味,捣筛,蜜丸如梧子,以浆水下三十丸,先食,日再服。

又方

狼牙五两

上一味,捣筛,蜜丸如麻子大,宿不食,明旦空腹以浆水下一合,服尽瘥。

又方

楝实破其上,取皮中子,捣,合蜜丸如梧子,宿不食,旦以酢浆水若米汁下三百丸,虫并死,或以糜烂。皮亦可丸,服八十丸。忌如常法。出第十九卷中。

《备急》疗白虫,芜荑散方。

狼牙三分,炙　芜荑二分

上二味,捣为末,酒和服之,先食脯,后顿服尽,立瘥。张文仲同。出第六卷中。

《救急》疗白虫方。

石榴枝东引者,一握,去苍皮　槟榔七枚

上二味,以水二大升煮取强半,顿服。欲服时,先嚼鹿脯咽汁,即进之。每月一、二、三日吃药,必瘥,以虫头向上。月三以后,服药不效,为其虫头向下也。今日欲服,预前一日莫食,其虫吃药之后,或利出,或内消,皆瘥。忌食生鲙、白酒、诸生肉、冷物一月余。

又方

取榧子一百枚，去皮，火燃啖之，能食尽佳。不能者，但啖五十枚亦得。经宿虫消自下。无忌。崔氏同。出第八卷中。

崔氏疗白虫，诸方不瘥方。

取石榴东引根，令患人以手大指与第三指满一握，两头出者总留之；又取干脯肥者，如手大一片，细锉，以水四升渍之一宿，明旦煮取一升，去滓，分三服，如人行十里久。每欲服，先嚼脯一片，然后饮药，并令人以手按所患人腹，令药易宣。都服了，有顷当自便虫出。服药，以月一至五日以前，是虫头向上，服之得力，无问多少，皆得出尽。若疑虫未尽，更合一剂，永愈。

又方

东引茱萸根一大握，切　麻子半大升

上二味，先捣麻子极碎，又盆中熟研，以水一大升更和研，绞取浓汁，以浸茱萸根一宿，明旦煮两三沸，顿服。如不顿服，分再服。至明旦欲服药，今日午后便不得食，仍须先嚼一片肥干脯咽汁，然后服药。服一剂去虫不尽，停一日，更作服一剂，永瘥。后一月日勿食脂腻、鱼、肉。必效。出第五卷中。

《千金》疗白虫方。

取榧子四十九枚，去皮，以月上旬，旦空腹服七枚，七日服尽，虫消成水，永瘥。

又方

取茱萸北阴根，洗去土切，以酒一升渍一宿，平旦去滓，分再服。凡茱萸皆用细根东北阴者良，若指以上大者皆不佳，用之无力。范汪同。

又方

熬锡令速燥，末，平旦作羊肉臛，以药方寸匕内汁中服之。

一方熬胡粉。

又方

桑白皮,切三升,以水七升煮取二升。宿不食,明旦顿服之。

又方

用石榴根,如茱萸根法。

又方

胡麻一升　胡粉一两

上二味,捣末。明旦,空腹以猪肉臛汁服尽,即瘥。并出第十八卷中。

蛲虫方六首

《病源》:蛲虫,是九虫之一也。形甚小,如今之蜗虫状,亦因腑脏虚弱而致发动,甚者则能成痔瘘、疥癣、癞、痈疽、瘑诸疮。蛲虫,此是人体虚弱极重者,故蛲虫因之动作,无所不为也。出第十八卷中。

范汪疗蛲虫,芫花散方。

芫花　狼牙　雷丸　桃仁去皮尖

上四味,捣散。宿勿食,平旦以饮服方寸匕,当下虫也。

又巴豆白膏,疗蛲虫方。

巴豆一枚,烧令烟断,去心皮　桃仁四枚,熬令黑,去皮

上二味,合捣作三丸,大人清旦未食,以浆服尽,少小服一丸。若不下,明旦更复作服。并出第十九卷中。

《千金》疗蛲虫在胃中,渐渐羸人方。

淳酒　白蜜　好漆各一升

上三味,合铜器中,微火上煎之,令可丸,丸如桃核大一枚。宿勿食,空腹温酒下,虫不下,再服之。《肘后》、《备急》、《集验》、

范汪同。出第十八卷中。

《备急》葛氏疗蛲虫攻心如刺，吐清汁方。

捣生艾汁，宿不食，平旦嚼脯一片，令虫闻香后，饮汁一升，当下蛲虫。《备急》、文仲并同。《肘后》云疗蛔虫。

陶氏疗虫方。

取七月七日蒺藜子阴干，烧作灰，先食服方寸匕，一服三日止。范汪、《千金》同。

又方

以好盐末二两，淳酒半升，于铜器中煮，令数沸。宿勿食，清旦温，空肚顿服之。《备急》、文仲、《千金》、范汪等同。并出第七卷中。

三虫方七首

《病源》：三虫者，长虫、赤虫、蛲虫为三虫也，犹是九虫之数也。长虫者，蛔虫也。长一尺，动则吐清水，出则心痛，贯心则死。赤虫，状如生肉，动则肠鸣。蛲虫，细微形如菜虫也，居胴肠之间，多则为痔，剧则为癞，因人疮处即生诸痈疽、癣瘘、瘑疥、龋虫，无所不为。此即是九虫内之三者，而今别立名者，当以其三种偏发动成病，故谓三虫也。其汤熨针石，别有正方，补养宣导，今附于后。

《养生方导引法》云：以两手著头相叉，长引气，即吐之，坐地缓舒两脚，以两手从外抱膝中，疾低头入两膝间，两手交叉头上，十二通，愈三虫。又云：叩齿二七过，辄咽气二七，如是三百通乃止，为之二十日，邪气悉去，六十日小病愈，百日大病除，三虫伏尸皆去，面体光泽。出第十八卷中。

《肘后》疗三虫方。

茱萸根取东引指大者,长一尺　栝楼四两,切

上二味,细锉茱萸根,以酒一升,渍之一宿,旦绞去滓,宿勿食,旦空腹先吃脯,然后顿服之。小儿分三服。亦疗寸白虫。

又方

捣桃叶,绞取汁,饮一升。《千金》《集验》同。一方云:平旦饮三合。

又方

真珠一两,研　乱发如鸡子大,烧末

上二味,内苦酒中,旦空腹顿服之,令尽。《集验》、范汪同。《千金》治蛲虫。

又三虫者,谓长虫、赤虫、蛲虫也。乃有九种,而蛲虫及寸白人多病之。寸白从食牛肉、饮白酒所成,相连一尺则杀人,服药下之,须结裹溃然出尽,乃佳。若断者,相生未已,更宜速除之。蛲虫多是小儿患之,大人亦有其病,令人心痛,清朝口吐汁,烦躁,则是也。其余各种种不利,人人胃中无不有者,宜服九虫丸以除之。

范汪疗三虫,白薇丸方。

白薇　狼牙　藋芦　桃花　贯众各三分　橘皮二分　芜荑一分

上七味,捣筛,蜜丸如小豆大。宿勿食,旦以浆水服一剂,日中乃食,立下。男子病大腹面黄,欲食肉,服此药下赤虫如笋茎者一尺所,有头目百余枚,病愈。又九江谢丘,病胁下有积大如杯,小腹亦坚,伏痛上下移,呕逆喜唾,心下常痛,欲食肉,服此药,下虫无头足,赤身,有口尾二百余枚,得愈。又九江陈昉,病大腹烦满,常欲食生菜,服此药,下白虫大如臂,小者百余枚,立瘥。妊身妇人不得服之。

又疗三虫,竹节丸方。

烧竹节　雷丸各三分　锡屑二分　橘皮一分半

上四味,捣筛,蜜丸如梧子大,一服八丸,日三服。

又疗三虫,芎䕡散方。

芎䕡　雷丸　桔梗　白芷各四分

上四味,捣散,以蜜饮若酒或米汁服方寸匕,日三服。又可用蜜丸如梧子,吞十三丸,当稍稍下。不尽,更服一剂。出第十九卷中。

《备急》疗三虫方。

藋芦四两,炙　干漆二两,熬　吴茱萸四两

上三味,为末,依前先嚼脯,以粥清服方寸匕,日一服。《肘后》、范汪同。

杂疗虫方三首

《广济》疗蛔虫、寸白虫方。

槟榔十二分　当归　鹤虱　芜荑熬　橘皮各六分　贯众雷丸各四分

上七味,捣散。空腹,煮大枣汤服方寸匕,日二服,渐加至三匕,微利。无忌。出第四卷中。

《千金》疗蛲虫、蛔虫及痔䘌虫食下部生疮,桃汤方。

桃皮一两　槐子三两　艾叶一两　大枣三十枚

上四味,以水三升,煮取半升,空腹顿服之。出第十八卷中。

又疗寸白虫,化为水泄出,永除方。

榧子　槟榔　芜荑等分

上三味为散,温酒服二钱匕,先烧牛肉脯吃,后服药也。

第二十七卷

诸淋方三十五首

《病源》:诸淋者,由肾虚而膀胱热故也。膀胱与肾为表里,俱主水,水入小肠下于胞,行于阴,为溲便也。肾气通于阴,阴津液下流之道也。若饮食不节,喜怒不时,虚实不调,则腑脏不和,至肾气虚而膀胱热也。膀胱,津液之腑,热则津液内溢而流于睾,水道不通,水不上不下,停积于胞。肾虚则小便数,膀胱热则水下涩,数而且涩,则淋沥不宣,故谓之淋。其状小便出少起数,少腹弦急,痛引于脐。又有石淋、劳淋、血淋、气淋、膏淋。诸淋形证,各随名具说于后章,而以一方疗之者,故谓诸淋也。其汤熨针石,别有正方,补养宣导,今附于后。

《养生方导引法》云:偃卧,令两足布膝头,斜踵置鸠,口内气振腹,鼻出气,去淋数小便,又去石淋茎中痛。又云:蹲踞,高一尺许,以两手从外屈膝内入至足跌上,急手握足五指,极力一通,令内曲以利腰髋,疗淋也。出第十四卷中。

《广济》疗患淋来积年,比医疗不能得愈,或十日、五日一发,即有可时,今年因病更频数,二十日来不定方。

滑石　冬葵子各八分　瞿麦　石韦各五分,去毛　蒲黄六分　陈橘皮四分　芍药　茯苓　芒硝各六分　子芩六分

上十味,捣筛为散。空腹,煮后饮子,服方寸匕,日二服,渐加至一匕半。忌热面、炙肉、酢、蒜等。

又饮子方。

桑白皮六分　通草　百合各八分　白茅根一分

上四味,细锉,以水四升,煮取二升,去滓,温下前散药。口干渴,含之亦得也。

又疗淋,小便不通六七日方。

滑石五两　通草三两　瞿麦二两　冬葵子一两　茅根一升

石韦三两,去毛　芒硝二两

上七味,切,以水九升,煮取二升八合,去滓,内芒硝。分温三服,每服如人行六七里进一服,以微利为度。忌如前。并出第四卷中。

范汪疗淋方。

取蘩蒌草满两手把,以水煮服之,可常作饮,勿不饮也。

又方

煮菟丝子服之,如蘩蒌法。

又方

露蜂房,烧,饮服之。取如碗大者妙。

又方

鸡子二枚去白黄,以盐内壳中使满,以三升水渍一升豉,绞取汁,其壳中盐投汁中,搅令调,尽服之。

又方

滑石　海蛤　鸡子壳各等分

上三味,捣筛为散,以饮服半钱匕,日三服,渐加全一钱匕,甚良。

又方

取地麦草,一名地肤草,二七把,以水二升煎之,亦可长服。

一法,且渍豉汁,饮之良。

又疗淋,利小便,葵子散方。

葵子半升 滑石二两 石南叶一两 地榆三两 石韦一两,去毛 通草一两

上六味,捣筛为散,饮服方寸匕,日三服,良。

又疗淋,茎中有石方。

取鸡屎白半升,曝干,熬之令香,捣筛为散,以酪—云酢浆饮方寸匕,日三服,到一二日当下石,即愈。

又疗淋,师所不能疗者,神方。

取葛上亭长生折断腹,腹中有白子如小米,长二三分,取著白板子上,阴干燥,二三日药成。若有人患十年淋,服三枚;八九年以还,服二枚。服时以水著小杯中,水如枣许,内药盏中半食顷,以爪甲研,当令扁扁见于水中,仰头令人泻入咽喉中,勿令近牙,近则著牙齿间,不尽得入咽之也。药虽微小,下喉自当觉至下焦淋所,有顷药作。大烦急不可堪者,饮麦干饭汁,药势止也。若无麦干饭汁,但水亦可耳。老小服三分之一药,当下淋如脓血。连连尔,石去者,或如指头,或青或黄。男女服之皆愈。并疗妇人产生后余疾积聚,或成带下,服之亦愈。此虫正月、二月为芫青,三月为王不留行,四月、五月、六月为葛上亭长,七月为斑蝥,九月、十月为地胆,随时变耳。亭长时头当赤身黑。若淋不止,以意节度,更增服之。并出第六十五卷中。

《小品》地肤汤,疗下焦诸结热,小便赤黄,数起出少,大痛或便血,温病后余热,及霍乱后当风,取热过度,饮酒、房劳,及步行冒热,冷饮逐热,热结下焦,及乳石热动,关格,少腹坚,胞胀如斗大,诸淋服之即通方。

地肤草三两　　知母　猪苓去皮　瞿麦　黄芩　升麻　通草各二两　海藻一两　葵子一升　枳实二两，炙

上十味，切，以水九升，煮取三升，分为三服。大小便皆闭者，加大黄三两。妇人房劳，肾中有热，小便难不利，腹满痛，脉沉细者，加猪肾一具。《千金》同。崔氏云：若加猪肾，先以水一斗半煮取一斗，内药煎。

又疗淋，榆皮汤方。

榆皮半斤　　滑石二两，一方一两　黄芩一两，一方二两　甘草炙　瞿麦各二两　葵子一升

上六味，切，以水一斗，煮取三升，温服一升，旦服。忌海藻、菘菜。并出第四卷中。

《集验》疗淋方。

以比轮钱三百文，以水一斗，煮取三升，饮之，神效。《肘后》同。《千金》治气淋。通按：比轮钱未详。

又方

取牛耳中毛烧灰，服半钱匕，立愈。文仲、《必效》同。

又方

烧头发灰服之，良。文仲同。并出第五卷中。

《千金》疗淋痛方。

滑石四两　贝子三十枚，烧　茯苓　白术　通草　芍药各二两

上六味，捣筛为散，酒服方寸匕，日二服，大良。

又方

葵子五合　茯苓　白术　当归各二两

上四味，切，以水七升煮取二升，分三服。范汪同。

又方

栝楼　滑石　石韦去毛,各二两

上三味,为散。以大麦粥饮服方寸匕,日三服,良。

又方

蜀葵根八两　大麻根五两　甘草一两,炙　贝子五合,烧
通草二两　茅根三斤　石首鱼头石四两

上七味,切,以水一斗二升,煮取五升,分为五服,日三夜二
服。亦主石淋。

又方

取细白沙三升一味,熬令极热,以酒三升,淋取汁一合,服
之。一云顿服。

又方

榆皮一斤　车前子一升　冬瓜子一升　鲤鱼齿　桃胶　地
麦草　通草各二两　瞿麦四两

上八味,切,以水一斗煮取三升,分三服,日三服。

又疗卒淋方。

灸外踝尖七壮。

又方

取石首鱼头石末,水服方寸匕,日三服。

又方

鲤鱼齿烧灰末,酒服方寸匕,日三服。并出第二十一卷中。

崔氏疗淋散方。

石韦洗,刮去毛　大虫魄一两,研　滑石一两半　当归　芍
药　黄芩　冬葵子　瞿麦各一两　乱发三团,如鸡子大,烧灰
茯苓一两半

上十味,捣筛为散,服方寸匕,日二服。出第四卷中。通按:

大虫魄即琥珀。

《古今录验》疗淋,瞿麦散方。主簿甄权处。

瞿麦　石韦去毛　滑石　车前子　葵子各四两

上五味,捣筛,冷水服方寸匕,日三服,增至三匕。

又方

取生续断绞汁一升,服之。

又疗淋,滑石汤方。

滑石一两　榆白皮二两　石韦一两,去毛　地麦草二两　葵子二两

上五味,切,以水一斗,煮取四升,分四服,日再服,甚良。

又疗淋,榆皮汤方。

瞿麦二两　防葵一两　榆白皮一两　葵子一升　滑石二两,一方四两　黄芩一两,一方二两　甘草二两,一方一两炙

上七味,切,以水一斗,煮取三升,分二服。

又方

取附缸底苔大如鸭子,以瓯半水煎取一瓯,顿服,日三服。《千金》治气淋。并出第二十六卷中。

《近效》疗淋方。

葵子一升

上一味,以水三升煮取二升,去滓,分温服。煎茅根饮之亦佳。

又方

人参六分　厚朴三分,炙　粟米二合

上三味,切,以水三升,煮取七八合,以新布绞去滓,分温三服,服别相去如人行七里。

又方

茯苓　地骨皮各三两　甘草炙　黄芩　前胡　生姜各二两
麦门冬八两,去心　竹叶切,一升　蒲黄二两

上九味,切,以水九升煮取二升六合,去滓,分为三服。

五淋方三首

《集验》论:五淋者,石淋、气淋、膏淋、劳淋、热淋也。石淋之
为病,小便茎中痛,尿不得卒出,时自出,痛引少腹,膀胱里急。
气淋之为病,小便难,常有余沥。膏淋之为病,尿似膏白出,少腹
膀胱里急。劳淋之为病,倦即发,痛引气冲,小便不利。热淋之
为病,热即发,其尿血后如豆汁状,畜作有时。五淋各异,疗方用
杂,故不载也。并出第五卷中。

范汪疗五淋方。

蠡虫五分,熬,一作虻虫　斑蝥二分,去翅足,熬　地胆二分,
去足,熬　猪苓三分

上四味,捣筛为散。每服四分匕,日进三服,夜二服。但少
腹有热者,去猪苓。服药二日后,以器盛小便,当有所下。肉淋
者下碎肉;血淋者下如短绳,若如肉脓;气淋者下如羹上肥;石淋
下石,或下砂。剧者十日即愈。禁食羹、猪肉、生鱼、葱、盐、酢。
以小麦汁服之良。

又疗五淋神良,延命散方。

滑石　礜石烧半日　石膏　车前子　露蜂房炙,并白子用之
贝子捣,著苦酒中二三宿,取细者用之　柏子仁　鱼齿捣令熟
鸡矢白　苦瓠中瓤并子,熬　特牛阴头毛烧　芒硝熬令汁尽,
各一分　白鸡䐡胫裹黄皮熬　妇人阴上毛二分,烧,一本无

上十四味,捣筛为散。每服半钱匕,加至一钱匕,日三夜一服,以葵子饮下之。三日愈,甚者不过六七日愈。小便以器盛之,当见石及诸物也。并出第十五卷中。

《必效》疗五淋方。

白茅根四斤,锉之,以水一斗五升煮取五升,去滓,分三四服。《肘后》《千金》同。出第三卷中。

石淋方一十六首

《病源》:石淋者,淋而出石也。肾主水,水结则化为石,故肾客砂石。肾虚为热所乘,热则成淋。其病之状,小便则茎里痛,溺不能卒出,痛引少腹,膀胱里急,砂石从小便道出,甚者塞痛令闷绝。出第十四卷中。

范汪疗石淋方。

鳖甲烧灰,捣筛为散,酒服方寸匕,频服数剂,当去石也。《肘后》同。

又方

取人家篱墙上连蔓葎,阔掘出见其根挽断,以杯于坎中承其汁,服之一升,石自当出。若不出,更服一升。

又方

取车前子二升,用绢囊盛之,以水八升,煮取三升,去滓。顿服之,移日又服,石当下也。宿勿食,服之神良。《肘后》《千金》同。

又方

柏子仁　芥子　滑石各等分

上三味,捣筛为散,以麦汁饮服方寸匕,日三服。已效。

又方

牛角烧灰,服方寸匕,日五六服,任意饮酒。

又方

瞿麦子捣为末,酒服方寸匕,日三服,至一二日当下石。又香薷捣作屑,以酢浆饮服方寸匕,日三,至二三日当下石。并出第十五卷中。

《小品》疗石淋方。

浮石取满一手,捣为末,以水三升、苦酒一升,煮取二升,澄清。温服一升,不过再三服,石即出。《古今录验》、《千金》、崔氏同。出第四卷中。

《集验》疗石淋方。

鲤鱼齿一升,贝齿一升,捣筛,以三岁苦酒和。分为三服,宿不食,旦服一分,日中服一分,暮服一分。《古今录验》、范汪同。

文仲石淋方。

桃胶如枣大,夏月著三合冷水中,冬月以汤三合和之,一服,日三,当下石,石尽即止。《千金》《古今录验》同。

又方

浓煮车前草汁饮之,良也。《古今录验》同。出第四卷中。

《古今录验》疗石淋及诸淋方。

石首鱼头石十四枚　当归等分

上二味,捣筛为散,以水二升煮取一升,顿服立愈。单用鱼头石亦佳。

又石淋,石韦散方。

石韦去毛　滑石各三分

上二味,捣筛为散,用米汁若蜜服一刀圭,日二服。范汪同。

又方

取生菫叶,捣绞取汁,三升为三服,石自出。范汪同。

又滑石散,疗石淋,茎中疼痛沥沥,昼夜百余行,内出石及血方。

滑石二十分　石韦去毛　当归　通草　地胆去足,熬　钟乳研,各二分　车前子三分　瞿麦　蛇床子二分　细辛　蜂房炙,各一分

上十一味,为散,以葵汁麦粥服方寸匕,日三。

又疗石淋,沥沥茎中痛,昼夜百行,或血出,延命散方。

滑石　牛角䚡烧灰　芒硝各二两　瞿麦三两　车前子　露蜂房炙　贝子烧　柏子仁　鱼齿炙　鸡矢白　苦瓠子烧　牛阴头毛各一两　妇人阴上毛二分,一本无

上十三味,捣筛为散,以葵汁服方寸匕,日三服。

又疗石淋方。

取鸡子陈者一枚,用苦酒一升,以鸡子合苦酒,置器中,以油纸三四重密封头,不令水得入,沉井中一宿,平旦取剥去皮,吞其黄,石即消去也。并出第二十六卷中。

血淋方五首

《病源》:血淋者,是热淋之甚者,则尿血,谓之血淋。心主血,血之行身,通遍经络,循环腑脏。劳热甚者,则散失其常经,溢渗入胞而成血淋也。出第十四卷中。

《广济》疗血淋不绝,鸡苏饮子方。

鸡苏一握　竹叶一握,切　石膏八分,碎　生地黄一升,切蜀葵子四分,末,汤成下

上五味,以水六升煮取二升,去滓,和葵子末,分温二服,如

人行四五里久进一服。《古今录验》、范汪同。

又疗血淋,小便磣痛方。

鸡苏二两　滑石五两,碎　生地黄半斤　小苏根一两　竹叶二两　通草五两　石膏五两,碎

上七味,细锉,以水九升煎取三升,去滓,分温三服,如人行四五里进一服。并出第四卷中。

《千金》疗血淋方。

石韦去毛　当归　芍药　蒲黄各等分

上四味,为散,酒服方寸匕,日三服。《肘后》、文仲同。出第二十一卷中。

《备急》陶氏疗淋,下血二升者方。

取苎麻根十枝,以水五升煮取二升。一服血止,神验。《肘后》《古今录验》同。

又方

灸足大指前节上十壮,良。并出第六卷中。

小便赤色如红方三首

《延年》论曰:疗小便赤色如浅红花汁,此是忧愁惊恐,心气虚热,客邪气与热抟于心,所以小便赤。心主南方火,王在四月、五月、六月,其色赤。惊恐动于心,心不受邪,邪即传于小肠,渗入胞中,所以小便赤。此为微邪,其病犹轻,今服丸子,即得渐瘥。心即是火,火恶于清;清即是水,水能灭火。既损心气,即不得食热及冷水,并勿忧愁。如不慎,恐小便色赤如血,渐即难愈。今处于地黄丸,补心神,益脾气,散客热,自然调和,小便色即变如常。第一不得忧愁在心,并勿食热食及冷水等方。

干地黄　黄芪各六分　防风　远志　茯神　栝楼　子苓各四分　鹿茸炙,三分　龙骨四分,五色者　人参五分　滑石十二分　石韦汤渍一宿,刮去皮　当归各二分　芍药　蒲黄　甘草炙　戎盐各三分　车前子八分

上十八味,捣筛为末,以蜜及枣膏各半相和,煎令消散,和药为丸如梧桐子大。每食后少时,以粥清下十丸,日二三,稍加至十五、二十丸,以知为度。许孝璋处。

又茅根饮子,疗胞络中虚热,时小便如血色方。

茅根一升　茯苓三两　人参　干地黄各二两

上四味,切,以水五升煮取一升五合,去滓,分温五六服,一日令尽。文仲处。

文仲通草饮子,主热气淋涩,小便赤如红花汁色方。

通草　葵子　茅根　王不留行　蒲黄炮　桃胶　瞿麦　滑石各半两　甘草七钱

上九味,切,以水一斗煮取六升,去滓,分温五六服。忌如药法。

热淋方三首

《病源》:热淋者,三焦有热气抟于肾,流入于胞而成淋也。其状小便赤涩。亦有宿病淋,今得热而发者,其热甚则变尿血。亦有小便后如豆羹汁状者,畜作有时也。出第十四卷中。

《广济》疗热淋方。

车前草切,一升　通草三两,切　葵根切,一升　芒硝六分,汤成下

上四味,以水七升,煮取二升,绞去滓,内消,分温三服,服别相去如人行六七里,微利为度。忌热食。出第四卷中。

《古今录验》疗淋,小便数病,膀胱中热,滑石散方。

滑石二两　栝楼三两　石韦二分,去毛

上三味,捣筛为散。以大麦粥清服方寸匕,日二。并出第二十六卷中。

《近效》疗热淋,日夜数十度,服药不瘥方。

空腹服井花水一二升,必瘥。韦鸿胪进,用如神效方。吃水了后,行六七百步,甚良。

劳淋方三首

《病源》:劳淋者,谓劳伤肾气而生热成淋也。肾气通于阴。其状尿留茎内,数起不出,引少腹痛,小便不利,劳倦即发也。出第十四卷中。

《千金》夫劳淋之为病,劳倦即发,痛引气冲,灸之方。

灸足太阴百壮,在内踝上三寸,三报之。疗与气淋同。

又疗五劳七伤、八风、十二痹以为淋,劳结为血淋,热结为肉淋,小便不通,茎中痛,及少腹急痛不可忍者方。

滑石三分　王不留行　冬葵子　车前子　桂心　甘遂　通草各二分　石韦四分,去毛

上八味,捣筛为散,以麻子粥五合和服方寸匕,日三服,尿清瘥。并出第二十一卷中。

《古今录验》疗石淋、劳淋、热淋,小便不利,胞中满急痛,石韦散方。

通草二两　石韦去毛,二两　王不留行一两　滑石二两　甘草炙　当归各二两　白术　瞿麦　芍药　葵子各三两

上十味,捣筛为散。先食,以麦粥清服方寸匕,日三服。出

第二十六卷中。

气淋方五首

《病源》：气淋者，肾虚膀胱热，气胀所为也。膀胱与肾为表里，膀胱热，热气流入胞，热则生实，令胞内气胀，则少腹满。肾气不能制其小便，故成淋耳。其状膀胱小便皆满，尿涩，常有余沥是也。亦曰气癃，诊其少阴脉数者，男子则气淋。出第十四卷中。

《千金》疗气淋方。

灸关元五十壮。

又方

夹玉泉相去一寸半，灸三十壮。

又方

水三升，煮豉一升，一沸去滓，内盐一合，顿服之。

又方

捣葵子末，汤和，服方寸匕。

又方

空腹，单茹蜀葵一满口。

膏淋方二首

《病源》：膏淋者，淋而有肥状如膏，故谓之膏淋，亦曰肉淋。此肾虚不能制于肥液，故与小便俱出也。出第十四卷中。

《千金》疗膏淋方。

捣菫草汁三升，醋三合和，空腹顿服，当如大豆汁下。一名葛菫也。

又膏淋之为病，尿似膏自出，疗之一如气淋也。并出第二十一卷中。

许仁则淋方二首

许仁则疗小便淋涩方。此病有数种,有石淋,有热淋,有气淋。气淋者,气拥塞,小便不通,遂成气淋。此病自须依前疗水气法。石淋者,缘先服石,石气不散,拥遏生热,故成石淋。热淋者,体气生热,更缘食饮将息伤热,热气灼灼,遂成热淋,更无余候,但若体气热,小便涩,出处酸洒,宜依后瞿麦等六味汤、大虫魄等五味散,三淋俱服之方。

瞿麦穗三两　冬葵子一升　榆白皮切,一升　桑根皮六两白茅根切,一升　石韦四两,去毛

上药切,以水一斗煮取三升,去滓,分温三服,每服如人行十里久,服三五剂后,宜合大虫魄五味散服佳。

又方

大虫魄六两　石韦三两,去毛　瞿麦穗四两　冬葵子一升茯苓六两

上药捣筛为散,煮桑根白皮作饮子。初服一方寸匕,日再服,稍加至三匕。忌酢物。吴升同。出下卷中。

大便难方六首

《病源》:大便难者,由五脏不调,阴阳偏有,冷热虚实,三焦不和,则冷热并结故也。胃为五谷之海,水谷之精化为荣卫,其糟粕行之于大肠以出也。五脏三焦,既不调和,冷热拥塞,结在肠胃之间。其肠胃本实,而又为冷热之气所并,结聚不宣,故令大便难也。又云:邪在肾,亦令大便难。所以尔者,肾脏受邪,虚

而不能制小便,则小便利,津液枯燥,肠胃干涩,故大便难。又渴利之家,大便亦难。所以尔者,为津液枯竭,致令肠胃干燥。诊其左手寸口人迎以前脉,手少阴经也,脉沉为阴,阴实者,病苦闭闷,大便不利,腹满,四肢重,身热,若胃胀。右手关上脉阴实者,脾实也。病苦肠中怵怵一作伏伏如牢状,大便难。脉紧而滑直,大便亦难。趺阳脉微弦,法当腹满,不满者,必大便难而脚痛。此虚寒从下而上也。其汤熨针石,别有正方,补养宣导,今附于后。

《养生方导引法》云:偃卧,直两手捻左右胁,除大便难,腹痛胀中寒。口内气,鼻出气,温气咽之数十,病愈。出第十四卷中。

《肘后》疗脾胃不和,常患大便坚强难方。

大黄 芍药 厚朴炙,各二两 枳实六枚,炙 麻子别研,五合

上五味,捣筛,入麻子,蜜和,为丸如梧桐子大。每服十丸,日三服,稍稍增之,以通利为度。可常将之。《集验》《备急》《古今录验》同。出第二卷中。

《千金》疗大便难方。

灸承筋二穴三壮,在腨中央陷中。

又方

单用豉清、酱清、羊酪、土瓜根汁,并单灌之,立出。范汪同。

又练中丸,主宿食不消,大便难方。

大黄八两 葶苈熬 杏仁去皮尖,熬 芒硝各四两

上四味,捣筛为末,炼蜜为丸,如桐子大。每服十丸,日三服,稍加之。并出第十五卷中。

《备急》不得大便,或十日、一月方。

葵子二升,水四升煮取一升,去滓,一服不愈,重作,服良。忌蒜、炙肉。《古今录验》、文仲、范汪同。姚方。出第六卷中。

《古今录验》麻子仁丸,疗大便难,小便利而反不渴者,脾约方。

麻仁二升,别为膏　枳实半斤,炙　芍药半斤　大黄一斤　厚朴一尺,炙　杏仁一升,去皮尖,熬,别为脂

上六味,捣筛为末,炼蜜为丸,如梧桐子大。每服饮下十丸,渐增至三十丸,日三服。此本仲景《伤寒论》方。出第二十六卷中。

大便不通方一十七首

《病源》:大便不通者,由三焦五脏不和,冷热之气不调,热气偏入肠胃,津液竭燥,故令糟粕痞结,拥塞不通也。其汤熨针石,别有正方,补养宣导,今附于后。

《养生方导引法》云:龟行气伏衣被中,覆口鼻头面,正卧不息九通,微鼻出气,疗闭塞不通。出第十四卷中。

《肘后》疗大便不通方。

研麻子,以米杂为粥食之。

又方

用礜石如指大者,导下部。并出第六卷中。

《千金》疗大便不通方。

灸第七椎两傍各一寸,七壮。

又方

桃皮三升,水五升煮取一升,顿服。

又方

水一升,煮羊蹄根一把,取半升,顿服。

又方

煮麻子,取汁饮之。

又方

常服蜜煎五合。

又方

猪脂和陈葵子末,为丸如梧桐子大。每服饮下十丸,通即止。

又方

常服车前子及苗,并通也。

又方

捣葵根汁服之,良。

又方

葵子一升,牛酥一升,猪脂亦得,以水三升煮葵子,取一升,内酥,煮一沸,待冷,分二服。并出第十五卷中。

《必效》疗大便不通方。

牛胶一条,广二寸,长四寸　葱白一握

上二味,用水二升和,煮消尽,去滓,顿服之。《千金》同。

又方

湿瓜蒂七枚,绵裹内下部。如非时,酱瓜亦得。并出第三卷中。

崔氏疗大便不通方。

菖蒲末　石盐末

上二味,相和取半匕,和乌麻脂少许,绵裹内下部中,即通。

又方

猪脂一升,温酒一服令尽,良。并出第四卷中。

《古今录验》疗心腹胀满,大便不通方。

芍药六分　黄芩五分　大黄八分　芒硝六分　杏仁熬,去皮尖,八分

上五味,捣筛为末,炼蜜为丸,如梧桐子大。每服十五丸,粥

饮下,加至二十丸,取通利为度。《经心录》同。出第二十六卷中。

《近效》疗大便不通方。

用猪胆和少蜜,于铛中熬令熟稠,丸如枣大,内下部中,即瘥。

大便秘涩不通方七首

《千金》疗大便秘涩不通神方。

猪羊胆

上一味,以筒灌三合许,令深入即出矣。不尽,须臾更灌。一方加冬葵子汁和之。又有椒豉汤五合,猪膏三合,灌之佳。《经心录》同。

又三黄汤,疗下焦热结,不得大便方。

大黄三两　黄芩二两　甘草炙,一两　栀子二七枚

上四味,切,以水五升,煮取一升八合,分三服。若秘,加芒硝二两。并出第十五卷中。

《备急》疗卒大便闭涩不通方。

葛氏云:削瓜菹如指大,导下部中,即效。

又方

烧乱发灰,三指捻投水半升,一服。

又方

绵裹盐作三丸如指大,内下部中。

又方

煎蜜令强,加干姜末,和丸如指,导下部中。姚云:欲死者,蜜三升,微火煎如饴,投冷水中,令凝丸如大指,长三四寸,导之良。

又方

猪胆一枚,内下部中。姚云:疗七八日奔气伤心欲死者,须

曳便通良。范汪同。

大便失禁并关格大小不通方二十二首

《病源》：大便失禁者，大肠与肛门虚冷滑故也。肛门，大肠之候也。俱主行糟粕。既虚弱冷滑，气不能温制，故使大便失禁。

又关格大便不通，谓之内关，小便不通，谓之外格，二便俱不通，为关格也。由阴阳气不和，荣卫不通故也。阴气大盛，阳气不得营之，曰内关；阳气大盛，阴气不得营之，曰外格；阴阳俱盛，不得相营，曰关格。关格则阴阳之气痞结，腹内胀满，气不行于大小肠，故关格而大小便不通也。

又风邪在三焦，三焦约者，则小肠痛内闭，大小便不通。日不得前后而手足寒者，为三阴俱逆，三日死也。诊其脉来浮牢且滑直者，不得大小便也。并出第十四卷中。

范汪疗下部闭不通方。

取乌梅五颗，著汤渍，须曳出核，取熟捣之如弹丸，内下部中，即通也。《肘后》同。

又方

取菵蓯根一把，捣末，水和，绞去滓，强人服一升，数用有效。兼疗脚气。

又疗大小便不通，三阳实，大便不通方。

榆白皮三两　桂心二两　滑石六两　甘草三两，炙

上四味，以水一斗煮取三升，分三服。《集验》同。并出第十六卷中。

《集验》疗关格之病，肠中转痛，不得大小便，一日一夜不瘥欲死方。

芒硝三两,纸三重裹,于炭火内烧令沸,安一升水中,尽服之。当先饮温汤一二升以来,吐出,乃饮芒硝汁也。《肘后》同。

《千金》疗老人、小儿大便失禁方。

灸两脚大拇指去爪甲一寸,三壮。

又方

灸足大指奇间各三壮。

又疗大小便不通方。

灸脐下一寸,三壮。

又方

灸横纹一百壮。

又方

葵子一升 竹叶一把

上二味,以水一升,煮一沸,顿服之。

又方

葵子一升 榆白皮切,一升

上二味,以水五升,煮取二升,分二服。

又方

水三升,煮葵子一升,去滓,取一升,内猪膏一升,空肚一服。

又方

盐半升,合蜜三合,同煎如饴,出之,著冷水中,丸如指大,深内下部中,立通。并出第十五卷中。

《千金翼》濡脏汤,主大小便不通,六七日腹中有燥粪,寒热烦迫,短气汗出,腹满方。

生葛根二斤,切 猪膏二升 大黄一两,切

上三味,以水七升,煮取五升,去滓,内膏,煎取三升,澄清,强人顿服之,赢人分再服。出第七卷中。

《备急》葛氏疗卒关格,大小便不通,支满欲死,二三日则杀人方。

盐以苦酒和,涂脐中,干又易之。《必效》同。

陶氏卒大小便不通方。

纸裹盐烧,投水中服之。

姚氏风寒冷气入肠,忽痛,坚急如吹状,大小便不通,或小肠有气结,如升大胀起,名为关格病。

又疗大小便不利方。

苦参　滑石　贝齿各等分

上三味,捣筛为散。每服饮下一匕,或煮葵根汁服之,弥佳。文仲同。出第六卷中。

《古今录验》疗关格,大小便不通方。

以水三升,煮盐三合使沸,适寒温,以竹筒灌下部,立通也。

又疗大小便不通方。

通草四两　郁李仁三两,去皮　车前子五合,一方一升　黄芩三两　朴硝四两　瞿麦三两

上六味,切,以水八升,煮取二升,去滓,分三服。《经心录》同。

又方

取生土瓜根捣取汁,以水解之,于筒中吹内下部,即通。并出第二十六卷中。

《经心录》疗关格,大小便不通方。

芒硝　乌梅　榆白皮各五两　芍药　杏仁去皮尖,各四两　麻子仁三两　大黄八两

上七味,切,以水七升,煮取三升,分为三服。一方无乌梅,

加枳实、干地黄各二两。

又疗大小便不通方。

滑石二两　葵子　榆白皮各一两

上三味，下筛为散，煮麻子汁一升半，取二匕和服，两服即通。并出第二卷中。

《近效》疗大小便不通方。

含硝石，吐去水。

关格胀满不通方四首

《千金》疗关格胀满不通方。

芍药六分　芒硝六分　黄芩五分　杏仁八分，去皮尖　大黄八分

上五味，末之，蜜和，丸如桐子，饮下十丸，日二服良。

又方

独头蒜烧熟去皮，绵裹，内下部，气立通。削姜裹盐导，并佳。

又方

干姜　盐　杏仁

上三味，等分，捣，导之。

又疗胀满，关格不通方。

吴茱萸一升，熬　干姜　大黄　桂心　当归　芍药　甘草炙　芎䓖各二两　雄黄三分，研　人参　细辛各四两　真珠一分，研　桃白皮一握

上十三味，切，以水一斗煮取三升，去滓，内雄黄、真珠末，酒一升，微火煎三沸，服一升，得下即止，不必尽也。每服如人行十里久进之。并出第十五卷中。

许仁则大便暴闭不通方二首

许仁则论曰:此病久无余候,但由饮食将息过热,热气蕴积秘结。若缘气秘,自须仍前疗气法,服巴豆等三味丸,及疗水气葶苈等诸方取利。若是风秘,自依后服大黄等五味丸。暴秘之状,骨肉强痛,体气烦热,唇口干焦,大便不通,宜依后大黄芒硝二味汤取利方。

大黄六两　芒硝五两

上药先切大黄,以水四升煮取二升,去滓,内芒硝,顿服之,须臾利。良久不觉,以热饮投之。若服此依前不利,宜合后大麻仁等五味丸服之,取快利。

五味大黄丸方。

大黄五两　大麻子一升,微熬,研之　芒硝六两　干葛　桑根白皮各五两

上五味,先捣四味为散,然后捣麻仁令如膏,即投四味散合捣,和少蜜捣之,丸如梧子大。初服十丸,日再服,稍稍服得大便通为限。主大便风秘不通。吴升同。出下卷中。

小便不通方一十三首

《病源》:小便不通,由膀胱与肾俱有热故也。肾主水,膀胱为津液之府,此二经为表里,而水行于小肠,入胞者为小便。肾与膀胱既热,热入于胞,热气大盛,故结涩,令小便不通,少腹胀,气急甚者,水气上逆,令心急腹满,乃至于死。诊其脉,紧而滑直者,不得小便也。出第十四卷中。

《广济》疗下冷疼,小便不通,鸡苏饮子方。

鸡苏一握　通草四两　石韦一两，炙去毛　冬葵子一两半
杏仁二两，去皮尖　滑石二两　生地黄四两

上七味，切，以水六升煮取二升半，绞去滓，分温三服，如人行四五里进一服。

又方

冬葵子五两　通草三两　茅根四两　芒硝二两，汤成下　茯苓三两　滑石五两

上六味，切，以水九升煮取三升，去滓，内芒硝，分温三服，服别相去如人行六七里。

又方

茯苓二分　大黄六分　芍药　当归　枳实炙　白术　人参各二分　大麻仁四分

上八味，切，以水六升煮取二升，去滓，分温三服。要著芒硝亦得。并出第四卷中。

崔氏疗小便不通方。

取熏黄如豆许，末之，内小孔中，神良。

又方

桑根白皮　猪苓去皮　通草各二两

上三味，切，以水六升煮取二升，分三服。

又方

鸡屎白如弹丸，以苦酒和，服即下，不过三四服佳。一本云疗淋。

又方

足大拇指奇间有青脉，针挑血出，灸三壮，愈。并出第四卷中。

《救急》主小便不通方。

取印成盐七颗,捣筛作末,用青葱叶尖盛盐末,开便孔,内叶小头于中吹之,令盐末入孔即通,非常之效。

又方

取嫩穀木梢浓汁,可饮半升以来,即愈。

《必效》疗小便不通,不得服滑药,急闷欲绝方。

盐二升,大铛中熬,以布帛裹熨脐下,接之,小便当渐通也。《肘后》同。

《古今录验》疗热结,小便不通利方。

刮滑石屑,水和,涂少腹及绕阴际,干复涂之。《肘后》同。

又方

取盐填满脐中,大作艾炷灸,令热为度,良。《肘后》《千金》同。并出第二十六卷中。

《近效》疗小便不通,数而微肿方。

取陈久笔头,烧作灰,和水服之。

小便难及不利方九首

《病源》:小便难者,此是肾与膀胱热故也。此二经为表里,俱主水,水行于小肠,入胞为小便。热气在于脏腑,水气则涩。其热势微,故但小便难也。诊其尺脉浮,小便难;尺脉濡,小便难;尺脉缓,故小便难,有余沥也。出第十四卷中。

《集验》疗小便难,淋沥汤方。

滑石八两　石韦三两,去毛　榆皮一升　葵子一升　通草四两

上五味,切,以水一斗,煮取三升,分三服。一方加黄芩三两。

又疗淋小便不利,阴痛,石韦散方。

石韦二两,去毛　瞿麦一两　滑石五两　车前子三两　葵子

二两

上五味,捣筛为散,服方寸匕,日三。并出第五卷中。

《千金》疗小便不利,茎中痛,少腹急方。

通草二两　葶苈子熬,三两　茯苓二两

上三味,捣为散。以水服方寸匕,日三服。忌酢物。出第二十一卷中。

《备急》疗小便不利,茎中痛剧,亦疗妇人血结腹坚痛,牛膝饮方。

生牛膝,一名牛唇,掘取根,煮服之,立瘥。《肘后》同。

陶效方。

秦艽二分　冬瓜子二两

上二味,捣为末,酒服一匕,日三服,神良。《肘后》同。

文仲疗小便不利方。

桑螵蛸三十枚　黄芩一两

上二味,切,以水一升,煮取四合,顿服之,良。《肘后》同。

又方

蒲黄　滑石各一分

上二味,为散,酒服一匕,日三,大验。《肘后》同。

又疗诸淋及小便常不利,阴中痛,日数十度起,此皆劳损虚热所致,长将散服方。

石韦去毛　滑石　瞿麦　王不留行　葵子各二两

上五味,捣筛为散,每服方寸匕,日三服之。姚方加滑石五两、车前子三两,无王不留行。《备急》同。出第四卷中。

《古今录验》疗淋胞痛,不得小便,滑石散方。

滑石　葵子　钟乳各一两　桂心　通草　王不留行各半两

上六味，捣筛为散。先食讫，以酒服方寸匕，日三服。忌生葱。出第二十六卷中。

遗尿方六首

《病源》：遗尿者，此由膀胱虚冷，不能约于水故也。膀胱为足太阳，肾为足少阴，二经为表里。肾主水，肾气下通于阴。小便者，水液之余也。膀胱为津液之府，府既虚冷，阳气衰弱，不能约于水，故令遗尿也。诊其脉来过寸口入鱼，遗尿。肝脉微滑，亦遗尿。左手关上脉沉为阴绝者，无肝脉也，苦遗尿。尺脉实，少腹牢痛，小便不禁。尺中虚，小便不禁。肾病，小便不禁，脉当沉滑而反浮大，其色当黑反黄，此土之克水，为逆，不治。其汤熨针石，别有正方，补养宣导，今附于后。《养生方导引法》云：蹲踞，高一尺许，以两手从外屈膝至跌上，急手握足五趾，极力一通，令内曲，以利腰髋，疗遗尿也。出第十四卷中。

《集验》疗遗尿方。

取雄鸡肠烧灰为末，用三指一撮服之，朝暮服，当愈。范汪同。出第五卷中。

《千金》疗遗尿，小便涩方。

牡蛎熬　鹿茸炙，各四两　桑耳三两　阿胶二两，炙

上四味，切，以水七升，煮取二升，分为二服。作散，以饮送之。《经心录》同。

又方

木防己二两　葵子二两　防风三两

上三味，切，以水五升煎取二升半，分温三服。作散亦佳。《古今录验》同。并出第二十一卷中。

《古今录验》牡蛎汤,疗遗尿,小便涩方。

牡蛎四两,熬　鹿茸炙,四两　阿胶炙,各二两　桑螵蛸二两

上四味,切,以水五升,煮取二升,分再服。

又方

桑耳三分　矾石二分,熬汁尽　阿胶二分,炙　龙骨三分

上四味,为散,空心饮服方寸匕,日三服。

又方

桑耳二两　牡蛎各三两,熬　矾石二两,熬汁尽

上三味,捣筛为散,酒服方寸匕,日三服。并出第二十六卷中。

尿血方一十一首

《千金》疗房损伤中,尿血方。

牡蛎熬　车前子　桂心　黄芩

上四味,等分,捣筛为散。饮服方寸匕,日三服。不知,加至二匕。忌生葱。出第二十一卷中。

崔氏疗卒伤热,行来尿血方。

大黄末　芒硝末,各半匕

上二味,冷水和,顿服之,立止。三日内禁如药法。出第四卷中。

《古今录验》疗尿血,鹿茸散方。

鹿茸炙　当归　干地黄各二两　葵子五合　蒲黄五合

上五味,捣筛为散,酒服方寸匕,日三服。忌芜荑。出第二十六卷中。

苏澄疗尿血方。

车前草捣绞,取汁五合,空腹服之瘥。

又方

水服乱发灰方寸匕，日三服。《肘后》《千金》同。

又方

服益母草汁一升，瘥。一云蓳草。

又方

车前三升，水五升，煮取二升，分三服。

又方

棘刺二升，水三升，煮取二升，分三服，瘥。

又方

胶三两，炙，以水二升煮取一升四合，分再服。

又方

酒服蒲黄二方寸匕，日二服。水服亦得。

又方

捣水筋汁，服六七合，日一服。

胞转方一十五首

《病源》：胞转者，由是胞屈辟，小便不通，名为胞转。其病状脐下急痛，小便不通是也。此病或由小便应下强忍之，或为寒热所迫。此二者，俱令水气上还，气迫于胞，屈辟不得充张，外水应入不得入，内溲应出不得出，外内相拥塞，故令不通。此病至四五日，乃有致死者。饱食讫，应小便而忍之，或饱食讫而走马，或小便因急奔走，或忍尿入房，亦皆令胞转，或胞落，并致死。出第十四卷中。

《肘后》疗卒小便不通及胞转方。

取鸡子中黄一枚服之，不过三服佳。《备急》同。

又方

水上浮萍,曝干,末服之。小便不通利,水胀流肿佳。《千金翼》同。

又方

炙桑螵蛸捣为末,水服之方寸匕,日服,良效。

又疗小便忍久致胞转方。

自取爪甲火烧服之。《备急》同。

又方

取梁上尘三指撮,以水服之,神效。

又方

服蒲黄方寸匕,日三服良。

范汪疗胞转不得小便方。

用蒲席卷人倒立,令头至地,三反则通。《肘后》同。

又方

雀屎半合　车前子　滑石各四两　通草　芍药各二两

上五味,切,以水七升煮取三升。服五合,日二,先食服,立愈。

又疗胞转欲死及失溺方。

取豆酱清和灶突中黑如豆大,内阴孔中,立愈。并出第十五卷中。

《备急》疗卒小便不通及胞转方。

车前草一斤,水一斗煮取四升,分四服。《小品》同。出第六卷中。

《古今录验》疗胞转,小便不通,乱发散方。

乱发三斤,洗去垢,烧　滑石半斤　鲤鱼齿一两

上三味,捣筛为散,以饮服方寸匕,日三服,良。

又疗胞转不得小便方。

真琥珀一两　葱白十四茎

上二味,以水四升煮取三升,去葱白,末琥珀,细筛,下汤中。温服一升,日三服佳。范汪同。

又张苗说,有容忍小便令胞转,大小便不得,四五日困笃欲死,无脉,服此瘥方。

滑石二两　乱发三两,烧灰

上二味,捣下筛,取生桃白皮一斤熟舂,以水合绞,得汁二升,以汁服散方寸匕,日三服即愈。其但淋者,取乱发三两烧灰,滑石五两合捣为散,服方寸匕,日三服。

又说,不得小便者,为胞转,或为寒热气所迫,胞屈辟不得充张,津液不入其中为尿,及在胞中尿不出方。当以葱叶除尖头,内入茎孔中吹之,初渐渐以极大吹之,令气入胞中,津液入便愈也。

朱郁用此药疗郭虎将十五岁男,用:

葵子一升　通草　甘草各二两,炙　石韦一两半,去毛　滑石四两　榆皮二升

上六味,以水一斗煮取三升,令服。范汪同。并出第二十六卷中。

小便血及九窍出血方一十二首

《小品》疗小便血,菟丝丸方。

菟丝子　蒲黄　干地黄　白芷　荆实　葵子　败酱　当归　茯苓　芎䓖各二两

上十味,合捣为末,以白蜜和,丸如梧子大。饮服二丸,日三服,不知加至五六丸。刘洪祀方,已效。常服。忌酢物、芜荑。

《古今录验》、范汪同。

又断血诸方所云：下血者，其从腹里出者，悉为下血也。有痔病，血从孔边出者，别寻痔方。出第四卷中。

《千金》疗小便出血方。一本云：以下治劳虚尿白浊。

灸脾俞百壮，在第十椎。

又方

灸三焦俞百壮，在第十三椎。

又方

灸肾俞百壮，在第十四椎。

又方

灸章门百壮，在季肋端。

又方

榆皮二斤，水二斗煮取五升，令服之佳。

又方

捣干羊骨下筛，水服方寸匕，日三服。

又治小便血方。

生地黄八两　柏叶一把　黄芩三两　阿胶二两

上四味，切，以水七升煮取三升，去滓，内胶，分三服。并出第二十一卷中。

文仲疗小便出血方。

生地黄汁一升　生姜汁一合

上二味，相合，顿服，不瘥更作。此法许令公处，云极效。《肘后》同。

又方

灸足第二指本第一文七壮，立愈。《肘后》同。

又方

龙骨末二方寸匕,温酒一升服之,日三服。深师、《肘后》、范汪、陶氏同。

又方

当归四两,酒三升煮取一升,顿服之。《肘后》、深师、范汪同。并出第六卷中。

小便不禁方二首

《病源》:小便不禁者,肾气虚,下焦受冷也。肾主水,其气下通于阴。肾虚下焦冷,不能温制其水液,故小便不禁也。出第十四卷中。

《千金翼》小便不禁,多日便一二斗,或如血色方。

麦门冬去心　干地黄各八两　蒺藜子　桂心　续断各二两甘草一枚,炙　干姜四两

上七味,切,以水一斗煮取二升五合,分三服。

又久房散,主小便多或不禁方。

菟丝子二两,酒渍　蒲黄三两　黄连三两　硝石一两　肉苁蓉二两　五味子三两　鸡膍胵中黄皮三两,炙

上八味,捣筛为散,每服方寸匕,日三服,每服如人行三四里又服。并出第十五卷中。

小便数及多方五首

《病源》:小便数者,膀胱与肾俱虚,而有客热乘之故也。肾与膀胱为表里,俱主水。肾气下通于阴。此经既虚,致受于客热,虚则不能制水,故令数小便,热则水行涩,涩则小便不快,故

令数起也。诊其脉，趺阳脉数，胃中有热，即消谷引食，大便必鞕，小便则数。其汤熨针石，别有正方，补养宣导，今附于后。《养生方导引法》云：以两踵布膝，除数尿。出第十四卷中。

范汪疗小便数而多方。

黄连二分　苦参二分　麦门冬去心，一两　土瓜根　龙胆各一分

上五味，捣筛，以蜜丸如梧子。每服十丸，加至二十丸，良。一方无苦参，有黄芩。

又方

栝楼十分　黄连五分

上二味，捣筛为散。每服方寸匕，日三良。

又方

瞿麦二两　滑石一两　葵子一升　黄芩　甘草炙，各一两

上五味，切，以水六升煮取三升，去滓，一服六合。

又方

桃仁一味，㕮咀，酒一升，煮三沸，去滓，分为三服，强人一服尽之。并出第十七卷中。

《集验》疗小便数而多方。

羊肺羹，内少许羊肉合作之，调和盐，如常食之法，多少任意，不过三具效。范汪同。出第五卷中。

许仁则小便数多方四首

许仁则论：此病有两种，一者小便多而渴，饮食渐加，肌肉渐减，乏气力，少颜色，此是消渴；一者小便虽数而不至多，又不渴，食饮亦不异常，或不至多能食，但稍遇天寒冷即小便多，更无别

候,此是虚冷所致。大都两种俱缘肾气膀胱冷,不瘥便能杀人。肾虚腰冷,无所为害。若候知是消渴,小便数,宜依后菝葜等八味汤、黄芪等十四味丸,并竹根等十味饮、小麦面等十四味煎,以次服之方。

菝葜八味汤方。

菝葜 土瓜根各三两 黄芪 地骨皮 五味子各四两 人参三两 石膏八两,碎 牡蛎三两

上药切,以水一斗煮取三升,去滓。分温三服,每服如人行十里服一剂,服至五六剂佳。隔五日服一剂,剂数满,宜合后黄芪等十四味丸服之。

又黄芪十四味丸方。

黄芪 黄连 土瓜根各五两 苦参三两 玄参六两 栝楼 地骨皮 龙骨 菝葜 鹿茸炙,各四两 牡蛎熬 人参 桑螵蛸炙,各三两 五味子一升

上药捣筛为末,蜜和为丸,用后竹根饮下之。初服十五丸,日二服,稍加至三十丸,如梧桐子大。忌猪肉、冷水。

又竹根饮子方。

簟竹根 生茅根 芦根各切五升 菝葜切,二升 石膏一斤,杵碎 乌梅三十枚 生姜切,一升 小麦三升 竹沥二升 白蜜一升

上药以水五斗,煮取一斗,去滓,内竹沥及蜜,著不津瓶贮之,用下前丸。纵不下丸,但觉口干及渴即饮之,如热月,即逐日斟酌煎之,多则恐坏也。如不能作此饮,且用乌牛乳下丸及解渴,日服丸及饮。夜中恐虚热,宜合后小麦面等十四味煎,细细含咽之。

又小麦面十四味煎方。

小麦五升,以水硬溲之,别于水中揉挺,令面粉尽,面筋别成一块即止。以此面粉汁别器澄停,沥却清汁,即以稠粉盛于练袋子中漉,著令微燥。生葛根五挺,径三寸,长二尺,碎捶,于水中揉挺,令葛根中粉汁尽,别器澄停,盛贮一如小麦面法。生栝楼五斤,捣如上法。胡麻三升,去皮,熬令熟,为散。篁竹根切一斤,生茅根切一斤,生芦根切一斤,乌梅五十个,以上用水五斗,缓火煎取一升半,去滓,澄取清。冬瓜汁二升,生麦门冬汁三升,生姜汁一升,牛乳一升,白蜜二升,先取竹根等汁,和冬瓜以下汁,微火上煎减半,次内牛乳、白蜜,又煎六七沸,投小麦面粉、生葛粉、栝楼粉、胡麻散于诸汁中,煎和,熟搅之勿住手,候如稠糖即成。成讫止火待冷,贮别器中。每夜含如此。初服一枣大,稍稍加至一匙,亦任性日日含之。欲作丸,饮服亦得。出第十卷中。

尿床方六首

《病源》:人有于睡眠不觉尿出者,是其禀质阴气偏盛,阳气偏虚,则膀胱、肾气俱冷,不能温制于水,则小便多或不禁而遗尿。膀胱,足太阳也,为肾之府;肾为足少阴,为脏,与膀胱合,俱主水。凡人之阴阳,日入而阳气尽,则阴受气,至夜半阴阳大会,气交则卧睡。小便者,水液之余也,从膀胱入于胞为小便。夜卧则阳气衰伏,不能制于阴,所以阴气独发,水下不禁,故于睡眠而不觉尿出也。出第十四卷中。

《千金》疗尿床方。

羊肚系盛水令满,急系两头,熟煮开,取水顿服之,立瘥。

又方

鸡膍胵一具并肠,曝干,末,酒服之,男雌女雄也。

又方

羊胞盛水满中,炭火烧之尽肉,晨朝空腹服之,不过四五顿瘥。

又疗尿床方。

新炊熟渍饭一盏,泻尿床处拌之,收取与食之,勿令知。

又方

垂两手髀上,尽指陷处,灸七壮,又灸脐横文七壮。并出第二十一卷中。

《近效》疗尿床方。

取麻鞋乳带及鼻根等,唯不用底,须七緉,以水七升煮取二升,分再服。

灸穴杂法一十二首

《千金翼》灸五淋法。

灸大敦三十壮。

又石淋,脐下三十六种疾,不得小便法。

灸关元三十壮。一方云百壮。

又血淋法。

灸丹田穴,随年壮,良。

又方

灸复溜穴五十壮。一云随年壮。

又尿黄法。

灸石门穴五十壮。

又遗尿法。

灸遗道侠玉泉五寸,随年壮。

又法。

灸阳陵泉穴,随年壮。

又失禁,尿不自觉知法。

灸阴陵泉穴,随年壮。

又茎中痛法。

灸行间穴三十壮。

又腹满小便数法。

灸屈骨端二七壮。

又淋痛法。

灸中封穴三十壮,亦随年壮。

又小便不利及转胞法。

灸心下八寸七壮。以上穴并出第二十七卷中。

第二十八卷

中恶方一十三首

《病源》：中恶者，是人精神衰弱，为鬼邪之气卒中之也。夫人阴阳顺理，荣卫调平，神守则强，邪不干正。若将摄失宜，精神衰弱，便中鬼毒之气。其状卒然心腹刺痛，闷乱欲死。凡卒中恶，腹大而满者，诊其脉，紧大而浮者死，紧细而微者生。又中恶吐血数升，脉沉数细者死，浮炎如疾者生。中恶有瘥后余势停滞，发作则变成注。

又中恶死候，中鬼邪之气，卒然心腹绞痛闷绝，此是客邪暴盛，阴阳为之离绝，上下不通，故气暴厥绝如死，良久，其真气复则生也。而有乘年之衰，逢月之空，失时之和，谓之三虚。三虚而腑脏衰弱，精神微赢，中之则真气竭绝，则死也。其得瘥者，若余势停滞，发作则变成注。并出第二十三卷中。

《广济》疗卒中恶，心腹刺痛，去恶气方。

麝香一分，研　青木香二分　生犀角二分，屑

上三味，为散。空心，熟水服方寸匕，日二，立效。未止，更作。忌如常法。出第四卷中。

《肘后》华佗疗中恶，短气欲绝方。

灸两足大拇指上甲后聚毛中，各灸二七壮，即愈。又法三七壮。《集验》、张文仲、《备急》同。

又方

杏仁七十枚,去尖皮　桂心二两　甘草一两,炙　麻黄三两,去节,一方四两

上四味,切,以水八升煮取三升,分三服,含咽之。通疗诸昏客忤良。忌如常法。

又方

韭根一把　乌梅十四颗　茱萸半升

上三味,切,以劳水一升煮之,以病人栉内中,三沸,栉浮者生,沉者死。煮取三升饮之,大效。

又方

桂心一两　生姜三两　栀子十四枚　豉五合

上四味,捣碎,以酒二升微煮之,去滓,顿服之,取吐为度。并出第一卷中。

《集验》疗中恶遁尸,心腹及身体有痛处,甚者短气不语,手摸按之,得其痛处,则病色动,恶人近,则是痛处方。

取艾叶挼碎,著痛上厚寸余,铛中煮汤和灰作泥令热,薄艾上,冷辄易之,不过再著则愈。出第七卷中。

又疗中恶,心痛胸胁疠痛,喘急汤方。

桃东行枝白皮一握　真珠一两　栀子仁十四枚　生姜二两　当归　桂心各三两　附子一两,炮　香豉五合　吴茱萸五合

上九味,切,以水八升,煮取二升,去滓,内真珠,分二服。忌如常法。《小品》同。

又方

仰卧,以物塞两耳,以两个竹筒内死人鼻中,使两人痛吹之,塞口傍无令气得出,半日所死人即噫噫,勿复吹也。《千金》同。

又方

捣皂荚、细辛屑,吹两鼻孔中。单用皂荚末亦佳。《千金》同。并出第四卷中。

《删繁》疗中恶,痛欲绝方。

釜底墨五合　盐一撮

上二味,和研,以水一升搅调,一服。范汪同。

又方

牛屎绞取汁,五合为一服。口不开,扣齿内药。若无新者,干者即以水和取汁。并出第十卷中。

崔氏疗卒中恶,气绝方。

取真珠研末,书鬼字于舌上,额上亦书鬼字,验。

又方

灸上肩高骨上,随年壮。并出第四卷中。

卒死方二十四首

《病源》:卒死者,由三虚而遇贼风所为也。三虚,谓乘年之衰一也,乘月之空二也,失时之和三也。人有此三虚,而为贼风所伤,使阴气偏竭于内,则阳气阻隔于外,二气拥闭,故暴绝如死也。若腑脏气未绝者,良久乃苏。然亦有挟鬼神之气而卒死者,皆有顷邪退乃活也。凡中恶及卒忤,卒然气绝,其后得苏。若其邪气不尽者,停滞心腹,或心腹痛,或身体沉重,不能饮食,而成宿疹者,皆变成疟。

又卒忤死候。犯卒忤,客邪鬼气卒急伤人,入于腑脏,使阴阳离绝,气血暴不通流,奄然厥绝如死状也。良久,阴阳之气和乃苏。若腑脏虚弱者死。亦有虽苏而毒气不尽,时发,即心腹刺痛,连滞变成疰也。并出第二十三卷中。

《甲乙经》云:黄帝问于岐伯,有卒死者,何邪使然?答曰:得三虚者,暴疾而死;得三实者,邪不能伤也。黄帝曰:愿闻三虚。答曰:乘年之衰,逢月之空,失时之和,因为贼风所伤也。愿闻三实。答曰:逢年之盛,遇月之满,得时之和,虽有贼风邪气,不能伤也。有卒死不知人,有复生,何气使然?阴气先竭,阳气未入,故卒死而不知人,气复则生。《集验》同。出第六卷中。

《肘后》云:卒死中恶及尸厥者,皆天地及人身自然阴阳之气,有乖离否隔,上下不通,偏竭所致,故虽涉死境,犹可疗而生,缘气未都竭也。当尔之时,兼有鬼神于其间,故亦可以符术护济者。

又卒死,或先有病痛,或居常倒仆,奄忽而绝,皆是中恶之类。疗方。

取葱刺鼻,令入数寸,须使目中血出乃佳。一云耳中血出佳。此扁鹊法。同后云吹耳中,葛氏吹鼻,别为一法。《肘后》、《集验》、《备急》、文仲、《必效》等同。崔氏亦疗中恶。

又方

令二人以衣壅口,吹其两耳,亦可以苇筒吹之。《肘后》同。

又方

以葱刺耳,耳中、鼻中血出者勿怪,无血难疗之。有血者,是活候也。其欲苏时,当捧两手莫放之,须臾,死人自当举手捞人,言痛乃止。男刺左鼻,女刺右鼻孔,令入七寸余无苦,立效。亦疗自缢死。此扁鹊法。《肘后》《集验》《备急》同。

又方

视其上唇里弦,有青息肉如黍米大,以针决去之瘥。《肘后》同。

又方

以小便灌其面，数过即能活。扁鹊法也。《肘后》、《集验》、张文仲、《备急》同。

又方

以绵渍好酒内鼻中，手按，令汁入鼻中，并持其手足，莫令惊动也。《肘后》同。

又方

灸其唇下宛宛中，名承浆，十壮，大良。《肘后》同。并出第一卷中。

文仲疗卒死方。

湿牛马粪绞取汁，以灌其口中，令入喉。若口已噤者，以物强发。若不可强发者，扣折齿下之。若无新者，以水若人尿和干者，绞取汁。扁鹊法。《集验》《备急》《肘后》同。

又方

以细绳围其人肘腕中，男左女右，伸绳从背上大椎度，以下行脊上，灸绳头。一云五十壮。又从此灸横行各半绳，此凡三灸，各灸三壮，即起。

又方

令人痛爪其人人中取醒。不起者，卷其手，灸下文头，随年壮。

又方

灸鼻下人中三壮。

又方

灸脐中百壮。

又方

半夏末如大豆许，吹鼻中。

又方

捣薤若韭取汁,以灌口鼻中。张文仲、《集验》、范汪同。

又方

猪膏如鸡子大,苦酒一升,煮沸灌喉中。《集验》《肘后》《备急》同。

又卒死而壮热者方。

矾石半斤,煮以渍脚,令没踝。《肘后》、范汪同。并出第一卷中。

《备急》疗卒死而目闭者方。

骑牛临其面,捣薤汁灌耳中,末皂荚吹鼻中。《集验》、文仲、《肘后》、范汪同。

又疗卒死而张目反折者方。

灸手足两爪甲后各十四壮,饮以五毒诸膏散,有巴豆者良。《肘后》、张文仲同。

又疗卒死而四肢不收,失便者方。

马屎一升,水三斗煮取二斗,以洗足。又取牛粪一升,温酒和,灌口中。《肘后》同。

又方

灸心下一寸、脐上三寸、脐下四寸各百壮,良。《肘后》同。

又卒死而口噤不开者方。

缚两手大拇指,灸两白肉中二十壮。《肘后》、文仲、范汪同。并出第一卷中。

《集验》疗卒死,无脉,无他形候,阴阳俱竭故也方。

牵牛临鼻上二百息。又灸熨斗以熨两胁下,针两间使,各百余息。灸人中。

又疗卒死而有脉形候,阴气先尽,阳气后竭故也方。

嚼薤,哺灌之。《肘后》、张文仲、《千金》、范汪同。并出第一卷中。

《古今录验》司空三物备急散,疗卒死及感忤,口噤不开者方。

巴豆去心皮,熬　干姜　大黄各等分

上药捣筛为散,服如大豆许二枚,以水三合和之。腹胀烦热,复饮水,能多益佳。

又疗心腹痛几死,服此丸令小利瘥。如腹常满痛,当令得下瘥。一方服一刀圭,以酒下之;不能如刀圭者,便丸如大豆许四枚。不知,复加一豆许。不瘥,又加一豆许。若病者口噤,不能自饮,掘口含之。药不预合,预合气力歇。卒病者,便合之。无臼,木杯中捣耳。不过三服,取利,无不瘥者。蜜丸尤良。出第四卷中。

客忤方一十三首

《病源》:卒忤者,亦名客忤,谓邪客之气,卒犯忤人精神也。此是鬼厉之毒气,中恶之类也。人有魂魄衰弱者,则为鬼气所犯忤。喜于道间门外得之。其状心腹绞痛胀满,气冲心胸,或即闷绝,不复识人,肉色变异。腑脏虚竭者,不疗即至于死。然其毒气有轻重,轻者微疗而瘥,重者侵克腑脏,虽当时救疗,余气停滞,久后犹发,乃变成疰。出第二十三卷中。

《肘后》论曰:客者,客气也。忤者,犯也。谓客气忽犯人也。此恶鬼毒厉之气,疗之多愈。亦有侵克脏腑经络,虽瘥后犹宜治疗,以消其余势。不尔,终为人患,有时辄发。

又客忤死者,中恶之类也。喜于道间门外得之,令人心腹绞痛胀满,气冲心胸,不即疗亦杀人方。

灸鼻下人中三十壮,愈。《备急》、文仲同。

又方

以水渍粳米，取汁二升，以饮之。口已噤者，以物强发之。

又方

以铜器、瓦器盛热汤，器著腹上，冷者彻去衣，器衬肉。大冷者，易以热汤，取愈也。

又方

先以衣三重藉腹上，以铜器著衣上，取茅草于器中烧之，草尽再益，勿顿多也。取愈乃止。《备急》、文仲同。

又方

以绳横其人口以度，度脐四面各一处，灸三壮，令火俱起也。

又方

横度口，中折之，令上头著心下，灸下头五壮也。并出第一卷中。

又疗客忤，心腹绞痛胀满，气冲心胸，烦躁壮热，或气闷，绞刺，鬼魅之气未散方。

麝香一钱　茯神　人参　天门冬去心　鬼臼　菖蒲等分

上六味，蜜丸如桐子，服十丸，日三。

文仲扁鹊疗客忤，有救卒死符，并服盐汤法，恐非庸世所能用，故不载，而此病即今人所谓中恶者，与卒死、鬼击亦相类焉。疗皆参取而用之，已死者方。

捣生菖蒲根，绞取汁，含之即愈。《备急》《肘后》同。

又疗卒忤停尸，不能言者方。

烧桔梗二枚，末，饮服之。

又方

细辛　桂心各等分

上二味,内口中。《肘后》《备急》同。

又卒忤,口噤不开者方。

生附子末置管中,吹内舌下。《备急》《肘后》同。并出第一卷中。

《千金》疗客忤恶气方。

吞麝香如大豆,立验。出第五卷中。

《千金翼》疗客忤方。

灸间使七壮,又肩井百壮,又十指甲下各三壮。出第二十七卷中。

卒魇方二十一首

《病源》:卒魇者,屈也。谓梦里为鬼邪之所魇屈也。人卧不寤,皆是魂魄外游,为他邪所执录,欲还未得,致成魇也。忌火照,火照则魂魄遂不复入,乃至于死。而人有于灯光前魇者,本由明出,所以不忌火也。其汤熨针石,别有正方,补养宣导,今附于后。

《养生方导引法》云:拘魂门,制魄户,名曰握固法。屈大拇指,著四小指内抱之,积习不止,眠时亦不复开,令人不魇魅。又云:人魇,忽然明唤之,魇死,宜暗唤之好,唯得远唤,亦不得近而急唤,亦喜失魂魄也。又魇不寤候。人眠睡则魂魄外游,为鬼邪所魇屈。其精神弱者,魇则久不得寤,乃至气暴绝,所以须旁人助唤,并以方术疗之,即苏也。并出第二十三卷中。

《肘后》疗卒魇,寐不寤方。

卧忽不寤,勿以火照之,杀人,但痛啮其脚踵及足拇指甲际,而多唾其面则觉也。

又方

皂荚末,以竹筒吹两鼻孔中即起,三两日犹可吹之也。

又方

以笔毛刺两鼻孔,男左女右,展转进之,取起也。《集验》同。

又方

捣薤取汁,吹两鼻孔。冬日取韭绞汁,灌口。《集验》、仲景、文仲、《备急》同。

又方

以芦管吹两耳,并取其人发二七茎,作绳,内鼻孔中。割雄鸡冠取血,以管吹喉咽中,大良。并出第一卷中。

《集验》疗卒魇方。

以盐汤饮之,多少在意,并啮其足大指爪际,痛啮之即起也。《肘后》、文仲、《备急》同。

又方

以其人置地,取利刀画,从肩起,男左女右,画地令周遍讫,以刀锋刺病人鼻下人中,令人一分,急持勿动,其人当鬼语求去,乃具问阿谁,以何故来,自当乞去,乃以指灭向所画地当肩头数寸,令得去。

又方

雄黄细筛,管吹两鼻孔中,佳。并出第一卷中。

崔氏主卒魇方。

以甑带左索缚其肘后,男左女右,用余犹急绞之,又缚床脚,乃诘问其故。《肘后》《古今录验》同。

崔氏云:疗卒狂鬼语方,以甑带急令缚两手大指,便灸左右胁下屈肘头尖各七壮,须臾鬼语,自道姓名,乞去,徐诘问,乃解其手。

文仲疗卒魇方。

令一人坐头边守,一人于户外呼病人姓名,坐人应曰在,便苏活也。《肘后》同。

又人喜魇及恶梦者方。以下并辟魇方。

取烧死人灰著履中,令枕之。

又方

带雄黄,男左女右也。

又方

枕麝香一分,于头边佳。又灌香少许。

又方

以虎头为枕,佳。

又方

取雄黄如枣核,系左腋下,令人终身不魇也。《集验》、范汪同。

又方

作犀角枕,佳。

又方

青木香内枕中,并带之亦佳。并出第一卷中。

《千金》小定心汤,疗虚羸,心气惊弱多魇方。

茯神四分,一本作茯苓　甘草　芍药　干姜　大枣十五枚,擘　远志去心　人参　桂心各二两

上八味,切,以水八升,煮取三升,分三服,日三。忌如常法。

又大定心汤,疗心气虚悸,恍惚多忘,或梦寤惊魇,志少不足方。

人参　茯苓　茯神　远志去心　赤石脂　龙骨　干姜　当归　甘草炙　白术　芍药　大枣　桂心　防风　紫菀各二两

上十五味,切,以水一斗二升,煮取三升半,分为五服,日三夜二。忌如常法。

《千金翼》疗卒魇不觉方。

灸两足大指聚毛中二十一壮。范汪同。出第二十七卷中。

《备急》疗卒魇不寤方。

末灶下黄土,或雄黄、桂心末亦得。

上以芦管吹入两鼻孔中。文仲同。出第一卷中。

鬼击一十首

《病源》:鬼击者,谓鬼厉之气击著于人也。得之无渐,卒著如人以刀矛刺状,胸胁腹内绞急切痛,不可抑按,或即吐血,或鼻中出血,或下血。一名为鬼排,言鬼排触于人也。气血虚弱,精魂衰微,忽与鬼神遇,相触突致之,为其所排击。轻者困而获免,重者多死也。出第二十三卷中。

《肘后》鬼击之病,得之无渐,卒著如人以刀矛刺状,胸胁腹内绞急切痛,不可抑按,或即吐血,或鼻中出血,或下血,一名鬼排,治之方。

灸脐上一寸七壮,及两踵白肉际,瘥。《千金翼》同。

又方

熟艾如鸭子大三枚,以水五升煮取二升,顿服之。并出第一卷中。

文仲疗鬼击方。

盐一升,以水二升和搅,饮之,并以冷水潠之,须臾吐,即瘥。《备急》《肘后》同。

又方

粉一撮，于水中搅，饮之。《备急》《肘后》同。

又方

以淳苦酒吹，令入两鼻孔中。《肘后》同。并出第一卷中。

《备急》疗鬼击方。

烧鼠矢，末如黍米许，水和服。不能饮，以水和少许，内喉中。《肘后》、文仲同。

又方

升麻　独活　桂心各等分

上三味，为末，酒服方寸匕，立愈。《肘后》同。

又有诸丸散，并在备急条中。今巫觋实见人忽被神鬼所击刺摆损者，或犯其行伍，或遇相触突，或身神散弱，或愆负所招。轻者获免，重者多死，犹如周宣燕简辈事，不为虚也。必应死者，亦不可疗，要自不得不救之耳。《肘后》同。并出第一卷中。

《删繁》仓公散方。

特生矾石烧半日，研　皂荚炙，去皮子　雄黄研　藜芦熬

上四味，等分，捣为末。主疗卒鬼击、鬼排、鬼刺，心腹痛，下血便死不知人，及卧魇，喢脚踵不觉者，诸恶毒气病，取前散如大豆许，以管吹入鼻中，得嚏则气通，便活。若未嚏，复更吹之，得嚏为度。此药能起死人。汉文帝太仓令淳于意，以此方疗如前病，胜余方。若别疾，不若玉壶丸等法。崔氏、《备急》、范汪等同。出第六卷中。

《千金翼》疗鬼击方。

灸脐下一寸三壮。出第二十七卷中。

尸厥方一十二首

《病源》:尸厥者,阴气逆也。此由阳脉卒下坠,阴脉卒上升,阴阳离居,荣卫不通,真气厥乱,客邪乘之。其状如死,犹微有息而不常,脉尚动而形无知也。听其耳内,循循有如啸之声,而股间暖者是也。耳内虽无啸声而脉动者,故当以尸厥疗之。诊其寸口脉,沉大而滑。沉则为实,滑则为气。实气相搏,身温而汗,此为入腑,虽卒厥不知人,气复则自愈。若唇正青,身冷,此为入脏,亦卒厥不知人,即死。候其左手关上脉,阴阳俱虚,足厥阴、足少阳俱虚也。病若恍惚,不知人,妄有所见。

张仲景云:尸厥,脉动而无气,气闭不通,故静而死也,治方。

菖蒲屑内两鼻孔中吹之,令人以桂屑著舌下。

又方

取左角发方寸匕烧末,酒和灌令入喉,立起。

《肘后》方。

白马尾二七茎,白马前脚甲二枚,烧之,以苦酒丸如小豆大,开口吞二丸,须臾服一丸。

又方

灸鼻人中七壮,又灸阴囊下,去下部一寸,百壮。若妇人灸两乳中。又云:爪刺人中良久。又针人中至齿,立起。此扁鹊法。

又方

以绳围其臂腕,男左女右,绳从大椎上度,下行脊上,灸绳头尽处五十壮,活。此是扁鹊法。

又方

熨其两胁下,取灶中墨如弹丸大,浆和饮之,更以管吹耳中,令三四人更互吹之。

又方

以小管吹鼻孔，梁上尘如大豆著中吹之，令入。

又方

针百会，当鼻中入发际五寸许，针入三分，补之，针足大指甲下肉侧，去甲三分。又针足中指甲上各三分，大指之肉去端韭叶许。又针手少阴锐骨之端各一分。

又方

灸膻中、季肋间二七壮也。《肘后》惟云灸膻中。《集验》同。并出第一卷中。

《千金》论曰：风寒之气客于脏间，滞而不能发，故瘖不能言及喉痹失声，皆风邪所为也。入脏皆能杀人。凡尸厥如死，脉动如故，此阳脉下坠，阴脉上争，气闭故也。疗方。

灸百会百壮，针入三分，补之。

又方

针足中指头，去甲如韭叶，并刺足大指甲下内侧，去甲三分。

崔氏论曰：凡尸厥为病，脉动而形无所知，阳脉下坠，阴脉上争，荣卫不通，其状如死而犹微有息，其息不常，人乃不知，欲殡殓者，疗之方。

急可以芦管吹其两耳，极尽以气吹之，立起。若人气极，可易人吹之。出第四卷中。

中蛊毒方二十一首

《病源》：凡蛊毒有数种，皆是变惑之气，人有故造作之，多取虫蛇之类，以器皿盛贮，任其自相啖食，惟有一物独在者，即谓之为蛊，便能变惑，随逐酒食，为人患祸。患祸于他，则蛊主吉利，所以不羁之徒而畜事之。又有飞蛊，去来无由，渐状如鬼气者，得之卒重。凡中蛊病，多趋于死，以其毒害势甚，故云蛊毒。

著蛊毒，面青黄者，是蛇蛊。其脉洪壮，病发之时，腹内热闷，胸胁支满，舌本胀强，不喜言语，身体常痛，又心腹如似虫行，颜色赤，唇口干燥，经年不治，肝膈烂而死。其面色赤黄者，是蜥蜴蛊。其脉浮滑而短，病发之时，腰背微满，手脚唇口悉皆习习，而喉脉急，舌上生疮，二百日不治，啖人心肝，尽烂下脓血，羸瘦，颜色枯黑而死。其面色青白，又云其脉沉濡，病发之时，咽喉塞，不欲闻人语，腹内鸣唤，或上或下，天阴雨转剧，皮内如虫行，手脚烦热，嗜酢食，咳唾脓血。颜色乍白乍青，腹内胀满，状若虾蟆，若成虫吐出，成蝌蚪形，是虾蟆蛊。经年不治，啖人脾胃尽，唇口裂而死。其脉缓而散者，病发之时，身体乍冷乍热，手脚烦疼，无时节吐逆，小便赤黄，腹内闷，胸痛，颜色多青，毒或吐出似蜣螂，有足翅是蜣螂蛊。经年不治，啖人血脉，枯尽而死。

欲知是蛊与非，当令病人唾水内，沉者是蛊，浮者非蛊。又云：旦起取井花水，未食前当令病人唾水内，唾如柱脚，直下沉者，是蛊毒；沉散不至下者，草毒。又云：含大豆，若是蛊，豆胀皮脱，若非蛊，豆不烂脱。又云：以鹊皮置病人卧下，勿令病人知，若病剧者，是蛊也。又云：取新生鸡子煮熟，去皮，留黄白令完全，日晚口含，以齿微啮，勿令破，作两炊时，夜吐瓦上，著霜露内，旦看大青，是蛊毒也。

昔有人食新变鳢鱼中毒，病心腹痛，心下硬，发热烦冤，欲得水洗沃，身体摇动如鱼得水状。有人诊云是蛊。其家云：从无此毒，不作蛊治，遂死。其汤熨针石，别有正方，补养宣导，今附于后。

《养生方导引法》云：两手著头相叉，坐地，缓舒两脚，以两手从外抱膝中痛，低头入膝间，两手交叉头十二通，愈蛊毒及三尸毒，腰中大气。又云：常度日月星辰，清净，以鸡鸣安身卧，漱口三咽之，调五脏，杀蛊虫，令人长生，治心腹病。又云：治百病邪蛊，当正卧，闭目闭气，内视丹田，以鼻徐徐内气，令腹极满，徐徐以口吐之，勿令有声，令入多出少，以微为故，存视五脏，各如其形色。又存胃中，令鲜明洁白如素，为之倦极，汗出乃止，以粉粉身，摩捋形体。汗不出而倦者，亦可止。明日复为之。又当存作大雷电光，走入腹中，为之不止，病自除。出第二十五卷中。

《千金》论曰：蛊毒千品，种种不同，或吐下鲜血；或好卧暗室，不欲见光明；或心性反常，乍嗔乍喜；或四肢沉重，百节酸疼，如此种种状貌，说不可尽。亦有得之三年乃死，急者一月或百日即死。其死时，皆于九孔中，或于胁下肉中出去。所以出门，常须带雄黄、麝香、神丹诸大辟恶药，则百虫、猫鬼、狐狸、老物精魅，永不敢著人。养生之家，大须虑此。以下亦有灸法，初中蛊，于心下作艾炷灸一百壮，并主猫鬼，亦灸得瘥。

又论曰：世有拙医，见患蛊胀者，遍腹肿满，四肢如故，小便不甚涩，以水病疗之，近服水药，经五十余日，望渐痊愈，日复增加，奄致殂殒。如此者不一，学者当细寻方意，消息用之，万不失一。医方千卷，不尽其理，所以不可一一备述云尔。出第二十五卷中。

《广济》疗蛊毒方，服此升麻散，三四日后，即服前光砂丸方。

升麻　桔梗　栝楼各五两

上三味，捣为散，以熟汤洗所患人阴中，再以浓汁服方寸匕，日二服，渐加至二匕，内消。忌粘食、猪肉。出第四卷中。

《肘后》疗中蛊毒诸方,人有养畜蛊毒以病人。凡诊法中蛊状,令人心腹切痛,如有物啮,或吐下血,不即疗之,食人五脏,尽即死矣。欲知是蛊与非,当令病人唾水,沉者是,浮者非也。《小品》、文仲、《备急》、《集验》、《千金》并《翼》同。

又欲知蛊主姓名方。

取鼓皮一片,烧灰,末,以饮服,病人须臾自当呼蛊主姓名,可语令知,便即去,病愈矣。亦有以蛇涎合作蛊毒,著饮食中,使人得瘕病。此一种积年乃死,疗之各自有药,江南山间人,不可不信之。

又方

以襄荷密著病人卧席下,亦能令呼蛊主姓名也。文仲、《备急》、《千金》并《翼》同。出第三卷中。

《小品》疗蛊方。

鼓皮广五寸,长一尺　蔷薇根五寸,如足拇指大,细切,本方云葀菩根

上二味,以水一升、清酒三升,煮取一升,顿服之,当下蛊,即愈。《千金》《古今录验》同。《千金》治蛊吐下血。

又方

土瓜根大如拇指,长三寸,切,以酒半升渍一宿,一服当吐下。《古今录验》同。

又方

皂荚三挺,长一尺者,炙去皮子,美酒一升,渍一宿,去滓,顿服。《古今录验》、范汪同。《肘后》云:以酒五升,分三服。

又方

取荠苨根,捣为末,以饮服方寸匕。《古今录验》同。

《千金》犀角丸，疗蛊毒百病，腹暴痛，飞尸，恶气肿方。

犀角末　羚羊角末　鬼臼　桂心各量四钱匕　天雄炮　莽草炙　真珠研　雄黄研，各一两　麝香半两，研　贝齿烧灰，五枚　赤足蜈蚣五节，炙　射冈如鸡子黄，三枚　巴豆五十枚，去皮心，熬

上十三味，各捣，合筛之，以蜜和，为丸如小豆大。服一丸，不知，增一丸。卒得腹中痛，飞尸，服如大豆二丸。若恶气肿，以苦酒和以涂之，甚良。以绛囊盛药，系男左女右臂辟恶，可以备急疗万病也。忌如常法。崔氏、《古今录验》、范汪同。出第一十五卷中。

《千金翼》疗蛊毒方。

槲木北阴白皮，一大握，长五寸，以水三升，煎取一升，空腹服之，即吐蛊出也。并疗蛊下血。出第十五卷中。

崔氏疗蛊方。

黄栝楼根干者二两，捣，以绵裹，酒一升渍一日，去滓，温服之，少时，即吐利，蛊即出，后煮粥饮服一两盏，吐利即断。不断，即煮人参、甘草炙、生姜各一两服之。此根唯山南者好。出第三卷中。

《备急》疗蛊方。

取白鸽毛、粪烧灰，以饮和服之，良。

又疗蛊方，人家虽藏此方，而不知如此效验。

捣生栝楼根，取汁一升，酱汁少许和，温服之，须臾吐蛊出。试验。并出第十六卷中。

《必效》疗蛊毒，大神验方。

大戟　桃白皮东引者，以火烘之　斑蝥去足翅，熬，等分

上三味,捣筛为散,以冷水服半方寸匕,一服其毒即出。未出,更一服,蛊并出。李饶州法,云奇效。若以酒中得,则以酒服;若食中得,以饮服之。崔氏、《千金》同。《肘后》云:斑蝥一分,桃皮、大戟各二分,和枣核大,米清饮服,吐出蛊。十日不瘥,更一服。《千金》、崔氏云服八捻。

又方

胡荾根,捣取汁半升,和酒服之,立下。

又方

取未钻相思子二七枚,捣碎为末,暖水半盏和搅,顿服之令尽,即当欲吐,抑之勿吐,若耐不得,即大张口吐之,其毒即出。出讫,服稀粥,勿食诸肉。轻者但服七枚瘥。无问年月深浅,非常神效,勿轻之。

又试蛊法。

取银匙,若箸或钗,含之,经宿色黑即是,不黑者非。出第三卷中。

《古今录验》疗蛊方。

巴豆十枚,去心皮,熬　豉半升,熬　釜底墨方寸匕

上三味,捣筛为散。清旦,以酒服如簪头大,小行,蛊主当自至门,勿应之,去到家,立自知其姓名。

又雄黄丸,主蛊毒中药欲死方。

雄黄研　朱砂研　藜芦炙　马目毒公　皂荚炙,去皮子,二分　莽草二分,炙　巴豆去心皮,熬,各二分

上七味,捣筛,以蜜丸如大豆许,服三丸,当转下,先利清水,次出蛇等。当烦闷者,依常法可用鸭羹补之。忌如常法。

又疗中蛊毒方。

取牡丹根,捣末,服一钱匕,日三服,至良。忌胡荽。范汪同。

又疗中蛊胡洽方。

以猪胆导下部,至良。《肘后》、《集验》、范汪同。并出第四十五卷中。

蛊吐血方一十首

《病源》:蛊是合聚虫蛇之类,以器皿盛之,任其相啖食,余一存者名为蛊,能害人,食人腑脏。其状心切痛,如被物啮,或鞭,面目青黄,病变无常。是先伤于膈上,则吐血也。不即治之,食脏腑尽则死。出第二十五卷中。

《肘后》疗中蛊毒,吐血或下血,皆如烂肝方。

茜根　襄荷根各三两

上二味,㕮咀,以水四升煮取二升,去滓,顿服即愈,又当自知蛊主姓名。《千金》、《小品》、崔氏、文仲、《备急》、《古今录验》同。

又方

巴豆一枚,去心皮,熬　豉三粒　釜底墨方寸匕

上三味,捣,分作三丸。饮下一丸,须臾当下蛊毒。不下,更服一丸。《小品》、《必效》、《集验》、文仲、《备急》、范汪同。并出第三卷中。

范汪疗中蛊吐血方。

麦面二升,熬,以水服之令尽,当下蛊。

又方

苦瓠一枚,以水二升,煮取一升,分服,当吐蛊如虾蟆蝌蚪之类。苦瓠毒,可临时量用之。《肘后》、《千金》、《小品》、文仲、《备急》、《古今录验》同。《千金》云:苦瓠一分,治下血。

又方

生桔梗,捣取汁,服二三升,日三服。牛膝根亦得。并出第十四卷中。

文仲疗中蛊吐血方。

羚羊皮方三寸,败鼓皮亦佳　苦参　蘘荷根三两　黄连二两　当归二两

上五味,切,以水七升,煎取二升,分三服。《备急》《集验》同。一方有苦瓠。

又方

取桑木心锉一斛,于釜中以水淹之,令上有三寸,煮取二斗,澄取清,又微火煎得五升。宿勿食,旦服五合,则吐蛊毒。崔氏、《集验》、《古今录验》同。

又方

雄黄研　釜月下黄土　獭肝炙,各如枣　斑蝥十四枚,去足翅,熬

上四味,捣末,以酪浆服之,分为三四服,则吐虾蟆。《小品》同。《古今录验方》有大黄如枣大,或吐虾蟆及蛇等物,余同。范汪同。

崔氏疗中蛊吐血方。

雄黄研　丹砂研　藜芦炙,各一两

上三味,捣筛为散,旦以井花水服一刀圭,当吐蛊毒。忌生血物、狸肉。《肘后》《集验》同。

凡蛊有数种,而人养作者最多也。郡县有名章者尤甚,今东有句章,章安故乡,南有豫章,无村不有,无县不有,而不能如此之甚耳。非惟其饮食不可啖,乃至目色之,已入人类。此辈小,

易疗。复有自然飞蛊,状如鬼气者,难疗。此诸种,得真犀角、麝香、雄黄为良药,人可常带此,亦预防之。《易》有蛊卦,又子产所说,并以器皿中虫为蛊,今省,凡皿上安一虫字,或作虫边,大非体也。并出第四卷中。

《小品》疗中蛊,心痛吐血欲死方。

盐一升,淳苦酒一升煮,令消和,一服立吐蛊毒出,已用良验。《肘后》、文仲、《备急》、《古今录验》同。出第四卷中。

蛊下血方九首

《病源》:蛊是合聚虫蛇之类,以器皿盛之,任其自相食啖,余留一存者为蛊,能变化为毒害,人有事之以毒害,多因饮食内行之。人中之者,心腹㦬痛烦毒不可忍,食人五脏,下血瘀黑如烂鸡肝。出第二十五卷中。

《小品》疗蛊毒腹痛,注下赤血,踯躅散方。

羊踯躅　干姜　藜芦熬　附子炮　巴豆去心皮,熬　野葛皮　肉桂　丹砂研　雄黄研　蜈蚣炙,各一分

上十味,捣为散。以水服一刀圭,不知,加一粟米。忌猪肉、芦笋、生血物、生葱、狸肉。《古今录验》同。

又疗蛊,下血欲死方。

蔷薇根锉,一升　牛膝五铢　连翘子一升　蜡一弹子许

上四味,切,以水四升煮取三升,分三服,即愈。《古今录验》同。

又疗诸蛊,大便下血,日数十行方。

巴豆二七枚　藜芦炙　附子炮　芫青去足翅,熬　矾石各二分,熬汁尽

上五味,捣下筛,别研巴豆如膏,和相得,以绵裹一大豆许,

内下部中，日二三愈。忌同前方。《千金》《古今录验》同。并出第四卷中。

《千金》凡忽患下血，以上件方疗更增剧者，此是中蛊，其下血状如鸭肝，腹中绞痛急者，此方主之。

茜根　升麻　犀角各三两　地榆　白蘘荷各四两　桔梗　黄柏　黄芩各一两

上八味，切，以水九升煮取二升半，分三服。

又凡卒患血痢，或赤或黑，无有多少，此皆是蛊毒，粗医以断痢处之，此大非也。

又疗中蛊毒，吐血、下血，皆如烂鸡肝，令人心腹绞切痛，如有物啮。若不即疗，令人五脏尽乃死。验之法，欲知是蛊，令病人唾水中，沉者是蛊，浮者非蛊也方。

槲木北阴白皮　桃根皮各五两　猬皮炙，一方寸匕　乱发灰一方寸匕　生麻子汁，五升

上五味，先煮槲皮、桃根，取浓汁一升，和麻子汁、乱发灰、猬皮末等，令病者少食，旦服一升，须臾著盆水，以鸡翮搅，吐水中如牛涎犊胎及诸蛊毒之物。出第二十五卷中。

《千金翼》疗蛊毒下血方。

猬皮烧灰，以水服方寸匕，当吐蛊毒。出第十五卷中。

崔氏疗中蛊下血及毒下，羚羊皮汤方。

羚羊皮方三寸，炙　蘘荷根四两　苦参　黄连各二两　当归　升麻　犀角各三两

上七味，切，以水九升，煮取三升，分三服。无蘘荷根，以茜根代之。

又疗中蛊毒泻血，日夜无度，腹痛不可忍方。

取白蘘荷叶四五枚,私内著病人眠卧处席下,勿令病人知之,若为蛊毒所伤,则不肯在上眠,即知是蛊毒为病。用皂荚三挺,炙,去皮子,打碎,用极酽酢四升于瓷器中,候日正午时渍皂荚,又以新白布三尺盖上,布上又横一口食刀,正对病人眠床下安之,至来日午时取药,用盖药布滤去滓。分三服,每服相去如人行十里久。若不肯服,可将针刺两手大拇指端甲,亦不劳深,其针且勿拔出,病人当自服药。蛊毒或吐,或大便中出除。其血即断,腹痛亦除。此方用皆验。并出第三卷中。

《古今录验》疗卒中蛊,下血如鸡肝者,昼夜下石余血,四脏悉损,唯心未毁,或乃鼻破待死方。

桔梗捣末,以酒服方寸匕,日三。不能下药,以物揭口开灌之。心中当烦,须臾自静,有顷下蛊,至服七日止,当食猪肝羹以补之。出第四卷中。

五蛊方一十二首

《千金》太上五蛊丸,主百蛊吐血伤中,心腹结气,或坚气塞咽喉,语声不出,短气欲死,饮食不下,吐逆上气,去来无常,状如鬼祟,身体浮肿,心闷烦疼,寒战,梦与鬼交,狐狸作魅,卒得心痛,上又胸胁,痛如刀刺,经年累岁,著床不起,悉主之方。

雄黄研　椒目熬　巴豆去心皮,熬　鬼臼　莽草炙　芫花熬　真珠　藜芦炙　礜石各四分,烧　獭肝炙,二分　附子炮去皮,五分　蜈蚣三枚,炙　斑蝥三十枚,去翅足,熬

上十三味,捣末,蜜和,更捣一二千杵,每服如小豆一丸,余密封勿泄,十丸为一剂。如不中病,后日增一丸,以下痢为度,当下虫,种种状貌,不可具载。下七日后将息。服一剂,三十年百

病尽除。忌五辛、猪肉、冷水、生血物,狸肉、芦笋等。

又方

酒服桔梗、犀角末方寸匕,日三服。不能自服,揭口与药下。心中当烦,须臾自静,有顷下,至七日止,当食猪脾以补之。并出第二十五卷中。

崔氏疗五蛊毒方。

一曰蛇蛊,食中得之,咽中如有物,咽之不入,吐之不出,闷乱不得眠,心热不能食方。服马兜苓根,即吐出。又服麝香方寸匕,亦自消,或吐出也。

二曰蜣螂蛊,得之胸中忽然,或哽入咽,怵怵如虫行,咳而有血方。服獾肫脂即下,或吐,或自消也。

三曰虾蟆蛊,得之心腹胀满,口干思水,不能食,闷乱,大喘而气发方。服车脂半升,即出。

四曰蝌蚪蛊,同上疗法,甚验。

五曰草蛊,术在西凉以西及岭南人多行此毒,入人咽,刺痛求死方。服甘草、蓝汁,即自消。

又方

五蛊共一法疗之,但取产妇胎衣,切之,曝干,为散,水和服半钱匕,五毒自消。

又方

含升麻,咽汁。

又方

五蛊都服马兜苓苗,似萝摩草,形正直上,取鸡子大,捣为散,服半钱匕,或至一匕。五蛊毒之病多在喉中,常须记之,或小医不识此病,言胃冷蛔动,或浪称是注灸刺,浪服诸药,枉死也。

此由医生未经历故也。宜令审别之。并出第三卷中。

《古今录验》五蛊汤方。

犀角三两　襄荷根　黄连　绛草　当归各二两　羚羊皮方二寸,炙

上六味,切,以水七升煮取二升,分为三服。

又五蛊下痢,去膏血,赤䕡丸方。

芫花一升　巴豆一百枚　赤䕡方圆一寸

上三味,捣筛,以蜜为丸,更捣,丸如胡豆,服一丸。如下痢不止,以清粥汁止之。不下,小增之。欲令阴除,不令大下。范汪同。并出第四十五卷中。

蛊注方三首

《病源》:蛊注者,住也。言其病迟滞停住,死又注易傍人也。蛊者,是聚蛇虫之类,以器皿盛之,令其自相啖食,余有一个存者为蛊也。而能变化,人有造作钦事之者,以毒害于他,多于饮食内而行用之。中之者,心闷腹痛,其食五脏尽则死。有缓有急。急者仓卒,十数日便死。缓者延引岁月,游走腹内,常气力羸备,骨节沉重,发则心腹烦懊而痛,令人所食之物亦变化为蛊,渐侵食腑脏尽而死。死则病流注染著傍人,故为蛊注也。出第二十四卷中。

范汪疗蛊注百病,症癖积聚,酸削骨肉,大小便不利,卒忤遇恶风,胪胀腹满,淋水转相注,殚门尽户,延及男女外孙,医所不能疗,更生十七物紫参丸方。

紫参　人参　半夏洗　藜芦　代赭　桔梗　白薇　肉苁蓉各三分　石膏一分　大黄一分　牡蛎一分,熬　丹参一分　虾蟆

灰　乌头炮,四分　狼毒一分　附子炮,五分　巴豆七十枚,去心皮,熬

上药捣筛,蜜和为丸。以饮下如小豆一丸,日三服,老小以意减之。蜂虿所螫,以涂其上,神良。忌羊肉、冷水。一方无虾蟆,有干姜四分。出第十四卷中。

《小品》雄黄丸,疗蛊注,四肢浮肿,肌肤消索,咳逆,腹大如水状,漏泄,死后注易家人方,一名蛊胀方。

雄黄研　巴豆　莽草炙　鬼臼各四分　蜈蚣三枚,炙

上五味,捣筛为末,蜜和,更捣三千杵,药成,密器封之,勿令泄气。宿勿食,服如小豆一丸。不知,加一丸。当先下清水,虫长数寸,及下蛇,或如坏鸡子,或白如膏。下讫后,作葱豉粥、鸭羹补之。忌生鱼、生菜、猪肉、芦笋、冷水,暖食将养也。《千金》同。出第十四卷中。

《集验》疗鬼注、蛊注、毒气变化无常,鲛鱼皮散方。

鲛鱼皮鹊鱼斑皮是　犀角　麝香研　龙骨　丹砂研　雄黄研　蘘荷叶　麝角炙,各一分　蜈蚣一枚,炙　椒一分,汗　干姜一分　贝子十枚　鸡舌香一分

上十三味,捣筛为散,空心酒服一钱匕,日三服。出第一卷中。

蛊毒杂疗方五首

《小品》疗蛊似蛔方。

雄黄研　麝香研

上二味,各如大豆许,取生羊肺如指大,以刀开,取雄黄等末,以肺裹吞之。崔氏、《集验》、《古今录验》同。

又疗人食菜及果子,中蛇毒方。

大豆末,以酒渍,取汁半升服之。又以鸡血和真铁精,吞如梧子大一丸。《古今录验》同。

又疗有人食新变鱼取饱中毒,病心腹痛,心下坚,发热烦冤,欲得水沃身,动摇如鱼得水状,有人诊病,云是蛊。家云野中相承无此毒,不作蛊疗之,遂死。并出第四卷中。

《千金》疗人得药杂蛊方。

斑蝥六枚,去足翅,熬　桂心一片如指大　釜月下土如弹丸大　藜芦如指大,炙

上四味,捣散,水服一钱匕,下虫、蛇、虾蟆、蜣螂、白虫。

又疗有人中蛊毒,腹内坚如石,面目青黄,小便淋沥,变状无常方。

犀角一两　芍药一两　黄连二两,本方一两　栀子仁十枚　蘘荷叶四两半　牡丹皮一两　羚羊皮方广五寸,炙

上七味,切,以水五升煮取一升半,去滓,分温再服。《翼》《古今录验》同。出第二十五卷中。

《古今录验》疗食中有益毒,令人腹内坚痛,面目青黄,淋露骨立,病变无常方。

炉中取铁精,细研,别捣乌鸡肝和之,丸如梧子大。以酒服三丸,日三服。甚者不过十日愈,微者便愈。《肘后》、崔氏同。出第四十五卷中。

猫鬼野道方三首

《病源》:猫鬼者,云是老狸野物之类,变为鬼蜮,而依附于人,人畜事之,犹如事蛊以毒害人。其病状,心腹刺痛,食人腑脏,吐血、痢血而死。又野道者,是无主之蛊也。人有畜事蛊以

毒害人,为恶既积,乃至死,灭绝,其蛊则无所依止,浮游田野道路之间,有犯害人者。其病发犹是蛊之状,但以其于田野道路得之,故谓之野道。并出第二十五卷中。

《千金》疗猫鬼野道,病歌哭不自由方。

五月五日,取自死赤蛇,烧作灰,研,井花水服方寸匕,日一服。

又疗猫鬼,眼见猫狸,并耳有所闻方。

相思子　蓖麻子　巴豆各一枚　朱砂末　蜡各四铢

上五味,捣作丸,取麻子许含之,即以灰围患人,前头著一斗灰火,吐药火中沸,即画火上作十字,其猫鬼并皆死矣。忌猪肉、芦笋、生血物。《翼方》有硝粉。出第二十六卷中。

《古今录验》疗妖魅猫鬼,病人不肯言鬼,鹿角散方。

鹿角屑捣散,以水服方寸匕,病者即言实也。出第四十五卷中。

自缢死方一十五首

《病源》:人有不得意志者,多生忿恨,往往自缢,以绳物系颈,自悬挂致死,呼为自缢。若觉早,虽已死,徐徐捧下,其阴阳经络虽暴拥闭,而脏腑真气故有未尽,所以犹可救疗,故有得活者。若见其悬挂,便忽遽截断其绳,则不可救。此言气已拥闭,绳忽暴断,其气虽通,而奔并运闷,气则不能还,即不复得生。又云:自缢死,旦至暮,虽已冷,必可活;暮至旦,则难疗。此谓其昼则阳盛,其气易通也;夜则阴盛,其气难通也。又云:夏则夜短,又热,则易活。又云:气虽已断,而心微温,一日以上犹可活也。出第二十三卷中。

《肘后》葛氏疗自缢死,心下尚微温,久犹可活方。

徐徐抱解其绳,不得断之,悬其发,令足去地五寸许,塞两鼻孔,以芦管内其口中至咽,令人嘘之,有顷,其腹中窅窅转,或是通气也。其举手捞人,当益坚捉持,更递嘘之,若活了能语,乃可置。若不得悬发,可中分发,两手牵之。

又方

皂荚末,葱叶吹其两鼻孔中,逆出,复内之。《千金》、《备急》、文仲同。

又方

以芦管吹其两耳,极则易人吹,取活乃止。若气通者,以少桂汤稍稍咽之,徐徐乃以少粥清与之。并出第三卷中。

仲景云:自缢死,旦至暮,虽已冷,必可疗。暮至旦,小难也。恐此当言阴气盛故也。然夏时夜短于昼,又热,犹应可疗。又云:心下若微温者,一日以上犹可活。皆徐徐抱解,不得截绳,上下安被卧之。一人以脚踏其两肩,手小挽其发,常弦弦勿纵之;一人以手按据胸上,微动之;一人摩捋臂胫,屈伸。若已僵,但渐渐强屈之,并按其腹。如此一炊顷,气从口出,呼吸眼开,而犹引按莫置,亦勿苦劳之,须令可少桂心汤及粥清含与之,令濡喉,渐渐能咽,乃稍止。兼令两人各以管吹其两耳弥好,此最善,无不活者,并皆疗之。《肘后》、《备急》、文仲、《古今录验》同。

《备急》方。

以厨衣若氈毯、厚毡物覆其口鼻,抑之,令两人极力吹其两耳,一炊顷,可活也。《肘后》、《千金》、文仲、《集验》、《小品》同。

又方

悬牵其头发,塞两耳,勿令通气,以葱叶刺鼻中,两人极力痛吹之,啮其两脚踵,即活。亦可塞鼻而吹口,活也。《小品》《古今录验》同。

范汪疗自缢死方。

悬其发，令足裁至地，一时许即活。

又方

急手掩其口鼻，勿令内气稍出，二时许，气至即活。《备急》、文仲、《古今录验》、《肘后》同。

又方

以绢急绞身体令坚，以车牛载行三十里许，使人于车上行踏肩、引发、吹耳。

又方

以松子油内口中，令得入咽中，则便活。

《千金》疗自缢死方。

以蓝青汁灌之，又极须安定身心，徐徐缓解，慎勿割绳，抱取。心下犹温者，刺鸡冠血滴口中，即活。男用雌鸡，女用雄鸡。

又方

鸡屎白以枣许，酒半盏和，灌口鼻中，即活。

又方

梁上尘如大豆，各内一筒中，四人各一筒，同时吹两耳、鼻中，极力吹之，即活。

又方

尿鼻、口、眼、耳中，并捉头发一撮如笔管大，掣之，立活。并出第二十六卷中。

《删繁》疗五绝死方。

一曰自缢，二曰墙壁所迮，三曰溺水，四曰魇魅，五曰产乳，皆取半夏一两，捣筛，吹一大豆内鼻孔中，即活。心下温，一日者，亦可活。《千金》同。

热暍方七首

《病源》：夏月炎热，人多冒涉途路，热毒入内，与五脏相并，客邪炽盛，郁瘀不宣，致阴气卒绝，阳气暴拥，经络不通，故奄然闷绝，谓之暍也。然此乃外邪所击，真脏未坏。若遇便疗救，气宣则苏也。夫热暍不可得冷，得冷便死。此谓外邪，卒以冷触其热，蕴积于内，不得宣发故也。

又冒热困乏候。人盛暑之时，触冒大热，热毒之气入脏，则闷郁冒，至于困乏也。并出第二十三卷中。

《肘后》夏月中热暍死。凡中暍死，不可使得冷，得冷便死，疗之方。

以屈革带绕暍人脐，使三四人尿其中，令温。亦可用泥土屈草，亦可扣瓦碗底，若脱车钮以著暍人脐上，取令尿不得流去而已。此谓道路穷急无汤，当令人尿其中。仲景云：欲使多人尿，取令温。若有汤，便可与之。仲景云：不用泥及车钉，恐此物冷暍，既在夏月，得热土泥暖车钉，亦可用也。《备急》、文仲、《集验》、《小品》、《千金》同。

又方
灸两乳头各七壮。《千金》同。

又方
取道中热尘土，以积暍人心下，多为佳。少冷即易，通气也。《千金》同。

又方
捣菖蒲汁，饮之一二升。

又凡此疗自经、溺、暍之法，并出自张仲景为之。其意理殊绝，殆非常情所及,亦非本草之所能开悟,实拯救人之大术矣。伤寒家别复有暍病,在上仲景论中,非此遇热之暍。文仲同。出第七卷中。

《千金》疗热暍方。

可饮热汤,亦可用少干姜、橘皮、甘草煮饮之,稍稍咽,勿顿使饱,但以热土及热灰土拥其上,佳。《古今录验》同。

文仲疗夏月暍死方。

浓煮蓼汁,灌三升,不瘥,更灌之。《肘后》《千金》同。

《古今录验》疗热暍方。

令人口噏心前令暖,易人为之。《肘后》同。

溺死方九首

《病源》:人为水所没溺,水从孔窍入,灌注腑脏,其气拥闭,故死。早拯救得出,即泄沥其水,令气血得通,便得活。又云:经半日及一日犹可疗,气若已绝,心下暖者亦可活。出第二十三卷中。

《肘后》疗溺死一宿者,尚可活方。

以皂荚末绵裹,内下部中,须臾出水则活。《古今录验》同。

又方

倒悬、解衣,挑去脐中垢,极吹两耳即活。《集验》、《千金》、《小品》、文仲《备急》同。

又方

倒悬死人,以好酒灌鼻中,立活。《千金》、《备急》、文仲、《古今录验》同。

又方

取瓮倾之,以死者伏瓮上,令口临瓮口,燃以芦火二七把,烧瓮中,当死人心下,令烟出,小入死者鼻口中,鼻口中水出尽则活。

芦尽更益为之,取活而止。常以手候死人身及瓮,勿令甚热,冬天常令火气能使死人心下得暖。若卒无瓮,可就岸穿地,令如瓮,烧之令暖,乃以死人著上,亦可用车毂为之,当勿隐其腹,及令得低头,使水出。并熬灰数斛,以粉身,湿即易。《千金》同。

《小品》疗溺死,若身尚暖者方。

取灶中灰两石余,以埋人,从头至足,水出七孔,即活。《备急》《千金》《肘后》同。

又方

便脱取暖釜覆之,取溺人伏上,腹中出水,便活也。《肘后》同。并出第十卷中。

《千金》疗落水死方。

以灶中灰布地,令厚五寸,以甑侧著灰上,令死人于甑上,使头小垂下,炒盐二方寸匕,内管中,吹下孔中,即当吐水,水下,因去甑,以死人著灰中拥身,使出鼻口,即活矣。

又方

掘地作坑,熬灰数斛内坑中,下死人覆灰,湿彻即易之,勿令灰热烙溥人,冷即易之,半日即活。

《备急》疗溺死方。

屈死人两脚,著人肩上,以死人背向生人,背负持走,吐出水便活。《肘后》云亦治冻死。《千金》、《肘后》、文仲、《集验》、《小品》、《古今录验》同。出第八卷中。

冻死方一首

《病源》:人有在途路,逢凄风苦雨,繁霜大雪,衣服霑濡,冷气入脏,致令阴气闭于内,阳气绝于外,荣卫结涩,不复流通,故致噤绝而死。若早得救疗，血温气通则生。又云：冻死一日犹可活，过此即不疗。出第二十三卷中。

《肘后》疗冬天堕水，冻四肢直，口噤，裁有微气出方。

以大器中多熬灰，使暖，囊盛，以薄其心上，冷即易，心暖气通，目则得转，口乃开，可温尿、粥清稍稍含之，即活。若不先温其心，便持火炙其身，冷气与火相抟则死。《集验》、《备急》、文仲、《千金》、《古今录验》同。

入井冢闷方二首

《肘后》云：此事他方少有其说，且人为之寡，不俟别条，今于水冻之后附此。乃是地气熏蒸，盖亦瘴雾之例，服诸解毒犀角、雄黄、麝香之属，豉豆、竹沥、升麻诸汤，亦应为佳。出第三卷中。

《小品》疗入井冢闷冒方。

凡五月、六月，井中及深冢中皆有伏气，入中令人郁闷杀人。如其必须入中者，先以鸡、鸭、杂鸟毛投之，直下至底，则无伏气，毛若徘徊不下，则有毒气也。亦可内生六畜等置中，若有毒，其物即死。必须入不得已，当先以酒，若无，以苦酒数升，先洒井冢中四边畔，停少时，然后可入。若觉中有些气郁闷，奄奄欲死者，还取其中水洒人面，令饮之，又以灌其头及身体即活。若无水，取他水用也。《肘后》《千金》《录验》同。出第十卷中。

《千金》疗入井冢毒气方。

取他井中水洒身上，至三食顷便活。若东井取西井、南井取北井中水用之。出第二十六卷中。